2020 年河南省中医药文化与管理研究项目资助

《四圣心源》白话解

程传浩 著

河南科学技术出版社
· 郑州 ·

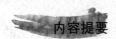

内容提要

　　《四圣心源》为清代著名医家黄元御所著,该书系统、详尽地阐述了中医理论的基本框架和内容,并以脾胃为核心,阐发气化学说,认为在人阳虚时土湿木郁为致病根源,并对临床常见的内、外、妇科疾病进行了分析,创立了相关治疗方剂。该书所阐发的理论对中医学产生了重大影响,创新了脾胃学说与气化学说,为"火神派"理论之渊薮。

　　本书对《四圣心源》以现代白话语言进行系统翻译,以便于现代读者理解学习,同时增加了大量图表,以直观展示其理论思想。用基于五行—六气理论而创立的方阵图直观表达本书方剂的配伍,是本书的一大特色。

图书在版编目（CIP）数据

　　《四圣心源》白话解 / 程传浩著 . —郑州：河南科学技术出版社，2020.11（2025.3 重印）
　　ISBN 978-7-5725-0187-6

　　Ⅰ.①四… Ⅱ.①程… Ⅲ.①中医典籍—中国—清代
②《四圣心源》—译文 Ⅳ.① R2-52

　　中国版本图书馆 CIP 数据核字（2020）第 201336 号

出版发行：河南科学技术出版社
　　　地址：郑州市郑东新区祥盛街 27 号　　邮编：450016
　　　电话：（0371）65788613　65788629
　　　网址：www.hnstp.cn
策划编辑：邓　为
责任编辑：邓　为　李振方
责任校对：董静云
封面设计：中文天地
责任印制：朱　飞
印　　刷：河南省环发印务有限公司
经　　销：全国新华书店
开　　本：850mm×1 168mm　1/32　印张：15.5　字数：280 千字
版　　次：2020 年 11 月第 1 版　2025 年 3 月第 6 次印刷
定　　价：49.00 元

体 例

本书对《四圣心源》作了注释、语译、方解、释疑、汇整等工作。为方便读者理解并掌握《四圣心源》的学术思想，本书采用"方阵图"的形式对方剂进行图解，也首次采用图表的方式对相关内容进行汇整、分析。本书注释、语译的体例及原则如下：

1. 采用现代标点方法，对原书进行标点处理。并根据内容层次关系适当分段，力求文意通达，便于阅读。

2. 凡属原书中繁体字、异体字、俗字，径改为规范简体字。

3. 凡原书中字形属一般笔画之误，如"日"与"曰"、"己"与"巳"、"未"与"末"等混淆者，以及缺笔字，均直接改正，不再出校记。

4. 底本中可以确定的讹字，据校本或他校资料改，并出校记；底本中可以确定的衍文、脱文，据校本或他校资料补，并出校记。

5. 对难字、生僻字词加以注释；同一字词因同义而在文中反复出现者，一般只在首见处出注。

6. 原书所引《内经》等文献，若有删节，文字有出入，与原书比较不失原义者，不出校记，以保持原貌，同时注释其出处；所引用《内经》《伤寒论》等文字中生僻、晦涩字词，不再出注。

7. 语译时以直译为主，难以直译者则适当意译；有言不达意，或用词不准者，当以原文为准。

8. 只对方剂进行解释时（方解），对用量和煎煮方法一般不做语译，但是对其加减、方后调理仍做语译。

9. 对于方解，一般不按君臣佐使进行，只以治法为指导，以药物及治法进行分类释读。

10. 本书首次以五行、升降浮沉为依据，创立"方阵图"，以药物在方阵中的点位对方剂进行阐释，为中医界方解之首创，可使用药方式更加直观，若方剂构成简单，则不再作图解。

由于笔者才疏学浅，水平有限，书中可能存在错误与疏漏之处，请读者在阅读过程中提出宝贵意见。

编者

2019 年 11 月

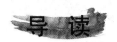

导　读

　　《四圣心源》为清代黄元御代表性著作，集中体现了黄氏的主要学术观点及病证论治方案。该书对《灵枢》《素问》《难经》《伤寒论》《金匮要略》等中医经典著作进行高度的概括与解读，是中医理论研究的集大成者，也是中医理论研究的一大高峰。因该书将黄帝、岐伯、秦越人、张仲景尊为医中"四圣"，又因作者黄氏以为独得四圣之心传，故该书名为《四圣心源》。

一、黄氏生平

　　黄玉路（1705—1758），字元御，一字坤载，号研农，别号玉楸子。幼年即攻读儒家经典，广阅诸子百家，所读之书"过目冰消，入耳瓦解"，"自负古今无双"，欲以功名而高天下。《昌邑县志》云其"少有奇才，世推为国器"。然黄氏于雍正十二年甲寅（1734年）年间染目疾，左眼白睛如血，其周红肿，渐裹黑睛，诸医以苦寒药泻之，视物渐昏，竟至目盲，不得应试而无科举之望。委顿之际，遂弃举子业而发愤于岐黄之术。先后著《伤寒悬解》《灵素微蕴》《金匮悬解》《四圣心源》（1749年），后又著《四圣悬枢》《瘟疫痘疹》《伤寒说意》《长沙药解》《玉楸药解》《素问悬解》《灵枢悬解》《难经悬解》等书。1758年，黄氏辞世，终年53岁。黄元御除勤于医学著作外，尚精研道家学说，著有《道德经解》《周易悬象》等书。

二、《四圣心源》的主要内容

中国医学发展到明代，以《内经》《难经》《伤寒杂病论》为核心的医学经典经金元四大家、温补学派之阐发，其理论已趋于丰满完备。清代初期，中医体系亟须再次整理，推陈出新。喻嘉言、张志聪、高世栻、陈念祖、柯琴、尤怡、叶天士、薛雪、徐大椿、吴谦等人皆其中之翘楚，这些医家均立足于《内经》《难经》《伤寒杂病论》等经典，对中医理论做了新的阐发。黄元御也是其中的代表人物。黄氏精通儒学、周易，精研医学经典，又善援引道教思想、丹道理论入医学，所创黄芽汤、地魂汤、天魄汤、乌肝汤、兔髓汤、金鼎汤、玉池汤、灵雪丹等方剂均有明显的道教丹道色彩。

《四圣心源》对中医的基础理论进行了系统的总结和阐发，对阴阳、五行、六气、精神、魂魄、情志等阐述得非常精到。卷一"天人解"部分，详述了阴阳、五行、脏腑、经络、精神、气血、形体、五官、五情、五气、五味、营卫，对其进行了新的阐发，以五行为核心理念，系统而又精到地论述人体生理机制。卷二"六气解"则详细阐发了黄氏以"六气"为核心的气化理论，以六气系统论脏腑、经络之功能及病理。卷三"脉法解"则以五行、六气为指导，阐示脉理。卷四"劳伤解"，集中体现了黄氏在"五行—六气"核心理念指导下的理法方药，如黄芽汤、地魂汤、天魄汤、乌肝汤、兔髓汤等方剂，系统严密而有针对性。卷六至卷十则论述了杂病、五官、疮疡、妇科疾病的病机及论治，用方以黄氏自创为主，多从水土虚寒、土湿木郁立论处方，率多温燥扶阳、祛湿疏肝，充分体现了其崇阳抑阴的理念。

黄氏学术是中医发展到一定程度的必然产物，是中医至明清时期臻于完善之杰出代表，是温补学派、补土派、滋阴理论派、寒凉学派等学术内容整合、融合的重要成果。

三、《四圣心源》的主要学术体系

国人认知事物的思维方式，多先立"模型"，从整体把握，即所谓"整体观"。如《内经》就多以天地四时的阴阳变化为系统模型，以此来定义人体五脏的功能，即"藏象学说"。黄元御《四圣心源》的整体思想，就是一种以五行、六气为核心的生理、病证模型。本导读以现代语境，对黄氏的五行、六气理论阐释如下。

1. 以五行、六气为核心的生理病理模型

木、火、土、金、水五行不但是构成物体的五种"元素"，也体现了事物（系统）运动变化的基本规律。这一系统，在中国传统哲学及中医学中，被称为"器"。《素问·六微旨大论》指出，"器者生化之宇"，先秦时期《尸子》云："四方上下曰宇，古往今来曰宙"，故"宇"指空间。"器"的"生化"，即指一个系统在一定时间、空间内的运动变化。

五行学说，就是表达"器"的运动变化规律的模型，这种以五行为模型所阐发的规律包括三个方面。

首先，五行用以表达一个系统（"器"）生长、衰老、死亡的过程，在中医学中，表达为生、长、壮、老、已，分别以木、火、土、金、水代表此五个阶段，这个规律是世间万物的普遍规律，小至微观世界，大至宇宙，万物莫不遵循此规律。物体的运动变化离不开时间，所以五行在此又表示五个时空阶段，在中医学中，四时的物候、气象变化被阴阳和五行学说解读，从而构建出"法象四时"时空变化的藏象理论。

其次，五行理论表达系统（"器"）内部能量（热量）的五种不均衡状态，即寒、热、温、凉及平气。五行以木、火、金、水分别来表达"器"内部寒、热、温、凉四种气的能量（热量）状态，土为中气，表示其中间状态，即平气（图1）。在这个系统内部，能量或热量在空间（上、下、左、右、中）、时间（四时）上的分布是不均衡的，这种不均衡必然导致能

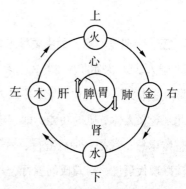

图1　五行运动生理模型

量或热量的运动，其状态可以有混沌态、生克承制的有序稳态、五气相争的紊乱态等方式。

最后，即以木、火、土、金、水五行来表达系统（"器"）内部能量或热量的运动方式（气机），这种运动不管如何复杂，在空间上总可以高度概括为升、浮、降、沉四种方式，在《内经》中，浮、沉又被称为"出"和"入"。《素问·六微旨大论》曰："出入废则神机化灭，升降息则气立孤危。故非出入，则无以生长壮老已；非升降，则无以生长化收藏。是以升降出入，无器不有。"

在本义上，六气是自然界中的六种气候状态，即风、寒、暑、湿、燥、火，六气循环轮替，寒与热、湿与燥、风与火相互变化、相互制约，构成了完整的气候常态变化。在黄氏学说中，人身比拟天地，六气在人体中，也是六种生理存在，此六气在人体，像在自然界一样相互变化、相互制约，形成正常的人体生理，此即"气化学说"。人体内部有寒热的生理变化，湿燥的生理变化，风火的运动形式。黄元御以六气释《伤寒论》之六经，即太阳为寒水之病，阳明为燥

金之病，少阳为相火之病，太阴为湿土之病，少阴为君火之病，厥阴为风木之病。

黄氏成功地用五行学说构建了"器"内气的运动规律，六气学说则指明了人体运动变化的具体物质。至此，物质的"运动"及运动的"物质"得以完美地结合，这成为黄氏学说的核心部分。在"五行—六气"模型生理

	火，热，心，浮，长，神		
木，风，肝，温，散，血	土，湿，脾，升	土，燥，胃，降	金，燥，肺，凉，降，收，津
	水，寒，肾，沉，藏，精		

图2　基于五行、六气理论的生理模型

基础上，任何一种疾病都可以在此模型(结构、框架)下得到合乎"原理的"("自洽的")解释（图2）。

2. 以脾胃为核心的左升右降模型

黄元御在《四圣心源》中创立了以脾胃为核心的气化学说，并融合了中医的藏象学说，在中医理论研究方面独树一帜。有先贤论黄氏学术，谓："黄元御著书，专主左升右降立说，以为心、肺阳也，随胃气而右降，降则化为阴；肝、肾阴也，随脾气而左升，升则化为阳。故戊己二土中气，四气之枢纽，百病之权衡，生死之门户，养生之道，治病之法，俱不可不谨于此。其书八种，直将《素问》《灵枢》《伤寒》《金匮》《本草》五大部圣经，俱笼入'左升右降'四字之中。"

金元四大家之一李东垣首倡脾胃学说，然而黄氏以脾胃为核心

的左升右降体系，与李氏有所不同。黄氏与李氏都重视脾胃在人体的核心地位，所不同的是，李氏受《内经·四时应象大论》的影响为甚，创立了以"脾胃水谷代谢"为核心的"四时"升浮降沉运动模型，以此剖析生理、病理，建立诊治、方药体系。相比较而言，李氏更重视脾胃升清、阳气升发的功能，如"损伤脾胃，真气下溜，或下泄而久不能升，是有秋冬而无春夏，乃生长之用，陷于殒杀之气，而百病皆起；或久升而不降亦病焉"，多紧扣脾胃代谢水谷而论，多强调脾胃阳气之升浮，重视春夏生长之气。因此，"春生夏长，皆从胃中出也，故动止饮食，各得其所，必清必净，不令损胃之元气，下乘肾肝，及行秋冬殒杀之令，则亦合于天数耳。"以此为基础，李氏创益气升阳举陷之法，《脾胃论》中升阳方剂共有十七首，代表方剂为补中益气汤、升阳举陷汤等。在用药上，除阴火之药多用黄芪、人参、甘草诸药，李氏称之为"除湿热烦热之圣药"，即后世所谓的"甘温除热"，以补中益气汤为代表。

而黄氏的脾胃学说，更多地参合六气，将风、寒、暑、湿、燥、火纳入五行之中，重视脾土在人体升降中的枢纽作用，认为脾升、胃降，肝升、肺降，人体气机的上升关键在于脾阳升清，气机的下降关键在于胃气降浊。黄氏尤其重视脾胃虚弱时产生的湿气在致病中的作用，常常论及"百病之生，悉由土湿"，又说"中气者，脾胃旋转之枢轴，水火升降之关键。偏湿则脾病，偏燥则胃病，偏热则火病，偏寒则水病。济其燥湿寒热之偏，而归于平，则中气治矣。"人体内部的各种病理，都可以从脾土生湿中找到原因，如火热，黄氏认为火之产生是由于肝木郁滞、相火不降、胆木上逆所致，而木郁的原因又在于土湿。所以，重视脾胃的核心地位，重视阳气，是李氏与黄氏的共同之处，但李氏侧重整个脾胃阳气的升发，认为胃气在生理上也需要上升（以胃气代指脾胃）；而黄氏则重视胃气的和降，将脾胃的升降功能区分开来，脾升而胃降。

四、学习《四圣心源》的注意事项

黄元御崇尚人的阳气，病机多从脾肾湿寒、肝木郁逆立论，用药尚温热，反对专用清凉滋润之品，认为"若专用清凉滋润，助阴伐阳，以败中气，人随药殒，百不一生"。因此，有批评者认为黄氏"无论男女老幼，内外万病，不细察舌脉，以别表里寒热虚实，概以脾土受湿四字断之，概以补火燥土四字治之"。又有批评者曰："立论偏颇，惟知补阳，虽才宏学博，亦瑜瑕参互。"

然而，黄氏这种崇阳而反对滋阴的观点，与其被寒凉误治的经历有关，同时也是为纠世俗庸医偏寒凉之风。对各种疾病，黄氏揭示了以"土湿"为核心的病机类型。历代医家之富有创新者，皆多从纠医风偏弊而作，如金元四大家之朱丹溪倡滋阴，是为了纠局方偏温燥；张景岳倡扶阳，又是为纠过于寒凉、滋阴之流弊。故医家之创新，多是在病机方面有新的发明与发挥，而非完全推翻其他病证类型，弃之而不用。在学习时，我们当领会黄氏之用心，而不当泥于文字，偏于一隅而不知全局。

在黄氏《四圣心源》一书中，也非纯用温热者，亦有寒凉之用方。在治头面五官方中，黄氏也用清热之方，如治口病之贝母元参汤、甘草黄芩汤等，就以黄芩、石膏、玄参为主药，但降火往往加用敛降肺胃之药（如半夏、白芍）以和胃气而降火热。所以，虽然黄氏主张病在水寒土湿，木郁土陷，治法以燥湿暖脾，温肾达肝为主，但此说专为反对滋阴、寒凉派之弊而言，不可固执于所有病证，仍要以辨证论治为主。兹引《蜉溪医论选》以为解。

昔者，某名医有两徒，将出而悬壶，师曰："何以应世？"其一曰：

"我觉黄元御、陈修园辈之说长，将一应以温补予之。"师曰："可。"其一曰："我觉朱丹溪、王孟英等之说优，将一概以寒泻投之。"师亦曰："可。"惑者疑之，师曰："毋庸疑也。凡病莫不有虚实寒热，是两人者误治个半，愈亦半也。"使但知病有虚实寒热，而不知辨别症候，将虚其虚、实其实、寒其寒、热其热，不且尽为所误焉？

又，本书曹元恒序中论曰："古人之书，因时适宜，莫不有偏焉，莫不有长焉。学之得当，则其偏处即其长处"，"若拘执方隅，是丹非素，则天下亦岂有无弊之书哉？"可谓学习、运用《四圣心源》的中肯之论。

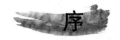

序

　　医有黄帝、岐伯、秦越人、张仲景，四圣之书，争光日月。人亡代革，薪火无传，玉楸子悯后世作者不达其意，既解《伤寒》《金匮》，乃于己巳二月，作《四圣心源》，解内外百病，原始要终，以继先圣之业。创辟大略，遇事辍笔。庚午四月，北游帝城。十一月终，南赴清江。辛未二月，随驾武林。四月还署，研思旧草，十得其九，厥功未竟。八月十五，开舟北上，再客京华。壬申十月，作天人之解，续成全书。癸酉二月，解长沙药性，五月删定《伤寒》，七月笔削《金匮》，八月修瘟疫痘疹，成于九月十七。

　　维时霖雨初晴，商飙徐发，落木飘零，黄叶满阶。玉楸子处萧凉之虚馆，坐寂寞之闲床，起他乡之遥恨，生故国之绵思。悲哉！清秋之气也，黯然远客之心矣！爰取《心源》故本，加之润色。

　　嗟乎！往者虞卿违赵而著《春秋》，屈原去楚而作《离骚》。古人论述，往往失地远客，成于羁愁郁闷之中。及乎书竣业就，乃心独喜，然后知当时之失意，皆为后此之得意无穷也。向使虞卿终相赵国，屈原永宦楚邦，则《离骚》不作，《春秋》莫著，迄于今，其人已朽，其书不传，两人之得意，不如其失意也。

　　当世安乐之人，其得天者诚厚。然隙驷不留，尺波电谢，生存而处华屋，零落而归山丘，身与夕露同晞，名与朝华并灭。荆棘狐兔之中，樵牧歌吟之下，其为安乐者焉在！窃以为天之厚安乐之人，不如其厚羁愁之士。丈夫得失之际，非俗人之所知也。

顾自己巳，以至壬申，历年多矣，元草未就，是天既长与以穷愁之境，而不频假以萧闲之日。帝眷之隆，何可恃也，良时非多，勖之而已。

癸酉九月甲戌昌邑黄元御

阳湖张琦序

　　医学盛于上古，而衰于后世。自黄岐立法，定经脉，和药石，以治民疾，天下遵守，莫之或二。于是有和、缓、扁鹊、文挚、阳庆、仓公之徒相继而起，各传其术，以博施当世，而方药至张仲景而立极。厥后皇甫谧、王叔和、孙思邈祖述而发扬之。起废痼，润枯毙，含生育物，绝厉消沴，黄岐之道，于斯为盛。

　　自唐以降，其道日衰，渐变古制，以矜新创。至于金元，刘完素为泻火之说，朱彦修作补阴之法，海内沿染，竞相传习。蔑视古经，倾议前哲，攻击同异，辩说是非。于是为河间之学者，与易水之学争；为丹溪之学者，与局方之学争。门户既分，歧途错出，纷纭扰乱，以至于今，而古法荡然矣。

　　夫医虽艺事，而拯疾痛，系生死，非芝菌星鸟之术，可以诡诞其辞也。阴阳有纪，五行有序，脉络有度，非博辨横议，所能推移其则也。一病之作，古今如一，非风俗政令，有时代之异也。一药之入，顺逆俄顷，非百年必世，可虚遁其说也。

　　然而宋元以来，数百年间，人异其说，家自为法。按之往籍，则判若水火，综其会通，则背若秦越。夫岂民有异疾，药有异治哉！或俗学废古，恶旧喜新，务为变动，以结名誉。凡在学者，莫不皆然，而医其一也。故脉诀出而诊要亡，本草盛而物性异。长沙之书乱而伤寒莫治，刘朱之说行而杂病不起。天下之民，不死于病而死于医，以生人之道，为杀人之具，岂不哀哉！故凡艺或可殊途，惟医必归一致。古经具在，良验难诬，有识之士，不能不是古而非今矣。

余少好医学，博览方籍。读黄氏《素灵微蕴》《伤寒悬解》，其于黄岐秦张之道，若网在纲，有条不紊。于是乃求其全书，积二十年不可得。岁在己丑，承乏馆陶贡士张君蕴山为掖校官，得其书六种，录以畀余，乃得究其说，而益叹其学之至精。长沙而后，一火薪传，非自尊也。

余既刊《素灵微蕴》《伤寒悬解》《长沙药解》，而《四圣心源》为诸书之会极，乃复校而刊之。粗举源流正变，以引申其说。世之为医者，能读黄氏书，则推脉义而得诊法，究药解而正物性，伤寒无夭札之民，杂病无膏肓之叹。上可得黄岐秦张之精，次可通叔和思邈之说，下可除河间丹溪之弊。昭先圣之大德，作生人之大卫，不亦懿哉！若乃规囿习俗，胶固师说，未遑研究，骇其偏矫，失后事之良资，为下士之闻道，则非余之所敢知矣。

道光十二年冬十一月阳湖张琦

丹徒赵克宣序

宣素不知医，辛丑岁初夏，先君篆楼公抱恙，群医束手。迁延三阅月，势益剧。适明府龚木民以《四圣心源》一帙见示，宣受而卒读之，叹其说理精当，实为医学善本。急与医者议，仿其意制方，以希一效。而疾已大渐无及，窃恨是书之不早见也！

因念人子，当父母康强时，依依承顺，辄取岐黄家言，庋置弗观，及一旦父母有疾，非不博求医术，及弗获效，则当父母床褥痛楚，呼天号泣，欲嚼舌啮臂，以分亲痛而不可得，亦已无如何。而医者方坐视成败，以其必不效之术，尝试于万一，竟至不讳，则云证固不治。

呜呼！言及此痛，何如耶！昔张从正撰《儒门事亲》十五卷，益谓儒者能明其理以事亲，当知医也。

是书作于昌邑黄氏，刻于阳湖张氏，因所传未广，爰与小搂弟校勘付梓，以广其传。区区抱恨私心，亦欲使天下仁人孝子，取是书而急读之，以善其颐养之方云尔。

道光壬寅三月丹徒赵克宣竹坪序

丹徒赵克宜序

先君篸楼公，辛丑夏抱恙，延医调治，仙草无灵。迫竹坪兄于木民龚明府处得《四圣心源》一编携归，与医者讨论，师其意以订方，而病已不可为矣，为人子而不知医，此愚兄弟之抱憾终天而椎心泣血者也！

伏念是编，本昌邑黄氏所著，实称善本，向曾刻于阳湖"宛邻书屋丛书"中。宛邻张氏，集丛书十有二种，除诗、古文、词外，有黄氏所著《长沙药解》《伤寒悬解》《素灵微蕴》，庄氏所著《慈幼二书》，并张氏自著《素问释义》诸书，而《心源》一书，尤诸书中之至粹至精者。

夫医虽小道，理极精深，用之得当，如济世之航，用之不当，如伤人之刃，可不慎欤！近世庸工，药性汤头，一经熟读，自诩通人。及入病家，论实论虚，猜寒猜热，以人试药，莫中病情。求其观天时之变，察人事之宜，准古酌今，神而明之者，未易数觐。此矫其弊者，有勿药中医之说也。甚至逞其私智，立说著书，伐阳滋阴，损人生气。种种背妄，遗祸无穷，良可慨已！纵有一二依附圣经，强为诠释，惜又穿凿附会，庞杂不精，反令古圣之道，愈解而愈晦矣。

是编宗黄帝、岐伯、越人、仲景四圣人之心传，而运以精思，达以卓论，抉天人之秘奥，阐顺逆之精微，作述相承，独标真谛，举谬悠之说，一扫而空之，其为功岂浅鲜哉！愚兄弟不能早觐是书，以起先君痼疾，而顾念世之人子，或有愿读是书者，爱另梓流传，以志终天之憾，且以见事亲者之不可不知医也。竹坪兄与宜悉心校雠，付诸剞劂，谨叙其意，以为缘起云。

道光壬寅岁季春下浣丹徒赵克宜小楼序

长沙徐树铭序

叙曰：上古天真淳闷，婴疾者少，然而黄帝、岐伯、俞跗、雷公之伦，即已勤求至道，惠济寰宇，岂非风湿寒暑，天不能无偏行，疾痛痒疴，人亦何容不豫计也。三代之际，掌以专官，世宿其业，民无夭枉。秦弃旧典，术遂淆乱，扁鹊、仓公，晨星落落。至于汉末，长沙崛起，上承往圣、药乃有宗。魏晋六朝，叔和、张之隐、居翊之微有发明，未言枢辖。唐宋而降，源远末分，比之江同出岷，而枝别三千，浅深泛滥，难以概焉。

国朝昌邑黄氏，慨念医术纷歧，斯道将坠，一以黄岐秦张四圣为标准，于是有《四圣心源》《素灵微蕴》《四圣悬枢》之作。又念长沙二书，赞仰虽多，明晦尚半，于是又有《伤寒悬解》《伤寒说意》《金匮悬解》之作。《神农本草》，不见《汉志》，中间地名，颇杂后代，病其非真，不无贻误，乃复因长沙所用之品，推求功用，为《长沙药解》四卷。有未备者，别绎《大观本草》诸书，补之为《玉楸药解》八卷。

八种之书，昔远词文，义阔体博，末学粗工，卒难寻究。昧者未睹玄微，略循枝叶，辄疑黄氏意主扶阳，不无偏胜。不知黄氏之言曰：足太阴以湿土主令，足阳明从燥金化气，是以阳明之燥，不敌太阴之湿，及其病也，胃阳衰而脾阴旺，湿居八九。胃主降浊，脾主升清，湿则中气不运，升降反作，清阳下陷，浊阴上逆，人之衰老病死，莫不由此。以故医家之药，首在中气。中气在二土之交，

长沙徐树铭序

土生于火而火灭于水，火盛则土燥，水盛则土湿。泻水补火，抑阴扶阳，使中气轮转，清浊复位，却病延年，莫妙于此。此黄氏之微言也，神而明之，讵有偏胜患乎！

八种之书，刻于张氏"宛邻丛书"四种，余四种，无刻本。铭虑其久将佚也，幕友江右杨舍人希闵录有全本，因更校刻，以广其传。上士十载悟玄，下士见之，以为尚白，书之美恶，在人自领，何能相贷为缕陈乎。

黄氏尚有《素问悬解》《灵枢悬解》《难经悬解》，见《四库提要》目中。今访未得，殆佚遗矣。

咸丰十一年四月一日长沙徐树铭序

湘潭欧阳兆熊序

呜呼！医学之坏，至今日而极矣。其鬻术者无论也，即有一二嗜古之士，欲以涉猎方书，研求医理，而谬种流传，往往守一先生之言，以为标准。俗学茫昧，千手一律，杀人如麻，不可殚记。有诘而难之者，曰：吾之学，朱张刘李之学也，吾之方，固出自景岳《八阵》、叶氏《指南》之所传也，然而不愈者，有命焉，非医之咎也。噫！虽予亦以为非医之咎也，何则？彼其耳目锢蔽已深，性灵汩没日久，虽欲自拔而不能，亦大可哀也已。

余自束发，侍先父母疾，即喜翻阅医书。初师喻嘉言昌，又师陈修园念祖，十年无所得。道光戊申，江西陈广敷溥以玉楸黄先生《医书八种》抄本相饷。其源不尽出自医家，而自唐以后，谈医者莫之能及，二千年不传之绝学，至是始得其真。爰取《四圣心源》《素灵微蕴》，锓板行世，一时医风，翕然丕变。

今湘乡左君菊农继明，毅然以昌明医学为己任，费婚钱一千有奇，重刊其全部，而以校雠之役相属。其嘉惠来学之心，可谓勤矣。夫菊农亦尝从事于朱张刘李、景岳《八阵》、叶氏《指南》之说者，而一旦弃之如遗，何今之自命为名医者，先入以为主，抵死而不悟！读此书曾不汗流浃背，一发其羞恶是非之良，不亦颠乎！

或曰：朱、张、刘、李，古大家也，张景岳、叶天士，亦近今之名手也，斯与黄氏，优劣恶从而辨之？不知黄氏所传者，黄帝、岐伯、越人、仲景四圣之心法，彼则背而驰焉。异端曲学，足以害道，辞而辟之，大声疾呼，吾党之责也。譬之儒家，《素问》《灵枢》，医之六经也，《伤寒》《金匮》，医之四子书也。若黄氏之羽翼仲景，方之诸子，何多让焉！

宗黄氏即以宗仲景，不宗仲景，黄岐之法不立，不宗黄氏，仲景之法不明。昌黎有言：非三代两汉之书不敢读。段师琵琶，须不近乐器，十年乃可授。吾愿世之好学深思者，将后世一切非圣之书，视之如洪水猛兽，而一以仲景为归，涵濡既久，渐渍而化焉。若涉迷津，臻彼岸，导歧路，骋康庄，有不自旋其面目，而捐弃故伎，如菊农之勇者，无是人也。

黄氏尚有《周易悬象》《素问悬解》《灵枢悬解》若干卷，《四库全书提要》存目中已著录。闻其昌邑裔孙珍藏甚密，傥更有大力者搜而传之，于以康济群生，补救劫运，岂非医林之盛事哉！

同治元年四月朔日湘潭后学欧阳兆熊序

长沙黄济序

余癸亥在资州，患失眠疾，医者言，人人殊，各尽所学，迄未霍然。甲子因公赴长沙，遇左君继明，为治颇效。见其为人主方辄有验，询之始知寝馈于黄氏医书者有年。其书理明辞达，迥异诸家，因携以入蜀。

乙丑秋，权渝郡锡韦卿观察及同官诸君子咸善是书，相与醵金镂版，以广其传。至是告成，爰弁数言，以志缘起。

同治丙寅八月长沙黄济识

完颜崇实序

　　医者，生人之术也，不善用之，则之生而之死。昔仲景痛宗族之沦亡、患医者之不研求经旨，著《伤寒》《金匮》诸书，方术家奉为神明，竞相祖述。顾其文词简古，理解深微，猝难寻求，又为王叔和乱其篇第，旨趣隔越，加以庸工罔识，私智穿凿，别立异说，枝叶横生，讹谬百出，遂使学者去此昭昭，即彼昏昏，几成痼疾。盖自宋元以来，斯道榛芜极矣。

　　国朝龙与，间运遂开，古来绝学，自晦昧而就高明，如日再中。即方术一家，亦骎骎乎抗衡往哲，标准来兹。若吴江徐灵胎、钱塘张隐庵、吴门叶天士、闽中陈修园诸人，皆有廓清推陷之功，羽翼阐扬之力，而集其大成者，尤推昌邑黄坤载先生。

　　先生著书，以地元为主，以扶阳抑阴为义。窥其旨趣，盖原本大《易》，合符《河》《洛》、约契《参同》，所谓阴阳会通，玄冥幽微者。于仲景之学，不啻承謦咳而面聆绪言也。

　　夫死病而药生之，医莫不有是心也，乃生病而药死之，夫岂医者之本意，抑亦误于其所读之书而已。先生痛心疾首于谬种之流传，而独以超悟析此微言，其有功于仲景岂鲜哉，抑其有德于生民岂有涯涘哉！

　　彭器之观察，服膺是书，谋锓版于蜀，以广其传，并丐余一言以为重。余惟先生之书，凡有识者，皆知其不可挑，特恐学者袭谬承讹，不肯捐弃故技，故特表章之，庶几知所从事云尔。

时同治七年岁在戊辰八月之吉完颜崇实序

吴郡顾复初序

　　昌邑黄坤载先生，学究天人，湛深《易》理，其精微之蕴，托医术以自现。著《伤寒悬解》《金匮悬解》《伤寒说意》《长沙药解》《玉楸药解》《四圣心源》《四圣悬枢》《素灵微蕴》等书，凡八种，一扫积蒙，妙析玄解，自仲景以后，罕有伦比。其宗旨言：中皇转运，冲气布濩，水木宜升，金火宜降而已。

　　盖乾坤之运，一阖一辟，阴阳之用，一消一长，《易》道易简，理固如是，即医亦岂有殊理哉！且惟圣人，为能法天，自大贤以下，则皆法地，夫岂不用天，天在地中故也。黄泉黑壤，深潜九幽，而一阳自地而发，生五行附地而旋转，而变化裁成之道在此矣。余尝取先生所言，证之《灵枢》《素问》及《伤寒》《金匮》诸书，意皆符合，特古人未尝显言，至先生始揭其秘耳。

　　先生虚明研虑，尝自负古人无双。曩时读仲景书，几乎一字不解，迨其后一旦大悟，遂成此八种。夫以先生之虚明，而犹有所不解，其不解，殆非犹夫人之不解矣。以先生之研虑，而犹有待于悟，其所悟，殆非犹夫人之所悟矣。乃至于既悟而所言之理，固犹夫人之所知也，然不能不推先生为独知。

　　《老子》曰：知常曰明。又曰：上士闻道，勤而行之，中士闻道，若存若亡。下士闻道，大笑之，不笑之，不足为道。然则读先生是书者，可于此而得其微意所在矣。夫《易》言天道，而寄其用于卜筮，先生明《易》，而著其理于医术，天下事何浅之非深，何远之非近，岂独医为然哉！

　　器之观察将刻是书，嘉惠学者，以复初略尝从事于此，属为序言，爰述大旨。至其精微所在，不可得而陈也。

同治七年岁次戊辰九月之吉吴郡顾复初序

江夏彭崧毓序

　　古今医书，汗牛充栋，读不胜读，尤刻不胜刻也。不善读者，狃于所习，失之于偏，则其误犹在一己，不善刻者，茫无所择，失之于滥，则其害将遍天下。夫刻书者岂尝有意贻害哉，其心方以著书立说皆有利于人世，而讵知适以成害耶。且天地间之可以生人者，无不可以杀人者也。圣人体天地好生之心，制为种种生人之具，后世寖失其意，遂往往至于杀人，兵刑其大端，而医术则亦非细故也。

　　上古医药未兴，其民多寿，后世方书日繁，其民多夭，其故何哉？盖医药非所以生人，特补天地之或有所憾，而人乃恃有医药，每无疾而致疾，有疾而又不慎其疾，此杀人之所以多也。夫神农著《本草》，而后世读《本草》者，辄各主所见，其说不同。越人著《难经》，而读《难经》者，复不求甚解，而其旨益晦。圣人以生人之心著书，故其书一而精，世人以售术之心著书，故其书驳而辩。彼浅陋者勿论已，即专门名家，赫赫在人耳目者，亦不免有自炫其术之见。此仲景氏《金匮》一书，能以生人为心，故遂独有千古。而昌邑黄氏宗之，微言创义，畅发其旨，亦可谓独得千古之秘者矣。顾其书不甚传，阳湖张氏求其全集，积二十年乃得刊行于世，于是远近始稍有知之者。

　　夫学儒不宗六经，而好骋百氏之说，其学卑，习医不宗仲景，而墨守一家之言，其术谬。譬如圣人制兵与刑，辟以止辟，刑期无刑，皆生人之心也。自姑息之政行，严酷之吏起，而生意凋敝矣。

予既读黄氏之书，而犹恐其行之不远也，复命次儿汝琮镂版多印，以寄四方。愿好言医者，家置一编，即欲藉以售术，亦庶几不失宗旨也夫。

同治七年十二月江夏彭崧毓撰

吴县曹元恒序

人之生也，不能无七情六气之感，即不能无疾痛惨怛之患。其所以济困扶危者，惟医药是赖。药有差失，生死反掌，为医者可不深念耶？念之如何？必也勤习师传以固其根本，详考古籍以核其是非，博学审问，慎思明辨，而加以阅历，虚心择善，深造自得，庶几左右逢源，顺应不穷。俾病者如枯木逢春，大旱逢雨。运用之妙，在乎一心，而融会贯通之效，必由于真积力久，难为浅见寡闻者道。

轩岐以来，医书浩如烟海，前人论之已详，无庸多赘。近如昌邑黄坤载先生《四圣心源》，上溯《灵》《素》及扁鹊《八十一难》，下究《伤寒》《金匮玉函》，推论阴阳消长，比附五行生克，探本穷源，一扫肤浅庸陋之习。其致力深而用心苦，良足尚也。

或以为是书用药偏温，南方不宜，不知南方竞尚寒凉，凡当温当热之证，每以寒凉误之，是正足以救其偏也。且《礼》云："讲学以耨之"，读书者本宜存是去非。古人之书，因时适宜，莫不有偏焉，莫不有长焉。学之得当，则其偏处即其长处。《孟子》曰："徒法不能以自行"，引申触类，举一反三，大《易》所谓"神而明之，存乎其人也"。若拘执方隅，是丹非素，则天下亦岂有无弊之书哉？

养疴索居，率书此以为读是书者告。

光绪戊申九秋吴县曹元恒序

目 录

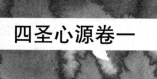

四圣心源卷一

　　昔在黄帝，咨于岐伯，作《内经》以究天人之奥。其言曰：善言天者，必有验于人。然则善言人者，必有验于天矣。天人一也，未识天道，焉知人理！

　　慨自越人、仲景而后，秘典弗著，至教无传。叹帝宰①之杳茫，怅民义之幽深，徒托大象②，不测其原，空抚渺躬③，莫解其要。人有无妄之疾，医乏不死之方，群称乳虎④，众号苍鹰⑤。哀彼下泉之人，念我同门之友，作天人解。

【语译】以前黄帝求教医术于天师岐伯，因而作《内经》以探究天地的奥秘。其中曾说道，善于谈论玄奥的天道的，就必然要应验于人身上。反过来，善于阐发人体医理的，也必然要合乎天道。因为天与人本质上是相应的，若不能认知天道，又怎能明知人体之理呢？

---

①帝宰：当指黄帝与岐伯。
②大象：《老子》曰："执大象，天下往。"大象，指大道的具体显现，此处指人体生命是大道的体现。
③渺躬：孱弱的躯体。又作藐躬。
④乳虎：育子的母虎。《汉书》喻酷吏，颜师古注云："猛兽产乳，养护其子，则搏噬过常，故以喻也。"此处喻庸医。
⑤苍鹰：《史记·酷吏列传》："列侯宗室见都侧目而视，号曰苍鹰。"此处以酷吏喻庸医。

我时常感慨自扁鹊、仲景之后，再无高深的医学典籍传世，致使医学这门学问难有真传。我也常感叹黄帝与岐伯难得再现，惆怅人们难以理解医理的深奥，虽然我们的身体就是宇宙大道的体现，却不能理解其本原；只知道身体的存在，却不知其生理病理的规律。人多有不明原因的疾病，医生常缺少有效的方药，治病时多依靠运气和侥幸，摧残性命，致使病人视医生如同恶禽猛兽。有感于因误治而去世的朋友，因此作此篇"天人解"。

天人解

1. 阴阳变化

阴阳未判，一气混茫。气含阴阳，则有清浊，清则浮升，浊则沉降，自然之性也。升则为阳，降则为阴，阴阳异位，两仪分焉。清浊之间，是谓中气，中气者，阴阳升降之枢轴，所谓土也。

【语译】阴阳未分离之时，只是混沌一气。一气之中，含有阴阳，清者为阳，浊者为阴，清气自能升浮于上，浊气自能沉降于下，这是由阴阳的自然属性所决定的。在清浊升降的中间部位，存在一种处于清气与浊气之间的状态，可称之为中气。这个中气，就是阴阳升降的枢轴，在五行中，

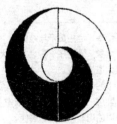

就是中央的土。

枢轴运动，清气左旋，升而化火，浊气右转，降而化水。化火则热，化水则寒。方其半升，未成火也，名之曰木。木之气温，升而不已，积温成热，而化火矣。方其半降，未成水也，名之曰金。金之气凉，降而不已，积凉成寒，而化水矣。

【语译】中央枢轴的运转，带动清气从左边向上运动，升到高位就化为"火"。枢轴带动浊气从右边向下运动，降到最低位就化为"水"。化成的"火"代表"热"，化成的"水"代表"寒"。在左边上升至一半位置时，尚未成为火，就命名为"木"。"木"在热量中代表"温"，温气的不断上升和积累，最终会化为上部的火热。向右边下降至一半的位置，尚未成水，就命名为"金"。"金"在温度和热量上代表"凉"。凉气不断下降累积起来就成寒证，最终就化为"水"了。

水、火、金、木，是名四象。四象即阴阳之升降，阴阳即中气之浮沉。分而名之，则曰四象，合而言之，不过阴阳，分而言之，则曰阴阳，合而言之，不过中气所变化耳。

四象轮旋，一年而周。阳升于岁半之前，阴降于岁半之后。阳之半升则为春，全升则为夏，阴之半降则为秋，全降则为冬。春生夏长，木火之气也，故春温而夏热。秋收冬藏，金水之气也，故秋凉而冬寒。土无专位，寄旺于四季之月，各十八日，而其司令之时，则在六月之间。土合四象，是谓五行也。

【语译】水、火、金、木被称为"四象"，即《周易》讲的"太极生两仪，两仪生四象"。四象的本质是阴阳的升降，阴阳升降的关键是中气的浮沉。分开讲就是"四象"，合起来就是阴阳；分开说是阴阳，合起来不过是中气的运动变化而已。

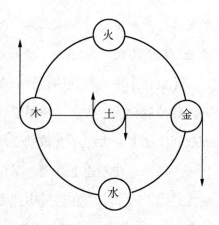

四象的轮转，一年为一周。阳气在上半年上升，阴气在下半年下降。阳气从下上升到一半时就是春季，上升到最高点就是夏季，阴气从上下降到一半时就是秋季，下降到最低点就是冬季了。春生夏长，是木气和火气的运动，因此，春天气候温暖而夏天炎热；秋收冬藏，是金气和水气的运动，因而秋天凉爽而冬天严寒。土在四季并没有固定的对应点，寄藏于每个季节最后阶段的十八日，但其所主的湿气，则在农历的六月份左右。土加上水、火、木、金四象，合称为五行。

2. 五行生克

五行之理，有生有克。木生火，火生土，土生金，金生水，水生木。木克土，土克水，水克火，火克金，金克木。其相生相克，皆以气而不以质也，成质则不能生克矣。

【语译】五行的规则，有生有克。木能生火，火能生土，土能生金，金能生水，水能生木。木能克土，土能克水，水能克火，火能克金，金能克木。相生相克，指的是气机五种状态之间的关系，而不是五类有形的物体之间的关系，如果有了形，反而不能产生这种生克。

盖天地之位，北寒南热，东温西凉。阳升于东，则温气成春，升于南，则热气成夏；阴降于西，则凉气成秋，降于北，则寒气成冬。春之温生夏之热，夏之热生秋之凉，秋之凉生冬之寒，冬之寒生春之温。

土为四象之母，实生四象，曰火生土者，以其寄宫在六月火令之后，六月湿盛，湿为土气也。其实水火交蒸，乃生湿气。六月之时，火在土上，水在土下，寒热相逼，是以湿动。湿者，水火之中气。土寄位于西南，南热而西凉，故曰火生土，土生金也。

【语译】天地之间，北方冷而南方热，东方温而西方凉。阳气在东方上升，温暖的气候显现于春天；阳气继续上升于南方，则热气聚而成夏季；阴气在西方下降，凉气则是秋季的特征；阴气继续下降至北方，寒冷就构成了冬季。春天的温暖积累而产生了夏天，夏天热极而生凉，阳极而生阴，从而产生了秋季，秋季的凉气聚

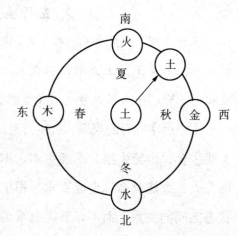

积为寒冷而产生冬天，冬天的寒冷积累而产生了春天。

　　土为中气，是木、火、金、水四象产生的根本，为四象之母。但为什么说火能生土、火为土母呢？这是因为土虽然寄藏于四季之末各十八天，但在六月火令之后的一段时间，天气湿热，空气湿度极大，而湿又为土所主。所以湿的本质就是水与火的相互作用产生的蒸腾之气。在农历六月份，火热旺盛于土上，寒水之气藏于土下，在寒热上下相逼的作用下，湿气就显现出来了。所以说，湿气就是水与火的中间状态。在五行中，南方主热，西方主凉，土只是寄存于西南方位，所以说火能生土，土能生金。

　　相克者，制其太过也。木性发散，敛之以金气，则木不

过散；火性升炎，伏之以水气，则火不过炎；土性濡湿，疏之以木气，则土不过湿；金性收敛，温之以火气，则金不过收；水性降润，渗之以土气，则水不过润。皆气化自然之妙也。

【语译】相克就是克制某一状态的过于强盛。木的运动趋势是发散，在金气的制约下就不会发散太过；火的本性是升浮而炎热，由水寒来制约则不会上亢而过于炎热；土的本性是濡湿，用木气的疏散来制约则不会过湿；金的本性是收敛，在火热的作用下则不至于收敛太过；水的本性是下降而润泽，在土的作用下则不至于过润。这些都是五行气机变化的奥妙啊。

3. 脏腑生成

人与天地相参也。阴阳肇基，爰有祖气，祖气者，人身之太极也。祖气初凝，美恶攸分，清浊纯杂，是不一致，厚薄完缺，亦非同伦。后日之灵蠢寿夭，贵贱贫富，悉于此判，所谓命秉于生初也。

【语译】人与天地的化生演变是相通的。在刚奠定阴阳基础的时候，就先有了先天之精——"祖气"，"祖气"就相当于人体的"太极"。祖气刚凝聚成形的时候，就已经有了美、恶的区别。有些人的祖气清纯，有些人的祖气浊而不纯；有的浓厚，有的薄弱，并不都是一样的。所以出生之后，有的聪明，有的愚笨，有的长寿，有的命短，有的富贵，有的贫贱，这都是由禀受的先天之精所决定的。

祖气之内，含抱阴阳，阴阳之间，是谓中气。中者，土也。土分戊己，中气左旋，则为己土；中气右转，则为戊土。戊土为胃，己土为脾。己土上行，阴升而化阳，阳升于左，则为肝，升于上，则为心；戊土下行，阳降而化阴，阴降于右，则为肺，降于下，则为肾。肝属木而心属火，肺属金而肾属水。是人之五行也。

【语译】在先天之精"祖气"之内，包含有阴阳二气，它们相互作用。在阴气与阳气之间，还存在中气。五行之中，土居中位，因此中气属土，土在天干以戊己为标记。中气在左边向上旋转运动，就被称为"己土"；中气在右边向下旋转运动，就被称为"戊土"。戊为奇数属阳，所以戊土用以表示胃腑；己为偶数属阴，所以己土用以表示脾脏。

己土（脾）在左边由下向上运行，下边的阴气在向上运动过程中逐渐变化为阳气。上升的阳气在正左方的位置，对应的是肝脏；阳气继续上升，到达上部顶点就是心脏的位置。戊土（胃）在右边向下运动，上部的阳气在下行过程中逐渐变化为阴气，阴气降到正右方时，对应的就是肺脏；继续下行到了最下部位，对应的就是肾。肝属木，心属火，肺属金，肾属水，加上脾胃属土，这就是人体的五行。

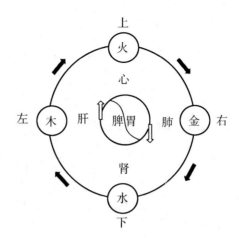

五行之中，各有阴阳，阴生五脏，阳生六腑。肾为癸水，膀胱为壬水，心为丁火，小肠为丙火，肝为乙木，胆为甲木，肺为辛金，大肠为庚金。五行各一，而火分君相。脏有心主相火之阴，腑有三焦相火之阳也。

【语译】在五行中，每一行都有阴阳的区分，阴为内主五脏，阳为外主六腑。比如，肾与膀胱在五行都属水，肾为脏属阴，膀胱为腑属阳，所以用天干、五行来标记，则肾为癸水，膀胱为壬水。同理，心为丁火，小肠为丙火，肝为乙木，胆为甲木，肺为辛金，大肠为庚金。五行分为木、火、土、金、水五种，火又被细分为君火和相火两种，其中相火对应的是心包和三焦，心包为脏主相火之阴，三焦为腑主相火之阳。

天干、五行、五脏六腑对应表									
五行	四气	运动	天干						
木	温	升	甲	阳	胆	腑			
			乙	阴	肝	脏			
火	热	浮	丙	阳	小肠	腑		君火	
			丁	阴	心	脏	相火	心	阴	脏
								三焦	阳	腑
土	中气	枢轴	戊	阳	胃	腑			
			己	阴	脾	脏			
金	凉	降	庚	阳	大肠	腑			
			辛	阴	肺	脏			
水	寒	沉	壬	阳	膀胱	腑			
			癸	阴	肾	脏			

4. 气血原本

肝藏血，肺藏气，而气源于胃，血本于脾。盖脾土左旋，生发之令畅，故温暖而生乙木；胃土右转，收敛之政行，故清凉而化辛金。午半阴生，阴生则降，三阴右降，则为肺金。肺金即心火之清降者也，故肺气清凉而性收敛。子半阳生，阳生则升，三阳左升，则为肝木。肝木即肾水之温升者也，故肝血温暖而性生发。肾水温升而化木者，缘己土之左旋也，是以脾为生血之本；心火清降而化金者，缘戊土之右转也，是以胃为化气之源。

【语译】肝能藏全身之血，肺能藏全身之气。血的来源是脾，气的来源是胃。脾土在左边向上运转，则升发的运动通畅，温暖而产生肝气（乙木）。胃土在右边向下运转，则启动了收敛的运动，清凉而产生肺气（辛金）。

人体在正午时（上午 12 时），阳极而生阴，阴气随即下降，故三阴经（太阴、少阴、厥阴）下降，整体上属于肺金的运动。肺金来源于心火，是心火阳极生阴、热极生寒的一部分，所以，肺气清凉而本性收敛。

夜间子时（夜间 24 时），阴极则生阳，阳气上升，三阳经（太阳、少阳、阳明）上升，整体上属于肝木的运动。肝木来源于肾水，是肾水中阴极生阳、寒极生热的一部分，所以，肝血性温而主升发。

肾水之所以能寒极生热而化肝木，依赖于脾（己土）的左旋升清，所以说脾是血产生的根本；心火之所以能热极生寒而化肺金，依赖于胃（戊土）的右旋运动，所以说胃是气的生化根本。

气统于肺，凡脏腑经络之气，皆肺气之所宣布也，其在脏腑则曰气，而在经络则为卫。血统于肝，凡脏腑经络之血，皆肝血之所流注也，其在脏腑则曰血，而在经络则为营。营卫者，经络之气血也。

【语译】肺统主一身之气，所以全身脏腑经络的气，都由肺宣发布散而成，在脏腑时称之为"气"，在经络则称之为"卫（气）"。肝统主全身的血，所以脏腑经络的血，都是肝灌溉流注而成，在脏腑时称之为"血"，在经络则称之为"营"。

所以说，"营卫"的本质就是运行于经络的气和血。

5. 精神化生

　　肝血温升，升而不已，温化为热，则生心火；肺气清降，降而不已，清化为寒，则生肾水。水之寒者，五脏之悉凝也。阴极则阳生，故纯阴之中，又含阳气。火之热者，六腑之尽发也。阳极则阴生，故纯阳之中，又胎阴气。阴中有阳，则水温而精盈；阳中有阴，则气清而神旺。

　　【语译】肝血要不停地温升，升到一定程度后，"温"就转化为"热"，即心火。肺气主清降，降到一定程度，"清"就转化为"寒"，即肾水。水之所以寒，是五脏阴气向内凝聚的结果，阴极生阳，因此即便在纯阴之中，也包含有阳气。火之所以热，是六腑阳气向外散发的结果，阳极生阴，因此即便在纯阳之中，也养育有阴精。阴中有阳，则肾水不会过寒而精气充盈；阳中有阴，则心火不会过热而阳气清纯、精神旺盛。

　　神发于心，方其在肝，神未旺也，而已现其阳魂；精藏于肾，方其在肺，精未盈也，而先结其阴魄。《素问》：随神往来者谓之魂，并精出入者[1]谓之魄。盖阳气方升，未能化神，先化其魂，阳气全升，则魂变而为神。魂者，神之初气，

----

[1] 并精出入者：在《灵枢·本神》中为"并精而出入者"。

故随神而往来。阴气方降，未能生精，先生其魄，阴气全降，则魄变而为精。魄者，精之始基，故并精而出入也。

【语译】"神"为心所主而发于心，但在肝位时，神气尚未旺盛，称之为"魂"，因为"魂"属阳，故称"阳魂"。肾主藏"精"，但"精"在肺位时尚未充盈，故称之为"魄"，"魄"属阴，故称"阴魄"。

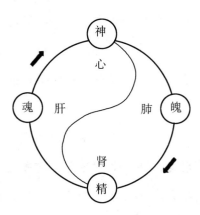

《素问》中说，魂是神气生长的初始状态，经常随神而往来运动；魄是精气产生的初始状态，经常和精一起出入运动。因为阳气在东方（左位）刚刚升发时，还不够旺盛，不足以化神，就先化为魂，直到阳气旺盛、上升到极点（南方，上位），阳气才成长完善为神。阴气下降到肺位时（西方，右位），不够充盈而不能称之为精，只可称为魄，直到阴气完全沉降到极点（北方，下位），阴气才完全成长为精。因此，所谓的"魂"和"魄"，本质上就是"精"和"神"的初始状态。

6. 形体结聚

肝主筋，其荣爪；心主脉，其荣色；脾主肉，其荣唇；肺主皮，其荣毛；肾主骨，其荣发。凡人之身，骨以立其体干，筋以束其关节，脉以通其营卫，肉以培其部分，皮以固其肌肤。

【语译】肝主筋，其荣在爪；心主脉，其荣在色；脾主肉，其荣在唇；肺主皮，其荣在毛；肾主骨，其荣在发。

人体的骨骼用以支撑躯干，筋用来约束其关节，脉用来通达营卫，肉用来滋养各个部分，皮用来保护肌肤。

皮毛者，肺金之所生也，肺气盛则皮毛致密而润泽。肌肉者，脾土之所生也，脾气盛则肌肉丰满而充实。脉络者，心火之所生也，心气盛则脉络疏通而条达。筋膜者，肝木之所生也，肝气盛则筋膜滋荣而和畅。髓骨者，肾水之所生也，肾气盛则髓骨坚凝而轻利。五气皆备，形成而体具矣。

【语译】皮毛是肺金所滋养的，肺气旺盛则皮毛致密而润泽。肌肉是脾土所滋养的，脾气旺盛则肌肉丰满而充实。脉络是心火所滋养灌注的，心气旺盛则脉络疏畅而条达。筋膜是肝木所滋养的，肝气旺盛则筋膜得以荣养而和畅。髓和骨是肾水所滋养的，肾气旺盛则髓与骨坚实而轻便灵活。在五脏功能正常的情况下，形体就发育完备了。

7. 五官开窍

肝窍于目，心窍于舌，脾窍于口，肺窍于鼻，肾窍于耳。五脏之精气，开窍于头上，是谓五官。

【语译】肝开窍于目，心开窍于舌，脾开窍于口，肺开窍于鼻，肾开窍于耳。五脏所藏的精气，开窍于头面部，就是所谓的五官。

手之三阳，自手走头，足之三阳，自头走足。头为手足六阳之所聚会。五脏阴也，阴极生阳，阳性清虚而亲上，清虚之极，神明出焉。五神发露，上开七窍，声色臭味，于此攸辨。

【语译】人体十二经脉的运行有一定的规律，手三阳经起于手而上行走向头面，足三阳经起始于头部下行至足部。所以头部是手足六阳经汇聚的地方，也就是阳气聚积的地方。

五脏为阴，但阴极而生阳，阳气的特点是清灵虚静而向上运动，阳气至清至纯则能化生神明。五脏的神气开发显露，在头面部就是五官七窍，所以心开窍于口而能言语，脾开窍于口而能知味，肺开窍于鼻而能辨香臭，肾开窍于耳而能听音。

官窍者，神气之门户也。清阳上升，则七窍空灵；浊阴上逆，则五官窒塞。清升浊降，一定之位。人之少壮，清升而浊降，故上虚而下实；人之衰老，清陷而浊逆，故下虚而上实。七窍之空灵者，以其上虚；五官之窒塞者，以其上实。其实者，以其虚也，其虚者，以其实也。

【语译】五官七窍，就是神气在头面部位的门户。人体清阳上升，则七窍空灵而耳目聪明；浊阴不降反而上逆，五官就会被浊阴闭塞而神明被遏。

清气要向上运动，浊气要向下运动，这是正常的生理规律。人在年少之时，清气上升而浊气下降，故清阳在上，浊阴在下，上虚而下实。年老体衰时，清气下陷而浊气上逆，则上实而下虚。七窍之所以能空灵而功能正常，是因为上焦阳气清虚，五官之所以窒塞，是因为上焦被阴气填实了。上焦阴气填塞多因阳气亏虚，而阳气亏虚也可能是由阴浊太盛所致。

8. 五气分主

肝属木，其色青，其臭臊，其味酸，其声呼，其液泣。心属火，其臭焦，其味苦，其声笑，其液汗，其色赤。脾属土，其味甘，其声歌，其液涎，其色黄，其臭香。肺属金，其声哭，其液涕，其色白，其臭腥，其味辛。肾属水，其液唾，其色黑，其臭腐，其味咸，其声呻。

【语译】肝在五行属木，其色为青，其气味为臊，其味为酸，其声为呼叫，其液为泣（泪）。心在五行属火，其气味为焦味，其味为苦，其声为笑声，其液为汗，其色为赤色。脾在五行属土，其味为甘味，其声为歌声，其液为涎，其色为黄，其气味为香味。肺在五行为金，其声为哭声，其液为涕，其色为白，其气味为腥，其味为辛。肾在五行为水，其液为唾，其色为黑，其气味为腐，其味为咸，其声为呻吟。

五脏五气分主表

五脏	五行	声	液	臭	味
肝	木	呼	泣	臊	酸
心	火	笑	汗	焦	苦
脾	土	歌	涎	香	甘
肺	金	哭	涕	腥	辛
肾	水	呻	唾	腐	咸

盖肝主五色，五脏之色，皆肝气之所入也。入心为赤，入脾为黄，入肺为白，入肾为黑。心主五臭，五脏之臭，皆心气之所入也。入脾为香，入肺为腥，入肾为腐，入肝为臊。脾主五味，五脏之味，皆脾气之所入也。入肺为辛，入肾为咸，入肝为酸，入心为苦。肺主五声，五脏之声，皆肺气之所入也。入肾为呻，入肝为呼，入心为笑，入脾为歌。肾主五液，五脏之液，皆肾气之所入也。入肝为泪，入心为汗，入脾为涎，入肺为涕。

【语译】大体而言，肝主五色，因肝开窍于目，目能辨色，故五色都是由肝而入。分布于心则表现为赤色，分布于脾则表现为黄色，分布于肺则表现为白色，分布于肾则表现为黑色。心灵能辨，故主五臭，五臭都是从心而入。五臭入脾则为香，入肺则为腥，入肾则为腐，入肝则为臊。脾胃主受纳水谷，故脾主五味，五味都是从脾而入。入肺则为辛，入肾为咸，入肝为酸，入心为苦。肺主气，司呼吸，故主五声，五声都是肺所发出的声音，在肾时常多呻吟，在肝时常发高呼之声，在心时常多言语，在脾时则多歌唱。肾主全身之水，故主五液，五液都由肾而出，故五液入肝为泪，入心为汗，入脾为涎，入肺为涕。

9. 五味根原

木曰曲直，曲直作酸[①]。火曰炎上，炎上作苦。金曰从革，从革作辛[②]。水曰润下，润下作咸。土爰稼穑[③]，稼穑作甘。

【语译】《尚书·洪范》说，木的特性是能曲能直，火的特性是炎热向上，金的特性是变革，水的特点是润泽向下，土的特点是生化。曲直之类的事物多呈现为酸味，炎上之物多焦灼而味苦，从革之物多辛辣，润下之物多味咸，稼穑之物多味甜。

火性炎上，上炎则作苦。水性润下，下润则作咸。木性升发，直则升而曲则不升，郁而不升，是以作酸。金性降敛，从则降而革则不降，滞而不降，是以作辛。使坎离交媾[④]，龙虎回环[⑤]，则火下炎而不苦，水上润而不咸，木直升而不酸，

① 作酸：木类果实多酸。孔颖达疏："木生子实，其味多酸。五果之味虽殊，其为酸一也。是木实之性然也。"

②作辛：辛原意象形为刀，引为受罪、劳苦、辛辣。

③稼穑：种植和收获农作物。此指具有生化、承载、收纳作用的事物，均归属于土。

④坎离交媾：道家养生术语，引用八卦代指五脏。离位在上指心火，坎位在下指肾水。

⑤龙虎回环：指左右气机升降有序。龙指表龙，为东方肝木之象，虎指白虎，为西方肺金之象。

金从降而不辛。

【语译】五行各有其性，火性炎上，水性润下，木性升发，金性降敛。火性上炎畅达故作苦，水性润下沉淀故为咸。木性直则升，曲则不能上升，郁而不畅，故味酸。金性下降收敛，从金性则沉降，"革"则浮而不降，停滞为辛。如果在上的火（离）与在下的水（坎）上下交通，左边的木（龙）与右边的金（虎）升降有序，则木、火、金、水循环通达而不呈现出酸、苦、辛、咸之味。

金木者，水火所由以升降也。木直则肾水随木而左升，金从则心火随金而右降。木曲而不直，故肾水下润；金革而不从，故心火上炎。而交济水火，升降金木之权，总在于土。土者，水火金木之中气，左旋则化木火，右转则化金水，实四象之父母也。不苦、不咸、不酸、不辛，是以味甘。己土不升，则水木下陷，而作酸咸；戊土不降，则火金上逆，而作苦辛。缘土主五味，四象之酸苦辛咸，皆土气之中郁也。

【语译】左方肝木，右方肺金，是水火升降的道路。木性直达通畅则肾水在左方随木上升，金能沉降则心火随之从右方下降。若木被曲遏而不能直达向上，则肾水润下而不得上。若金性浮而不降，则心火炎上而不得下。

交济水火、升降金木的权柄、枢轴在于土。土，就是水、火、金、木四气的中间状态，中土左旋、向上运动则化木和火，

向右下旋转运动则化为金和水，所以说土是木、火、金、水
这四象的父母。土性既不苦也不咸，既不酸也不辛，故为甘味。
脾气（己土）不升，则木、水下陷而为酸咸之味；胃气（戊土）
不降，则火、金上逆而作苦辛之味。因为脾主五味，因而其
余四象的酸、苦、辛、咸四味，本质上都是中间的土气郁滞
所致的。

四象之内，各含土气，土郁则传于四脏，而作诸味。调
和五脏之原，职在中宫也。

【语译】反过来说，木、火、金、水四象之内，都含有
土气的成分，当中土郁滞时，就传变于其余四脏，从而表现
为酸、苦、辛、咸各种味道。因此，调和五脏的根本方法，
就存在于中焦脾胃的升降之中。

10. 五情缘起

　　肝之气风，其志为怒。心之气热，其志为喜。肺之气燥，
其志为悲。肾之气寒，其志为恐。脾之气湿，其志为思。盖
阳升而化火则热，阴降而化水则寒。离火上热，泄而不藏，
敛之以燥金，则火交于坎府；坎水下寒，藏而不泄，动之以
风木，则水交于离宫。木生而火长，金收而水藏。当其半生，
未能茂长，则郁勃而为怒。既长而神气畅达，是以喜也。当
其半收，将至闭藏，则牢落而为悲。既藏而志意幽沦，是以

恐也。

【语译】肝气与六气的风气相应，人的情绪表现为愤怒。心气与火热相应，人的情绪表现为喜悦。肺与燥气相应，人的情绪表现为悲伤。肾气与寒气对应，人的情绪表现为恐惧。脾气与湿气相应，人的情绪表现为忧思。

这是因为，阳气上升就会化火生热，阴气沉降就会化水生寒。心火上炎，发散而不收藏，则以肺气（燥金）来收敛，心火就能下降与肾水相交。肾水在下为寒，主收藏蛰伏而不疏泄，要靠肝（风）木的震动上升而上交于心火。所以，木主生而火主长，金主收而肾主藏。

在阳气上升到一半（左方，木位，肝）时，生机勃勃，若生机受阻、不能畅达则发为愤怒；阳气得以充分成长而至火位，则志意畅达，故其情为喜悦。当气机收敛沉降到一半（右方，金位，肺）时，情绪随之悲观消沉；若气机继续下沉，收藏到了下方水位，人的情绪就随之沉沦而为恐惧。

物情乐升而恶降。升为得位，降为失位，得位则喜，未得则怒，失位则恐，将失则悲。自然之性如此，其实总土气之回周而变化也。

【语译】万物的性情，都是喜于上升而不愿沉沦。上升得位则喜悦，得不到则愤怒；失位沦丧则恐惧，即将失位时就会悲观消沉。万物的自然本性如此，但若以五行的角度来看，这几种情绪的变化，本质上仍然是土气在四周的运动变化所致。

　　己土东升，则木火生长；戊土西降，则金水收藏。生长则为喜怒，收藏则为悲恐。若轮枢莫运，升降失职，喜怒不生，悲恐弗作，则土气凝滞，而生忧思。

　　【语译】己土（脾，阴土）在左方（东方）上升，则木火能够生长。戊土（胃，阳土）在西方沉降，则金水能够收藏。生长则发为怒和喜，收藏则发为悲和恐。反过来，若中间的枢轴（脾胃）不能运转，木、火、金、水的升降就会失常，不会产生喜、怒、悲、恐等情绪，中气就会凝滞，从而产生忧思抑郁的情志。

　　心之志喜，故其声笑，笑者，气之升达而酣适也。肾之志恐，故其声呻，呻者，气之沉陷而幽菀①也。肝之志怒，故其声呼，呼者，气方升而未达也。肺之志悲，故其声哭，哭者，气方沉而将陷也。脾之志忧，故其声歌，歌者，中气结郁，故长歌以泄怀也。

　　【语译】心的情绪表达是喜悦，因而多发笑声，笑声是

---

① 幽菀（yù）：沉潜郁闭。菀，同"蕴"。

气机升达而酣畅、痛快、舒适的表现。肾的情绪表达是恐惧，因而多表现为呻吟，呻吟是气机沉陷沦落而志意郁闭的表现。肝的情绪表达是愤怒，因而多高呼之声，因为愤怒多为阳气升发而不通达、志意不遂的表现。肺的情绪是悲伤，人多悲哭，是因为气机和志意将要沉沦下陷而消极悲伤。脾的情绪表达是忧伤，因而多歌唱之声，是因为中气郁结，需要放声长歌以抒发情怀。

11. 精华滋生

阴生于上，胃以纯阳而含阴气，有阴则降，浊阴下降，是以清虚而善容纳。阳生于下，脾以纯阴而含阳气，有阳则升，清阳上升，是以温暖而善消磨。水谷入胃，脾阳磨化，渣滓下传，而为粪溺，精华上奉，而变气血。

【语译】阳极而生阴，所以阴气产生于最上端的阳位。胃虽属纯阳，却含有阴气。有阴则降，表现为胃中水谷糟粕之类（浊阴）的下降，则胃空虚而善于容纳。反过来，阴极而生阳，阳气产生于最下端的阴位。脾虽属纯阴，却包含阳气，有阳则上升，表现为脾中化生的水谷清阳的上升，所以，脾阳温暖而擅长消磨食物。

脾胃的功能是，水谷入胃被盛纳，脾阳消磨，产生的糟粕、渣滓向下传送，最终成为粪、尿而排出体外；其精华则向上传送于心、肺，转化为气血而滋养全身。

气统于肺，血藏于肝。肝血温升，则化阳神；肺气清降，则产阴精。五脏皆有精，悉受之于肾；五脏皆有神，悉受之于心；五脏皆有血，悉受之于肝；五脏皆有气，悉受之于肺。总由土气之所化生也。

【语译】气统属于肺，血藏于肝。肝血以温暖之性而上升，至心位而化为阳神；肺气以清凉而下降，则化生为阴精而藏于肾。

五脏都含有精气，但都来源于肾精；五脏都含有神，但都来源于心神；五脏都含有血，但都来源于肝血；五脏都有气，但都来源于肺气。五脏的精、神、气、血全部来源于脾胃（土气）。

土爱稼穑，稼穑作甘，谷味之甘者，秉土气也。五谷香甘，以养脾胃，土气充盈，分输四子。已土左旋，谷气归于心肺；戊土右转，谷精归于肾肝。脾胃者，仓廪之官，水谷之海，人有胃气则生，绝胃气则死。胃气即水谷所化，食为民天，所关非细也。

【语译】土地能春种而秋收，因此说"土爱稼穑"，粮食多为甘味，是因为秉受了土地的精华。五谷入口，以香甘的气味来滋养脾胃，产生营养。营养充足，则能输布、滋养心、肝、肺、肾四脏。当脾脏（己土）左旋向上时，水谷的精气则向上滋养心、肺二脏；当胃（戊土）右旋向下时，水谷的精气则向下滋养肝、肾。

所以说，脾胃是"仓廪之官"，容纳水谷的大海。人的脾胃功能正常，则生机旺盛，脾胃功能丧失，则生机灭绝。"胃气"指的就是水谷所化的精气和营养，所以"有胃气则生，无胃气则死"。我们经常说"民以食为天"，"食"的确是关乎人民生命的大事啊。

12. 糟粕传导

水谷入胃，消于脾阳，水之消化，较难于谷。缘脾土磨化，全赖于火，火为土母，火旺土燥，力能克水，脾阳蒸动，水谷精华，化为雾气，游溢而上，归于肺家，肺金清肃，雾气降洒，化而为水，如釜水沸腾，气蒸为雾也。

【语译】水谷入胃后，被脾阳消磨，其中水饮的消化，较谷物为难。因为脾土对水谷的消化，依赖于火，火为土之母，火能生土，火旺则土干燥，土干燥则能克制水气，脾阳在火的帮助下蒸发水谷的精华，转化为像雾气一样的精微物质，游动、上溢至上焦肺脏，又在肺金清凉肃降的作用下，如雾如露般布散下降，最终转化为水而归于肾。这个过程就像锅中的水，在火的作用下沸腾，水变为气雾一样。

气化之水，有精有粗。精者入于脏腑而为津液，粗者入于膀胱而为溲溺。溲溺通利，胃无停水，糟粕后传，是以便干。

【语译】气化后的水，有粗有精。精华部分为脏腑所吸收而转化为津液，不够精纯的部分则被转输入膀胱，形成小便而排出体外。如果小便产生和排出正常，则胃中就不会有水湿停聚，食物的糟粕则转化为大便排出，而且大便不会溏稀。

《灵枢·营卫生会》：上焦如雾，中焦如沤，下焦如渎。气水变化于中焦，沤者，气水方化，而未盛也。及其已化，则气腾而上，盛于胸膈，故如雾露。水流而下，盛于膀胱，故如川渎。川渎之决，由于三焦。《素问·灵兰秘典论》：三焦者，决渎之官，水道出焉。盖三焦之火秘，则上温脾胃而水道通；三焦之火泄，则下陷膀胱而水窍闭。

【语译】《灵枢·营卫生会》篇说，上焦的气化状态如同雾气，中焦的气化过程如同沤制，下焦的气化如同河水的流动。水气在中焦气化，比喻为"沤制"，意思是气化刚刚开始，尚未完全完成。如果气化完成后，则蒸腾而上，充满于胸膈，如雾如露。水气在肺部向下布散流动，就像河流川谷中的水一样，水气最终流入下焦膀胱，故"下焦如渎"。所以《素问·灵兰秘典论》中说，三焦是负责疏通河道的，水道因此而出。这是因为三焦的少阳之火能秘藏而不外泄，则能温养脾胃（火能生土），水气转化代谢的通道因此而通畅。反过来，若少阳三焦之火外泄，火力不足，则水饮不能在火的作用下蒸腾气化而直接下陷于膀胱，则水道就闭塞不通了。

《灵枢·本输》：三焦者，足太阳少阴之所将，太阳之别也。上踝五寸，别入贯腨肠，出于委阳，并太阳之正，入络膀胱，约下焦，实则闭癃，虚则遗溺。

【语译】《灵枢·本输》篇说，三焦为足太阳膀胱经、足少阴肾经所统管，是足太阳膀胱经的分支。其经脉运行时，在足外踝上五寸上行，进入小腿肚，继续上行出于腘窝的委阳穴，与足太阳膀胱经的主干道相并，入内与膀胱相络，起到约束、管理下焦水道的作用。当三焦病变为实证时，小便闭塞不通；当病变为虚证时，则表现为遗尿或失禁。

以水性蛰藏，太阳寒水蛰藏，三焦之火秘于肾脏，则内温而外清。水府清通，上窍常开，是以气化之水渗于膀胱，而小便利。若太阳寒水不能蛰藏，三焦之火泄于膀胱，膀胱热癃，水窍不开，脾胃寒郁，但能消谷，不能消水，水不化气上腾，爰与谷滓并入二肠，而为泄利。泄利之家，水入二肠而不入膀胱，是以小便不利。所谓实则闭癃者，三焦之火泄于膀胱也。

【语译】因为水的本性是蛰伏、敛藏，故太阳的寒水主蛰藏，如果三焦少阳之火能够被太阳寒水封藏于肾内，肾水就会内里温暖而外面清凉，不致过寒过热。如果下焦膀胱清凉舒畅，上焦肺与皮毛开合正常，那么气化后的水气就能下渗于膀胱，小便的形成与排泄就会通利正常。

反过来说，如果太阳寒水失去寒性的蛰藏功能，三焦的少阳之火就会外泄于膀胱，膀胱之中湿热蕴结而小便淋漓不通，则水不能下行。加之少阳之火不能温土，则脾胃缺少火力的温暖，仅能磨化谷类食物而不能蒸腾水饮，水不能上蒸化气而入肺，反而与谷类渣滓一起混合，下行进入大小肠，病人则表现为腹泻下利。所以说，病人腹泻下利，是因为水不入膀胱而直接下行入大小肠，病人一定同时伴有小便不利的症状。整体而言，所谓的三焦病变"实则闭癃"，本质上是由三焦的少阳之火失藏于膀胱寒水、脾土不温所致。

13. 经脉起止

胆、胃、大肠、小肠、三焦、膀胱，是谓六腑。肝、心、脾、肺、肾、心包，是谓六脏。六脏六腑，是生十二经。经有手足不同，阳明大肠、太阳小肠、少阳三焦，是谓手之三阳经。阳明胃、太阳膀胱、少阳胆，是谓足之三阳经。太阴脾、少阴肾、厥阴肝，是谓足之三阴经。太阴肺、少阴心、厥阴心主，是谓手之三阴经。

【语译】胆、胃、大肠、小肠、三焦、膀胱，就是所谓的六腑，肝、心、脾、肺、肾、心包，就是所谓的六脏。六脏和六腑各自产生相连的经络，就是所谓的十二经脉。十二经脉有手、足的区别，阳明大肠经、太阳小肠经、少阳三焦经，这三经是手经的三条阳经。阳明胃经、太阳膀胱经、少阳胆经，就是足经的三阳经。太阴脾经、少阴肾经、厥阴肝经就是足经的三阴经。太阴肺经、少阴心经、厥阴心主经，就是手经的三阴经。

手足十二经名称

	手经	足经	
阳经	太阳小肠	太阳膀胱	六腑
	少阳三焦	少阳胆	
	阳明大肠	阳明胃	
阴经	太阴肺	太阴脾	六脏
	少阴心	少阴肾	
	厥阴心主（心包）	厥阴肝	

手之三阳，自手走头。手阳明，自次指，出合谷，循臂上廉，上颈，入下齿，左之右，右之左，上挟鼻孔。手太阳，自小指，从手外侧，循臂下廉，上颈，至目内眦。手少阳，自名指，循手表，出臂外，上颈，至目锐眦。三经皆自臂外而走头，阳明在前，太阳在后，少阳在中。

【语译】手三阳经，都是从手部开端向上走至头面。手阳明经从食指开始，上出合谷，循着手臂外侧前缘上行，到达颈部，进入下齿，左边的经脉向右边走，右边的经脉向左边走，分别到达鼻孔两侧。

手太阳小肠经起始于手小指，沿着手掌外侧上行，沿着前臂外侧后缘到达颈部，上行至内眼角。

手少阳三焦经起始于无名指，循手背上行，沿手臂外侧中央到达颈部，上行至头面外眼角。

这三条经脉都是从上肢外侧而走向头面，阳明经在手臂外侧最前端，太阳小肠经在最后端，少阳三焦经行于两经中间。

足之三阳，自头走足。足阳明行身之前，自鼻之交頞，循喉咙，入缺盆，下乳，挟脐，循胫外，入大指次指。足太阳行身之后，自目内眦，上额，交巅，下项，挟脊，抵腰，贯臀，入腘中，出外踝，至小指。足少阳行身之侧，自目锐眦，从耳后，下颈，入缺盆，下胸，循胁，从膝外廉，出外踝，入名指。三经皆自腿外而走足，阳明在前，太阳在后，少阳在中。

【语译】足部的三条阳经，都是从头部下行走向足部。足阳明经循行于身体前面，从鼻根部开始，循喉咙下行，进入缺盆，下行经过乳房，再经过肚脐两边，沿小腿外侧，到达第二趾。

足太阳经主要循行于身体后侧，从目内角开始上行至额部到达头顶，向后下到达项背，在脊柱两侧下行到达腰部，穿过臀部，进入腘窝，继续向下出足外踝，最终到达小趾。

足少阳经主要循行于身体侧面，从目外角开始，从耳后下行颈部，进入缺盆，下行胸部和胁肋部，继续下行到膝外侧，出于足外踝，到达第四趾。

足三阳经都循行于腿外侧而走向足部，阳明经在前，太阳经在后，少阳经循行于两经中间。

足之三阴，自足走胸。足太阴行身之前，自大指，上内踝，入腹，上膈。足少阴行身之后，自小指，循内踝，贯脊，上膈，注胸中。足厥阴行身之侧，自大指，上内踝，抵小腹，贯膈，布胁肋。三经皆自腿里而走胸，太阴在前，少阴在后，厥阴在中。

【语译】足三阴经的走向，都是从足部上行走到胸部。足太阴经分布于身体前面，从足大趾开始，上至内踝，进入腹部，上行至膈。足少阴经分布于身体后面，从足小趾开始，沿内踝向上，贯穿脊柱，上达膈而注于胸中。足厥阴肝经循行于身体侧面，从足大趾开始，上行于内踝，到达小腹部，贯穿膈，上行分布于胁肋。

足三阴经都从腿部内侧上行至胸部，在腿内侧的分布规律是，太阴经在前，少阴经在后，厥阴经在中间。

手之三阴，自胸走手。手太阴，自胸，出腋下，循臑内前廉，入寸口，至大指。手少阴，自胸，出腋下，循臑内后廉，抵掌后，至小指。手厥阴，自胸，出腋下，循臑内，入掌中，至中指。三经皆自臂里而走手，太阴在前，少阴在后，厥阴在中。

【语译】手三阴经的行走规律是，都从胸部出发走向手部。手太阴经从胸部出腋下，沿着上肢内侧前缘，下行到寸口，到达拇指。手少阴经从胸中走出腋下，沿上肢内侧后缘，下行至手掌，抵达小指。手厥阴经从胸中出发，下行出腋下，沿上肢内侧下行入手掌中，抵达中指。

手三阴经的循行都是从手臂内侧到达手部，太阴经行于前，少阴经行于后，厥阴经行于两经中间。

手三阳之走头，足三阳之走足，皆属其本腑而络其所相表里之脏。足三阴之走胸，手三阴之走手，皆属其本脏而络其所相表里之腑。手阳明与手太阴为表里，足阳明与足太阴为表里，手太阳与手少阴为表里，足太阳与足少阴为表里，手少阳与手厥阴为表里，足少阳与足厥阴为表里。六阳六阴，分行于左右手足，是谓二十四经也。

【语译】手三阳经从手走头，足三阳经从头走足，同时都要向内连属相应的腑，又与相表里的脏连络。足三阴经从足走胸，手三阴经从胸走手，同时也要连属相应的脏，又与相表里的腑连络。

脏腑经络的表里关系是，手阳明大肠与手太阴肺相表里，足阳明胃与足太阴脾相表里，手太阳小肠与手少阴心相表里，足太阳膀胱与足少阴肾相表里，手少阳三焦与手厥阴心包相表里，足少阳胆与足厥阴肝相表里。

六阳经与六阴经，同时循行于左右两侧的手、足，一共是二十四条经脉。

14. 奇经部次

奇经八脉，督、任、冲、带、阳跷、阴跷、阳维、阴维。督脉行于身后，起于下极之俞[①]，并入脊里，上至风府[②]，入属于脑，诸阳之纲也。任脉行于身前，起于中极[③]之下，循腹里，上关元[④]，入目，络舌，诸阴之领也。冲脉起于气冲[⑤]，并足少阴，挟脐上行，至胸中而散，诸经之海也。带脉起于季肋[⑥]，回身一周，环腰如带，诸经之约也。阳跷起于跟中，循外踝上行，入于风池[⑦]，主左右之阳也。阴跷起于跟中，循内踝上行，交贯冲脉，主左右之阴也。阳维起于诸阳会，维络于身，主一身之表也。阴维起于诸阴交，维络于身，主一身之里也。阳跷、

①下极之俞：会阴深部，在长强穴处。
②风府：在项部两侧斜方肌之间的凹陷处。
③中极：位于体前正中线，脐下4寸。
④关元：当脐中下3寸。
⑤气冲：在腹股沟稍上方，当脐中下5寸，距前正中线2寸。
⑥季肋：相当于侧胸第十一、第十二肋软骨部位。
⑦风池：在项部，位于风府两侧，胸锁乳突肌与斜方肌上端之间的凹陷处。

阳维者，足太阳之别，阴跷、阴维者，足少阴之别。

【语译】除了成对出现的二十四条正经之外，还有不成对出现的奇经，共有八条，分别是督脉、任脉、冲脉、带脉、阳跷脉、阴跷脉、阳维脉、阴维脉。

督脉循行于身体后面，起始于会阴部位，在身后行于脊柱内，向上到达风府穴，进入脑部，各条阳经都统属于督脉。任脉循行于身体前面，起于中极穴深处，在腹内向上运行，上达关元，继续上行进入两目，连络舌体，任脉统领全身的阴经。

冲脉起始于气冲穴深处，与足少阴肾经并行，过肚脐两侧，到达胸部而布散其中，被称为"诸经之海"。带脉起始于季胁部位，绕身体一圈，就像腰带一样，带脉有约束全身经脉的作用。

阳跷脉起始于足跟，沿外踝上行，一直到风池穴，主持身体两侧的阳气。阴跷脉也起始于足跟，沿内踝上行，与冲脉交汇贯通，主持身体两侧的阴气。

阳维脉起于诸阳经汇聚之处，维系连络全身，主管身体的外表部分。阴维脉起始于小腿阴经相交之处，行于胸腹，主管全身的内里部分。

总体上说，阳跷、阳维脉是足太阳经的别支，阴跷、阴维脉是足少阴经的别支。

凡此八脉者，经脉之络也。经脉隆盛，入于络脉，络脉满溢，不拘于经，内溉脏腑，外濡腠理，别道自行，谓之奇经也。

【语译】这八条经脉，还可认为是十二正经的络脉。在正经中的气血冲盈满溢时，就会向内灌溉入脏腑，向外濡养滋润皮毛腠理，多余的气血就会单独灌入奇经八脉之中，起到沟通、调济的作用。

15. 营气运行

水谷入胃，化生气血。气之慓悍者，行于脉外，命之曰卫；血之精专者，行于脉中，命之曰营。

【语译】水谷入胃后，化生出气和血。其中运行慓悍滑利的是气，经常运行于脉外，称之为"卫气"；营养精纯的部分，就是血，经常运行于脉中，称之为"营气"。

营卫运行，一日一夜，周身五十度。人一呼，脉再动，一吸，脉再动，呼吸定息，脉五动，闰以太息，脉六动。一息六动，人之常也。一动脉行一寸，六动脉行六寸。

【语译】营卫的运行，在一日一夜之间，要运行五十遍。人在呼气时，脉跳动两次，吸气时，也跳动两次。一呼一吸，共跳动五次，加上一些深长的呼吸，可以认为跳动六次。每呼吸一次，脉跳动六次，这属于正常的情况。脉搏每跳动一次，要运行一寸，跳动六次则运行六寸。

《灵枢·脉度》：手之六阳，从手至头，长五尺，五六三丈。手之六阴，从手至胸，长三尺五寸，三六一丈八尺，五六三尺，合二丈一尺。足之六阳，从足至头，长八尺，六八四丈八尺。足之六阴，从足至胸，长六尺五寸，六六三丈六尺，五六三尺，合三丈九尺。阳跷脉从足至目，长七尺五寸，二七一丈四尺，二五一尺，合一丈五尺。督脉、任脉，长四尺五寸，二四八尺，二五一尺，合九尺。凡都合一十六丈二尺。

【语译】《灵枢·脉度》篇说，左右手的六阳经，从手到头的长度是五尺，五六三十尺共三丈。手部的六阴经，从手到胸长三尺五寸，乘以六后长度为二丈一尺。足部六阳经，从足到头长八尺，乘以六则为四丈八尺。足部六阴经，由于从足到胸长六尺五寸，乘以六则共长三丈九尺。从足到目长七尺五寸，则两条阳跷脉长度为一丈五尺。督脉、任脉长度分别为四尺五寸乘以二，共为九尺。这些经脉加在一起共长十六丈二尺。

平人一日一夜一万三千五百息，一息脉行六寸，十息脉行六尺，一日百刻①，一刻一百三十五息，人气半周于

---

① 一日百刻：古代计时法。以漏壶为计时器，上有刻度，一百刻为一昼夜。

身，脉行八丈一尺，两刻二百七十息，人气一周于身，脉行十六丈二尺，百刻一万三千五百息，人气五十周于身，脉行八百一十丈。

【语译】正常人一日一夜共呼吸一万三千五百次，如果一次呼吸脉行六寸，则十次呼吸行六尺，一日共一百刻，则平均每刻呼吸一百三十五次，营气运行身体一半的经脉，脉行共八丈一尺。两刻的时间则呼吸二百七十次，营气运行身体正好一周，脉行共十六丈二尺。一日百刻，则呼吸一万三千五百次，营气运行于身体五十周次，脉行共八百一十丈。

营气之行也，常于平旦寅时①，从手太阴之寸口始。自手太阴注手阳明，足阳明注足太阴，手少阴注手太阳，足太阳注足少阴，手厥阴注手少阳，足少阳注足厥阴，终于两跷、督、任，是谓一周也。二十八脉，周而复始，阴阳相贯，如环无端。五十周毕，明日寅时，又会于寸口，此营气之度也。

【语译】营气的运行，常在凌晨3时到5时，从手太阴肺经的寸口开始运行，然后依次注入手阳明大肠经、足阳明胃经、足太阴脾经、手少阴心经、手太阳小肠经、足太阳膀胱经、足少阴肾经、手厥阴心包经、手少阳三焦经、足少阳

---

①平旦寅时：凌晨3时到5时。

胆经、足厥阴肝经、阳跷、阴跷、督脉、任脉，这样就是营血运行的一周。二十八条经脉（对应周天二十八宿），阴经与阳经相互交替，循环进行，没有起始和终点。一日一夜运行五十次后，在第二日寅时（凌晨3时）又到达寸口。这就是营气运行的规律。

16. 卫气出入

卫气昼行阳经二十五周，夜行阴脏二十五周。

【语译】卫气的运行规律是，白天在阳经运行二十五次，夜间在五脏运行二十五次。

卫气之行也，常于平旦寅时，从足太阳之睛明始。睛明在目之内眦，足太阳之穴也。平旦阳气出于目，目张则气上行于头，循项，下足太阳，至小指之端。别入目内眦，下手太阳，至小指之端。别入目锐眦，下足少阳，至小指次指之端。上循手少阳之分侧，下至名指之端。别入耳前，下足阳明，至中指之端。别入耳下，下手阳明，至次指之端。

其至于足也，入足心，出内踝，下入足少阴经。阴跷者，足少阴之别，属于目内眦。自阴跷而复合于目，交于足太阳之睛明，是谓一周。如此者二十五周，日入阳尽，而阴受气矣，于是内入于阴脏。

【语译】卫气在凌晨3时到5时，从足太阳经的睛明穴（目内角）开始。凌晨时，阳气从双眼开始旺盛，睁眼后阳气上行于头，下行于项，沿着足太阳经直到小趾部位；另一条从目内角出发，沿手太阳经下行至手小指末端。另一条从目内角沿足少阳经下行到足小趾部位；还有一条沿手少阳经运行到手无名指。一条从耳前沿足阳明经下行到达中趾，一条从耳下沿手阳明经下行至手食指。

阳气从足三阳经下行到足部时，阳气进入足心，出内踝，注入足少阴肾经。阴跷脉是足少阴肾经的别支，连属于眼内角。阳气沿阴跷脉又到达眼部，与足太阳经相汇合，这就是阳气在白天所运行的一周。白天卫气依此规律共运行二十五周，一直到日落时分阳气消尽，进入人体内部阴分，流注于五脏。

其入于阴也，常从足少阴之经而注于肾，肾注于心，心注于肺，肺注于肝，肝注于脾，脾复注于肾，是谓一周。如此者二十五周，平旦阴尽而阳受气矣，于是外出于阳经。其出于阳也，常从肾至足少阴之经，而复合于目。

【语译】卫气在五脏的运行，是先从足少阴肾经开始注入肾，从肾入心，从心入肺，从肺入肝，从肝入脾，再由脾回到肾，这就是一个循环。依此规律，卫气在夜间共运行二十五周，一直到凌晨5时太阳升起又进入阳经。卫气从阴入阳，要从肾脏到足少阴经，上行而重新汇合于目中。

卫气入于阴则寐，出于阳则寤。一日百刻，周身五十，此卫气之度也。

《难经》营卫相随之义，言营行脉中，卫行脉外，相附而行，非谓其同行于一经也。

【语译】卫气进入阴分则人体进入睡眠状态，进入阳分则进入清醒状态。一天的时间一百刻，运行全身五十周，这就是卫气运行的规律。

《难经》说营气、卫气相随而行，是为了说明营气运行于脉内，卫气运行于脉外的道理，营卫之间有相互作用而已，并不是说卫气、营气在同一时间一起运行于某一条经脉。

四圣心源卷二

内外感伤，百变不穷，溯委穷源，不过六气。六气了彻，百病莫逃，义至简而法至精也。仲景既没，此义遂晦，寒热错讹，燥湿乖谬[①]，零素雪于寒泉，飘温风于阳谷，以水益水而愈深，以火益火而弥热。生灵夭札[②]，念之疚心，作六气解。

【语译】人体感受内外的邪气而受伤为病，变化多端，不可胜穷，但从本源上讲，不过是风、寒、暑、湿、燥、火六气的变化。如果对六气能了然洞彻，则所有的疾病都能详辨清楚，六气辨证的方法，内容简洁而方法精当。仲景离世后，这种义理也随之晦暗不明了，医生辨证时寒热错讹，燥湿乖谬，治疗时如同将白雪放置于寒冷的泉水中，在炎热的山谷中鼓荡热风，则以水治寒而寒愈重，以火益热而热更甚。珍贵的生命因此而夭折，我常念及于此而内心愧疚不安，因此作"六气解"以明六气之理。

①乖谬：荒谬，相互抵触，违背。
②夭札：遭疫病而早死。杜预："短折为夭，夭死为札。"

六气解

1. 六气名目

厥阴风木	足厥阴肝	乙木
	手厥阴心主	相火
少阴君火	手少阴心	丁火
	足少阴肾	癸水
少阳相火	手少阳三焦	相火
	足少阳胆	甲木
太阴湿土	足太阴脾	己土
	手太阴肺	辛金
阳明燥金	手阳明大肠	庚金
	足阳明胃	戊土
太阳寒水	足太阳膀胱	壬水
	手太阳小肠	丙火

【解读】六气包括风、君火、相火、湿、燥、寒六种，由于六气为天之三阴三阳所生，所以先以阴阳属性命名，如风属厥阴，少阴属君火，少阳为相火，太阴为湿，阳明为燥，太阳为寒。以五行分类，所以有风木、火（君火、相火）、湿土、燥金、寒水的名目，再根据经络的连属关系，则与相应的脏腑对应，如厥阴分手足二经，包括肝、心包，少阴君火包括心、

肾，少阳相火包括胆与三焦，太阴湿土包括脾、肺，阳明燥金包括大肠与胃，太阳寒水包括膀胱与小肠。

五脏六腑以天干来对应，可根据天干的阴阳属性，称胆为甲木，肝为乙木；小肠为丙火，心为丁火；胃为戊土，脾为己土；大肠为庚金，肺为辛金；膀胱为壬水，肾为癸水。但六气名目为六，五脏为五，所以要加上心包、三焦，黄元御将两者均称为相火。

2. 六气从化

天有六气，地有五行。六气者，风、热、暑、湿、燥、寒。五行者，木、火、土、金、水。在天成象，在地成形，六气乃五行之魂，五行即六气之魄。人为天地之中气，秉天气而生六腑，秉地气而生五脏。六气五行，皆备于人身。内伤者，病于人气之偏，外感者，因天地之气偏，而人气感之。

【语译】天有六气，地有五行。六气就是风、热、暑、湿、燥、寒，五行就是木、火、土、金、水。六气在天空中形成了变化的气象，五行在大地上构成了有形质的万物。六气是五行运动的"魂"，五行是使六气安静的"魄"。

人位于天地之中，秉受天气而生成六腑，秉受地气而生成五脏。六气和五行，体现在人体就是六腑和五脏的功能。内伤是因为人体内部的六气——情绪的变化而生病，外感是因为天地的六气侵袭而生病。

内外感伤，总此六气。其在天者，初之气，厥阴风木也，在人则肝之经应之。二之气，少阴君火也，在人则心之经应之。三之气，少阳相火也，在人则三焦之经应之。四之气，太阴湿土也，在人则脾之经应之。五之气，阳明燥金也，在人则大肠之经应之。六之气，太阳寒水也，在人则膀胱之经应之。

【语译】外感、内伤，都是六气的病变。一年之间，六气依次分布在六个时间段，主持不同阶段的气候。初之气是厥阴风木主令，人体的肝经与之对应；二之气是少阴君火，人体的心经与之对应；三之气为少阳相火，人体的三焦与之对应；四之气是太阴湿土，人体的脾经与之对应；五之气是阳明燥金，人体的大肠经与之对应；六之气为太阳寒水，人体的膀胱经与之对应。

天人同气也，经有十二，六气统焉。足厥阴以风木主令，手厥阴火也，从母化气而为风。手少阳以相火主令，足少阳木也，从子化气而为暑。手少阴以君火主令，足少阴水也，从妻化气而为热。足太阳以寒水主令，手太阳火也，从夫化气而为寒。足太阴以湿土主令，手太阴金也，从母化气而为湿。手阳明以燥金主令，足阳明土也，从子化气而为燥。

【语译】天与人同属一气，人体有十二经脉，为六气所统领。比如，厥阴主风木之令，在经络分为手心包经、足肝经，在五行分属木、火，那么谁占主导地位呢？由于肝在五行为木，与厥阴风气同，故厥阴风气由足经主导。手厥阴心包经，虽然本主相火，但整体上要顺从足经化为风气。

少阳主相火之令，少阳经又分为手三焦经和足胆经两条，在五行中分属火、木，那么谁占主导地位呢？由于三焦在五行为火，与少阳火同为火，故三焦经占主导地位。而胆经在五行中属木，却要顺从手少阳而化为暑热。

少阴主君火之令，人体的少阳经有手心经、足肾经两条，在五行分属水、火，哪条经是主导呢？由于心在五行为火，与少阴君火同为火，故手少阴心经在少阴君火中占主导。而肾经则从属而化气为火。

太阳为寒水之气，在经络为手小肠和足膀胱两经，由于小肠属火，膀胱属水，水与寒通，所以太阳寒气以足膀胱经为主，手小肠经从化为寒。

太阴主湿令，在经络为手肺经和足脾经。脾属土，肺属金，脾与湿土同，故太阴湿气以脾经为主，肺经从化为湿。

阳明主燥，在经络为手阳明大肠、足阳明胃经。大肠属金，胃属土，金与燥气通，故而阳明燥气以手阳明大肠为主导，胃经为次。

盖癸水上升，而化丁火，故手少阴以君火司气，而足少阴癸水在从化之例。丙火下降，而化壬水，故足太阳以寒水当权，而手太阳丙火在奉令之条。木之化火也，木气方盛，而火气初萌，母强子弱，故手厥阴以相火而化气于风木。火气既旺，而木气已虚，子壮母衰，故足少阳以甲木而化气于相火。土之化金也，土气方盛，而金气初萌，母强子弱，故手太阴以辛金而化气于湿土。金气方盛，而土气已虚，子壮母衰，故足阳明以戊土而化气于燥金。母气用事，子弱未能司权，则子从母化；子气用事，母虚不能当令，则母从子化。所谓将来者进，成功者退，自然之理也。

【语译】原因是，人体的肾水（癸水）上升，就会转化为心火（丁火），所以手少阴心经能主持君火之令，而足少阴肾经则附从心火。小肠（丙火）之火下降，可以转化为膀胱（壬水）之寒水，所以足太阳膀胱经能主持寒水之令，而小肠从之。

木能生火，在木旺之时，火气刚刚萌发，木强而火弱（母强子弱），所以手厥阴虽属相火，但要从属于其母——风木之气。火气旺盛后，则木气转而亏虚（子强母弱），所以足少阳胆经虽属木而要附从于其子——相火。

土能生金，当土气旺盛时，金气尚萌弱（母强子弱），所以手太阴肺虽然属金但要附从于其母——湿土。金气旺盛后，土气衰退，此时子强母弱，故而虽然胃属土但要从其子燥金（大肠）而气化。

从以上可见，当母气旺盛而当权时，母强子弱，故而子从母化；当子气旺盛时，子气当权，子强母弱，则母从子化。因此，成长是一种进取，成功后则要身退，这是自然而然的道理。

3. 六气偏见

人之六气，不病则不见，凡一经病，则一经之气见。平人六气调和，无风、无火、无湿、无燥、无热、无寒，故一气不至独见。病则或风，或火，或湿，或燥，或热，或寒，六气不相交济，是以一气独见。如厥阴病则风盛，少阴病则热盛，少阳病则暑盛，太阴病则湿盛，阳明病则燥盛，太阳病则寒盛也。

【语译】人身上的六气，没病的时候并不表现出来。当某一经有病时，则此经所主之气就显现出来。正常人六气调和、相互制约时，不会显现出风、火、湿、燥、热、寒的现象。生病时，六气之间失去协调，则或见风，或见火，或见湿，或见燥，或见热，或见寒。比如厥阴过盛时则表现为风证，少阴过盛时表现为热盛，少阳过盛时表现为火证，太阴过盛时表现为湿证，阳明过盛时表现为燥证，太阳过盛时表现为寒证。

以此气之偏盛，定缘彼气之偏虚。如厥阴风盛者，土金之虚也。少阴热盛、少阳暑盛者，金水之虚也。太阴湿盛者，水木之虚也。阳明燥盛者，木火之虚也。太阳寒盛者，火土之虚也。以六气之性，实则克其所胜而侮所不胜，虚则己所不胜者乘之，而己所能胜者亦来侮之也。

【语译】通过某一气过盛病证的识别，可以推定其他气的虚衰。比如厥阴风气过盛，则土气和金气必然虚衰。少阴热气、少阳火气过盛，则金气、水气必然亏虚。太阴湿气偏盛，则水气、木气必然不足。阳明燥气偏盛，则木气、火气处于虚衰状态。太阳寒气偏盛，则火气、土气必虚。

这是因为某气的偏盛，会克制其能胜的一气而反侮其所不胜之气；某一气虚弱时，则不能胜的气趁机来乘，本来能胜的气会反侮的。

究之一气之偏盛，亦缘于虚。厥阴能生，则阳气左升而木荣，其风盛者，生意之不遂也。少阴能长，则君火显达而上清，其热盛者，长气之不旺也。阳明能收，则阴气右降而金肃，其燥盛者，收令之失政也。太阳能藏，则相火闭蛰而下暖，其寒盛者，藏气之不行也。土为四维之中气，木火之能生长者，太阴己土之阳升也；金水之能收藏者，阳明戊土之阴降也。

中气旺则戊己转运而土和，中气衰则脾胃湿盛而不运。

【语译】即使某一气偏盛，其中也有虚弱不足的因素。比如厥阴生气得遂，则阳气左升，木气能欣欣向荣，之所以风盛而表现为风证，是因为风木被郁、升发不遂。少阴的长养顺遂，则君火显达于上，身体之所以显现为火证，是因为火的浮长不足。阳明之气收敛，则阴气右降，金气肃降，之所以表现为燥证，又是因为肺金收敛的功能不足。太阳能藏，则相火闭藏蛰伏而下焦温暖，之所以身体寒气过盛，是因为太阳不藏。

土位于五行之中，是其他四气的中间状态。木、火的生与长，要依靠太阴己土（脾）在左方主持阳气的上升；金、水的收与藏，要依靠阳明戊土（胃）在右边主持阴气的沉降。中气旺盛，则戊土、己土转运自如，中气虚弱则脾胃湿气盛而运转不灵。

土生于火而火灭于水，土燥则克水，土湿则水气泛滥，侮土而灭火。水泛土湿，木气不达，则生意盘塞，但能贼土，不能生火以培土，此土气所以困败也。血藏于肝而化于脾，太阴土燥，则肝血枯而胆火炎，未尝不病。但足太阴脾以湿土主令，足阳明胃从燥金化气，湿为本气而燥为化气，是以燥气不敌湿气之旺。阴易盛而阳易衰，土燥为病者，除阳明伤寒承气汤证外，不多见。一切内外感伤杂病，尽缘土湿也。

【语译】土生于火，火灭于水。当土中有火而燥时，则土能克水；当土中湿盛时，水湿泛滥，水反过来侮土，又能灭火。水湿泛滥则木气不能通达疏泄，人体肝气被遏，就会侵伤脾胃，肝木不能生火而培土，这就是土气（脾胃）受困而功能丧失的原因。

血为肝所藏，但是脾气却是其化生的根源。当太阴脾胃干燥时，肝血不足而枯燥，并且会致胆火旺盛。但是太阴脾土以湿气为本气，足阳明胃所主的燥从化于脾湿，故燥不敌湿。所以就脾胃而言，阴气（湿、寒）易于过盛，而阳气易于虚衰，脾胃病变中因燥而为病的只有伤寒六经病变中的承气汤证，别的并不多见。大部分外感内伤的疾病，都是由脾胃生湿所致的。

4. 本气衰旺

经有十二，司化者六经，从化者六经。从化者不司气化，总以司化者为主，故十二经统于六气。病则或见司化者之本气，或见从化者之本气，或司化者而见从化之气，或从化者而见司化之气，全视乎本气之衰旺焉。

【语译】人有十二经，其中主持六气（司化）的有六条经脉，从属（从化）的也有六条经脉。从化的经脉不能主持气化，总体上要以司化的经脉为主，所以，十二经脉为六气所统领。

　　生病时，有时表现为司化之经的病变，有时可见从化之经的病变，有时司化之经有病而表现为从化之经的病变，有时是从化之经有病而表现为司化之经的病变，总体上决定于某一经本身的盛衰。

　　手少阴以君火司化，足少阴之水从令而化热者，常也。而足少阴之病寒，是从化者自见其本气，以水性原寒。手少阴之病寒，是司化者而见从化之气，以君火原从水化也。

　　【语译】手少阴心经司君火之化，足少阴肾水从化为热，从化者附从于司化者，这是常理。但有时足少阴肾却表现为寒证，这是因为肾经本性为寒水。这种司化为少阴君火，但病证却表现为从化之寒的情况，原因还在于君火原本就是从肾水产生的。

　　足太阳以寒水司化，手太阳之火从令而化寒者，常也。而手太阳之病热，是从化者自见其本气，以火性原热。足太阳之病热，是司化者而见从化之气，以寒水原从火化也。

　　【语译】足太阳司寒水之化，手太阳小肠属火但从化为寒证，从化者附从于司化者，这是常理。但有时小肠病变为热，这是因为小肠经自身属热。足太阳经司寒，但有时表现为从化之经（小肠）所属的热证，这是因为寒水本来就要从火而化气的缘故。

足厥阴以风木司化，手厥阴之火从令而化风；手少阳以相火司化，足少阳之木从令而化暑者，常也。而手厥阴之病暑，足少阳之病风，是从化者自见其本气，以火性生暑，而木性生风也。

【语译】足厥阴肝司风木之化，手厥阴心包虽属火而从化。手少阳主司相火，足少阳胆虽属木但从化于火热（暑）。从化者附从于司化者，这是常理。但是也有手厥阴心包病火、足少阳胆经病风的情况，这是处于从化地位的经脉自身病变的缘故，因为心包在五行本就属火，胆在五行本就属木。

足太阴以湿土司化，手太阴之金从令而化湿；手阳明以燥金司化，足阳明之土从令而化燥者，常也。而手太阴之病燥，足阳明之病湿，是从化者自见其本气，以金性本燥而土性本湿也。

【语译】足太阴脾主司湿化，手太阴肺在五行属金而从化于湿。手阳明大肠主司燥气，足阳明胃在五行属土而从化于燥气。从化者附从于司化者，这是常理。但有时手太阴肺病变为燥、足阳明病变为湿，这属于从化者本气显现，因为肺金本燥、土性本湿。

大抵足太阳虽以寒化，而最易病热。手少阴虽以热化，而最易病寒。厥阴原以风化，而风盛者固多。少阳虽以火化，而火败者非少。金性本燥，而手太阴从土化湿者，常有七八。土性本湿，而足阳明从金化燥者，未必二三也。

【语译】大体而言，足太阳膀胱虽司寒化但最易病热，手少阴司热而最易病寒。厥阴原本为风木之令，故病变为风证者就很多。少阳虽司火化，但火气虚衰者亦不少见。金性与燥气相通，但手太阴肺从太阴的湿化者常十有七八。土性本与湿气相通，但足阳明胃从阳明而化为燥气者，却较为少见，十中不过有二三而已。

5. 厥阴风木

风者，厥阴木气之所化也。在天为风，在地为木，在人为肝。足厥阴以风木主令，手厥阴心主以相火而化气于风木，缘木实生火，风木方盛，子气初胎，而火令未旺也。

【语译】风气，是厥阴风所化生的，属木。在天为风，在地为木，在人为肝。足厥阴肝主司风化之令，手厥阴心包属相火而从化于风木，这是因为木能生火，但此时风木旺盛，火气初萌而不盛，故而心包相火从化于风木。

冬水闭藏，一得春风鼓动，阳从地起，生意乃萌。然土气不升，固赖木气以升之，而木气不达，实赖土气以达焉。盖厥阴肝木，生于肾水而长于脾土。水土温和，则肝木发荣，木静而风恬；水寒土湿，不能生长木气，则木郁而风生。

【语译】冬季天寒地冻，万物闭藏，一旦得到春风的鼓动，阳气就从大地深处上升，生机开始萌发。土气本身并不会上升，要依靠木气的带动；木气的疏泄通达，也要靠土气的温暖。因为厥阴肝木生于肾水，长于脾土。水土温和，肝木才能升发而茂盛，木静而风和。反过来，水寒土湿，则木气不能生长，木气郁而变生风证。

木以发达为性，己土湿陷，抑遏乙木发达之气，生意不遂，故郁怒而克脾土，风动而生疏泄。凡腹痛下利，亡汗失血之证，皆风木之疏泄也。肝藏血而华色，主筋而荣爪，风动则血耗而色枯，爪脆而筋急。凡眦黑唇青，爪断筋缩之证，皆风木之枯燥也。及其传化乘除①，千变不穷。故风木者，五脏之贼，百病之长。凡病之起，无不因于木气之郁。以肝木主生，而人之生气不足者，十常八九，木气抑郁而不生，是以病也。

【语译】木气的本性就是升发条达，如果己土（脾）生湿而下陷，就会压抑、遏制乙木（肝）的升发条达，生长不能进行，因此郁怒而横克脾土，风气内动而疏泄过度。比如

---

①乘除：比喻自然界中的盛衰变化，此消彼长。

腹痛、腹泻，大汗、失血，都属于风木疏泄过度所致的病变。

肝藏血，血上荣于面部，主筋而滋养爪甲，肝风动则耗血，血亏则爪甲变脆，筋腱拘急。所以眼角发黑、口唇青紫、爪甲断裂、筋腱拘急的病证，都属于血虚而风木枯燥。

至于肝木为病时，病情的传变、变化，则千变万化，层出不穷。所以说，风木是"五脏之贼""百病之长"。大凡疾病，多由木气被郁所致。这是因为肝木主生长，但病人生机不足的，十有八九，所以木气抑郁、生机不畅就会广泛致病。

木为水火之中气，病则土木郁迫，水火不交，外燥而内湿，下寒而上热。手厥阴，火也，木气畅遂，则厥阴心主从令而化风，木气抑郁，则厥阴心主自现其本气。是以厥阴之病，下之则寒湿俱盛，上之则风热兼作，其气然也。

【语译】木位于上位的火与下位的水之间，肝木有病则木郁而克土，水火不能互济，在内生湿而在外不能润泽，上热而下寒。手厥阴心包属相火，若木气升发顺畅则心包相火从木气而化风木，但是木气抑郁不畅，则厥阴心包不再顺从风化而从本性的相火，故而上热。所以厥阴风木的病证，在下则寒湿俱盛，在上则风热相煽，这是由其地位和功能所决定的。

6. 少阴君火

热者，少阴君火之所化也。在天为热，在地为火，在人为心。

少阴以君火主令，手少阴心，火也，足少阴肾，水也，水火异气，而以君火统之，缘火位于上而生于下。坎中之阳，火之根也。坎阳升则上交离位而化火，火升于水，是以癸水化气于丁火。水化而为火，则寒从热化，故少阴之气，水火并统，而独以君火名也。

【语译】热，是少阴所化生的，属君火。在天为热，在地为火，在人为心。少阴主君火，手少阴心属火，足少阴肾属水，水火寒热不同，但总体以火为主导，这是因为火位于上焦而根源在下焦肾水。下焦肾水在八卦为坎（☵），坎卦中央是阳爻，代指阴中之阳，这个阳气就是肾阳，是上焦心火的根蒂。肾阳上升，与上焦的心火（八卦为离☲）相交就化为火。心火下降于下焦而生肾水，所以说，癸水（肾阴）是由丁火（心火）所化生。寒水在下而生上火，也就是寒水化为火热，所以说，少阴虽然统水火二脏，但以君火来统称少阴。

君火虽降于手，而实升于足。阳盛则手少阴主令于上，而癸水亦成温泉；阴盛则足少阴司气于下，而丁火遂为寒灰。以丁火虽司气化，而制胜之权，终在癸水，所恃者，生土以镇之。但土虽克水，而百病之作，率由土湿，湿则不能克水而反被水侮。土能克水者，唯伤寒阳明承气一证，其余则寒水侮土者，十九不止。土溃则火败，故少阴一病，必寒水泛滥而火土俱负，其势然也。

【语译】少阴君火虽然从手心经下降到手部，但同时又沿足肾经从足部上升。阳气旺盛时，手心经主令于上焦，心火下降，则下焦的寒水（癸水）也会温暖如春。阴气过盛时，足肾经所属的寒水占主导地位，寒水上泛，那么上焦的心火（丁火）也会成为寒冷的灰烬。这是因为虽然丁火（心）主司少阴火气，但制胜的权柄却决定于癸水（肾），只不过在生理情况下，土能克水，在中土镇压下，肾寒就不能上犯心火。

正常情况下，土能克水，指的是土燥方能克水。病理下，很多疾病都是土中湿气而致，这是因为湿气盛则水湿相合，水湿泛滥更甚，反过来又损伤中焦脾胃。土能克水的例子只有伤寒阳明病中的承气汤证，其他因寒水而侮土的则常超出十分之九。土气崩溃则火气败坏，所以，少阴病中寒水泛滥而侵犯火、土（心、脾），火、土（心、脾之阳）败坏，这是必然的现象。

至于上热者，此相火之逆也。火中有液，癸水之根，相火上逆，灾及宫城，心液消亡，是以热作。凡少阴病热，乃受累于相火，实非心家之过。而方其上热，必有下寒，以水火分离而不交也。见心家之热，当顾及肾家之寒。盖水火本交，彼此相交，则为一气，不交则离析分崩，逆为冰炭。究之火不胜水，则上热不敌下寒之剧，不问可知也。

【语译】至于所谓的上热证，这是由相火上逆所致，而不是君火本身的问题。君火为离☲卦，阳中有阴，离卦中间的阴爻就代表肾阴。所以说君火中有阴液，这个阴液是根源于癸水（肾阴）的。而相火不同，相火上逆，就会影响到心胸部位，致使热耗心阴，表现为上热之证。所以所谓的少阴热病，本质上是受累于相火，而非心经君火的过错。

即使见到心经的上热证时，也往往伴有下寒之证，这是因为水火不能互济交通。在治疗时，见到心经火热，就当顾及下焦肾水之寒。因为水与火本来是相交互济的，是一个生理意义上的整体，如果不能相交，两者就会分崩离析，寒水上逆而心火寒冷如冰。这是因为火本来就不能胜水，而水能灭火，所以下寒所引发的严重病变，是不用详细推敲就能明白的道理。

血根于心而藏于肝，气根于肾而藏于肺。心火上热，则清心家之血；肾水下寒，则暖肾家之气。故补肝之血则宜温，补心之血则宜清，补肺之气则宜凉，补肾之气则宜暖，此定法也。

【语译】血由心开始化生，最终藏于肝；气从肾开始化生而最后聚积于肺。当上焦心火过盛时，应当以清血热的方法来治疗；当下焦肾水过寒时，则用温暖肾水的方法来治疗。所以补肝血应当用温法，补心血当用清法，补肺气当宜清凉，补肾气则宜温暖，这是治疗这类病变时确定不移的法则。

7. 少阳相火

暑者，少阳相火之所化也。在天为暑，在地为火，在人为三焦。手少阳以相火主令，足少阳胆以甲木而化气于相火，缘火生于木，相火既旺，母气传子，而木令已衰也。

【语译】暑，是少阳所化生之气，属相火。在天为暑，在地为火，在人为三焦。手少阳三焦属相火，所以主导少阳暑热，足少阳胆虽然属木（甲木）但从属于相火，这是因为木能生火，当火旺盛时，火气充盛，则木就不能占据主导地位。

三焦之火，随太阳膀胱之经下行，以温水脏，出腘中，贯腨肠，而入外踝。君火升于足而降于手，相火升于手而降于足。少阳之火降，水得此火，而后通调，故三焦独主水道。《素问·灵兰秘典论》：三焦者，决渎之官，水道出焉。膀胱者，州都之官，津液藏焉，气化则能出矣。盖水性闭蛰而火性疏泄，闭蛰则善藏，疏泄则善出。《灵枢·本输》：三焦者，入络膀胱，约下焦，实则闭癃，虚则遗溺。相火下蛰，水脏温暖而水腑清利，则出不至于遗溺，藏不至于闭癃，而水道调矣。

水之所以善藏者，三焦之火秘于肾藏也。此火一泄，陷于膀胱，实则下热而闭癃，虚则下寒而遗溺耳。

【语译】三焦的相火，要随着太阳经下行入膀胱，以温暖太阳寒水之脏，其经络继续下行，出腘窝，走小腿肚，下入外踝。少阴君火是沿肾经从足上升，又沿心经下行于手；少阳相火则不同，沿三焦经从手部上升，又沿胆经而下降至足部。所以少阴君火以升为主，少阳相火以降为主。少阳相火下降，则下焦寒水得以温暖而通畅和调，三焦就能主持水道的气化。

《素问·灵兰秘典论》说，三焦的功能是决泄水道，水道因此而通畅；膀胱为州都之官，津液下行归于膀胱，经过气化而形成小便排出体外。因为大体上水性闭蛰而火性疏泄，闭蛰则善于收藏，疏泄则善于排泄。《灵枢·本输》篇也说，三焦经下行入络膀胱，约束下焦水气，病变为实证时小便就闭塞不通，虚证时就会遗尿、失禁。

所以说，三焦相火下行而蛰伏于寒水之中，则水脏膀胱就会温暖而清利，小便不至于失禁或遗尿，储藏水液时也不至于闭塞不通，这样的话水道就通畅了。

水性善藏，一定程度上是因为三焦相火能蛰藏于肾中。如果相火外泄，火热下陷于膀胱，就表现为实热证的小便闭癃不通；相火外泄不能温暖下焦，就表现为虚证的遗尿和失禁了。

手之阳清，足之阳浊，清则升而浊则降。手少阳病则不升，足少阳病则不降。凡上热之证，皆甲木之不降，于（与）三焦无关也。相火本自下行，其不下行而逆升者，由于戊土之不降。戊土与辛金，同主降敛，土降而金敛之，相火所以下潜也。戊土不降，辛金逆行，收气失政，故相火上炎。足少阳虽从三焦化火，而原属甲木，病则兼现其本气。相火逆行，则克庚金，甲木上侵，则贼戊土。手足阳明，其气本燥，木火双刑，则燥热郁发，故少阳之病，多传阳明。然少阳之气，阴方长而阳方消，其火虽盛，而亦易衰。阴消阳长则壮，阴长阳消则病。病于相火之衰者，十之八九（内伤惊悸之证，皆相火之衰也）。病于相火之旺者，十之一二而已（伤寒少阳有之）。

【语译】手三阳经的阳气多清轻，足三阳经的阳气多浊重，阳气清轻就易于上升，阳气重浊就易于下降。手少阳三焦病变时清阳不升，足少阳胆病变时多浊热不降。

多数的上热证，与三焦相火无关，而与足少阳胆（甲木）不降有关。相火以下行为主，之所以不下行而上逆，又常因胃气（戊土）不降。戊土（胃）与辛金（肺）同主降敛，而且胃为主导，胃气降则肺气收敛，在肺胃同降的情况下，相火才能顺利下潜。胃气不降，肺气上逆，气机不能收敛，相火因此而上炎。

足少阳胆经虽然从三焦而化火，但原本的属性是阳木（甲木），病变时则木的本性就显露出来。相火逆行于上，就会克制肺金（庚金）。胆火（甲木）上犯，就会侵犯胃气（戊土）。又因为手足阳明经本来就主司燥气，在木、火（胆、相火）的双重侵袭下，燥气就会转化为燥热，所以少阳相火的病变很容易传变为阳明的燥热病变。

但是少阳相火以下潜为主，所以整体上处于阴长而阳消的阶段，所以相火一方面易于亢盛，另一方面也易于衰退。对人体而言，阴消阳长则强壮，阳消阴长则衰弱易病，因此相火不足而致病者十之八九，比如内伤惊悸就是相火不足所致。因为相火过旺而致病者，十分之中不过一二，在伤寒少阳病中就有这种情况。

8. 太阴湿土

湿者，太阴土气之所化也。在天为湿，在地为土，在人为脾。太阴以湿土主令，辛金从土而化湿；阳明以燥金主令，戊土从金而化燥。己土之湿为本气，戊土之燥为子气，故胃家之燥不敌脾家之湿，病则土燥者少，而土湿者多也。

【语译】湿是太阴气所化生的，五行属土。在天为湿，在地为土，在人为脾。太阴属土而主湿，以足太阴脾为主，而手太阴肺属金但要从化于湿土。阳明主燥属金，足阳明胃属土（戊土）而从化于燥金。足太阴脾（己土）所司的湿气是太阴本气，胃（戊土）从化于燥而为子气，因为土能生金之义，所以土分戊己（脾胃），在气化则为湿、燥，但对太阴而言，燥不敌湿，因而太阴之病以土湿为多，土燥为少。

太阴主升，己土升则癸水与乙木皆升。土之所以升者，脾阳之发生也。阳虚则土湿而不升，己土不升，则水木陷矣。火金在上，水木在下，火金降于戊土，水木升于己土。戊土不降，则火金上逆；己土不升，则水木下陷，其原总由于湿盛也。

【语译】太阴主升，也就是脾（己土）主升，脾气上升时肾水（癸水）与肝木（乙木）随之上升。己土的上升，就是脾阳的上升。当阳虚时，土中湿盛，清阳不升，则肾气、肝气随之下陷。

人体的脏腑分布，心火与肺金位于上焦，肾水与肝木位于下焦，心火与肺金随胃（戊土）而下降，肾水与肝木随脾（己土）而上升。如果胃气（戊土）不降，则心火与肺金就会上逆；如果脾气（己土）不升，肾水与肝木就会下陷。脾胃升降失常，大都是因为太阴湿气过盛。

《子华子①》：阴阳交，则生湿。湿者，水火之中气。上

---

① 子华子：春秋末期晋国人，一说战国时魏人。著有《子华子》一书。

湿则化火而为热，下湿则化水而为寒。然上亦有湿寒，下亦有湿热。湿旺气郁，津液不行，火盛者，熏蒸而生热痰，火衰者，泛滥而生寒饮，此湿寒之在上者。湿旺水郁，膀胱不利，火衰者，流溢而为白淫①，火盛者，梗涩而为赤浊②，此湿热之在下者。

【语译】《子华子》说，阴阳气交而生湿气。湿气是火与水的中间状态，谓之中气。湿气上蒸则化而为火热，湿气下陷则化为寒水。但在病理上，上焦也会产生湿寒，下焦也会产生湿热。湿气过旺，就会导致气机不畅，津液不能流动，再加上火热过亢就会熏蒸而生热痰。反过来火气不足就会产生寒饮，这就是温寒在上的例子。湿气过旺则水湿郁闭于下焦，膀胱气化津液功能失常，在火衰时，湿寒流溢而为白淫。火热过亢则表现为小便涩滞而为赤浊，这就是湿热在下的例子。

便黄者，土色之下传，便赤者，木气之下陷。缘相火在水，一线阳根，温升而化乙木，木中温气，生火之母，升则上达而化火，陷则下郁而生热。木气不达，侵逼土位，以其郁热传于己土，己土受之，于是浸淫于膀胱。五行之性，病则传其所胜，其势然也。

---

① 白淫：指男子尿出物白如精，或女子从阴道中流出白色或黄色黏液。
② 赤浊：一种以小便浑浊、色赤为主要症状的疾患。

【语译】小便色黄，是土色下传于膀胱所致，因为土在色为黄。小便色赤，是因为木气下陷所致，但木色为青，这是为什么呢？因为相火根于肾水中的肾阳，肾阳上升就成长为温暖的肝木之气，肝木继续成长就会化为心火。但若肝木升发乏力，阳气就会郁而生火热；肝木不能升发，就会乘克脾土，土伤则生湿，与肝火相合就为湿热，中土之湿热又向下乘克，于是湿热传变于膀胱，小便表现为黄赤之色。

五行之间的关系，表现为有病时传于所胜之脏，以上肝传脾（木乘土），脾传膀胱（土乘水），就是一个典型的例子。

阴易盛而阳易衰，故湿气恒长而燥气恒消。阴盛则病，阳绝则死，理之至浅，未尝难知。后世庸愚，补阴助湿，泻火伐阳，病家无不夭枉于滋润，此古今之大祸也。

【语译】阴阳变化的规律，大多是阴气易盛而阳气易衰，在脾胃关系上，表现为脾湿易于增多而胃燥易于消弱。阴盛导致生病，阳绝就会致命，这个道理十分浅显易懂。但后世一些医生庸碌愚昧，治病时往往补阴而助湿，泻火热而伤阳，病人多因过于滋阴而夭亡，这种治法实在是古今的大祸害啊！

9. 阳明燥金

燥者，阳明金气之所化也。在天为燥，在地为金，在人为大肠。阳明以燥金主令，胃土从令而化燥；太阴以湿土主令，肺金从令而化湿。胃土之燥，子气而非本气，子气不敌本气之旺，故阴盛之家，胃土恒湿；肺金之湿，母气而非本气，母气不敌本气之旺，故阳盛之家，肺金恒燥。

【语译】燥气是阳明所化生，属金。在天为燥，在地为金，在人为大肠。阳明主燥金之令，胃属土而从化为燥金。太阴主司湿气，肺属金而从化于湿土。胃土从化为燥金，所以从其子气（燥金）而非本气（土湿）。但在临床上，阴盛的病人所从化的子气（燥金）往往没有本气（土湿）旺盛，所以胃土之病多以湿邪阻滞为主。而肺金所从化的太阴湿气，是母气（土湿）而非本气（燥金），故在临床上，阳盛的病人母气（土湿）不敌本气（燥金），所以病变以肺金燥证为主。

太阴性湿，阳明性燥，燥湿调停，在乎中气。中气旺，则辛金化气于湿土而肺不伤燥，戊土化气于燥金而胃不伤湿。中气衰，则阴阳不交而燥湿偏见。湿胜其燥，则饮少而食减，溺涩而便滑；燥胜其湿，则疾饥而善渴，水利而便坚。

【语译】太阴主湿，阳明主燥，燥与湿的相互调济，主要依靠中气。脾胃中气健旺，则肺（辛金）可以从化于太阴湿土而不伤于过燥，胃也可以从化于阳明燥金而不伤于过湿。中气虚弱，则阴阳不交，湿燥不济，故可见病湿或病燥。如果湿气偏多，病人可见饮水、进食减少，小便不畅、大便溏泄；

《四圣心源》白话解

燥气偏盛,病人可见易于饥饿、口干口渴,小便过多,大便干硬。

　　阴易进而阳易退,湿胜者常多,燥胜者常少。辛金化湿者,十之八九,戊土化燥者,百不二三。阳明虽燥,病则太阴每胜而阳明每负,土燥而水亏者,伤寒阳明承气证外,绝无而仅有。是以仲景垂法,以少阴负趺阳者为顺[①]。缘火胜则土燥,水胜则土湿,燥则克水,湿则反为水侮。水负则生,土负则死,故少阴宜负,而趺阳宜胜。以土能胜水,则中气不败,未有中气不败而人死者。

　　【语译】总体上看,阴气易于过盛而阳气易于消退,湿气盛者较燥盛者为多。肺(辛金)从太阴而化湿者,多达十之八九,但胃(戊土)从阳明化燥者,百人中不过二三。

　　阳明主燥,但有病时往往敌不过太阴土湿。只有在伤寒阳明承气汤证中可见到胃土气化燥而致水亏,此证为绝无仅有之例。所以张仲景说,少阴脉弱于趺阳脉预后为好。因为火盛就会导致土燥,水盛就会导致土湿;土燥就能克水,土湿反为水侮。所以水负不能侮土则预后较好,水盛侮土则预后较差。因此说少阴脉所主的水寒宜负,趺阳脉所主的土燥宜胜。这还因为若土能胜水,则中气不致溃败,中气不溃败,人就不会死亡。

---

①少阴负趺阳者为顺: 出自《伤寒论》第362条:“下利,手足厥冷,无脉者,灸之不温,若脉不迟,反微喘者死,少阴负趺阳者为顺也。”

燥为寒热之中气，上燥则化火而为热，下燥则化水而为寒。反胃噎膈之家，便若羊矢，其胃则湿而肠则燥。

【语译】燥属金，方位在右方金位，于上火与下水之间。上焦有燥则与火相合而为热，燥在下与水相合则为寒。一些反胃、噎膈的病人，大便往往硬结如同羊屎，病机多为胃中有湿而肠中有燥。

湿为阴邪，阴性亲下，故根起于脾土而标见于膝踝；燥为阳邪，阳性亲上，故根起于大肠而标见于肘腕。所谓阴邪居下，阳邪居上，一定之位也。

【语译】湿为阴邪，阴的本性趋下，所以湿生于脾而下行显现于膝、踝部；燥属阳，阳性亲上，所以燥源于大肠而上行显现于肘、腕部。这就是所谓的"阴邪居下，阳邪居上"，阴阳两种性质的邪气在人体分布不同。

然上之燥，亦因于下之湿。中风之家，血枯筋缩，其膝踝是湿，而肘腕未尝非燥。使己土不湿，则木荣血畅，骨弱筋柔，风自何来！医家识燥湿之消长，则仲景堂奥可阶而升矣。

【语译】然而在上的燥，也常因下湿所致。比如说，中风病人，血气枯而筋萎缩，下部膝、踝多湿而水肿，但是肘、腕部又干燥。所以如果脾土（己土）不过湿，则肝木滋荣而血气畅通，筋骨刚强而柔韧，风邪当然无从所生，也就不会中风。医生能认识到燥、湿的消长变化，可以说对仲景之学登堂入室了。

10. 太阳寒水

寒者，太阳水气之所化也。在天为寒，在地为水，在人为膀胱。太阳以寒水主令，足太阳膀胱，水也，手太阳小肠，火也，火水异气，而以寒水统之，缘水位于下而生于上。离中之阴，水之根也。离阴降而下交坎位而化水，水降于火，是以丙火化气于壬水。火化而为水，则热从寒化，故太阳之气，水火并统，而独以寒水名也。

【语译】寒，是太阳水气所化生。在天为寒，在地为水，在人为膀胱。太阳主司寒水之令。足太阳膀胱属水，手太阳小肠属火，水与火寒热不同，但都以寒水来统率，这是因为水位于下焦，但是却生于上焦。上焦之火在八卦为离（☲）卦，离卦中的阴爻就是下焦寒水的根源。离火中的一阴下降，与下焦坎（☵）水相交，从而源源不断地产生寒水。所以说，阳极生阴，坎水是离火下降而产生的，同时，丙火（小肠）又是下焦壬水（膀胱）气化上行而产生的。由于上火下行而为寒水。所以，太阳虽分为手足水火两腑，但在整体上却以寒水来统称。

水性本寒，少阳三焦之火，随太阳而下行，水得此火，应当不寒。不知水之不寒者，癸水而非壬水也。盖水以蛰藏为性，火秘于内，水敛于外，是谓平人。

木火主里，自内而生长之，故里气常温；金水主表，自外而收藏之，故表气常清。血生于木火，故血温而内发；气化于金水，故气清而外敛。

人之经脉，厥阴在里，春气之内生也；次则少阴，夏气之内长也；次则阳明，秋气之外收也；太阳在表，冬气之外藏也。

阳藏则外清而内温，阳泄则内寒而外热。外易寒水而为热火，内易温泉而为寒冰，外愈热而内愈寒，生气绝根，是以死也。癸水温而壬水寒则治，癸水寒而壬水热则病。癸水病则必寒，壬水病则多热。以丁火化于癸水，故少阴之脏，最易病寒；壬水化于丙火，故太阳之腑，最易病热。是以病寒者，独责癸水而不责壬水；病热者，独责壬水而不责癸水也。

【语译】水的本性是寒，但是手少阳三焦的火，因为随足太阳膀胱经下行，下焦之水得火而温暖。要指明的是，此处所说的水，指的是肾水（癸水）而非膀胱（壬水）之水。因为肾水以蛰伏潜藏为主，火为水所闭藏，火在内而水在外，这是正常的生理情况。

从五行与五脏的对应角度看，木和火主里，自内而生长，所以在里之气能够保持一定的温度；金与水主表，从外面向内聚敛收藏，所以在表之气能保持清凉。从气血角度看，血主要由木火（肝、心）化生产生，所以血能产热并从内而生发；气主要由金水（肺、肾）所化生，所以气能清凉而外敛。

从六经气化的角度来看，厥阴经在里运行，如同春天的温暖从内而化生；接着是少阴经，可比喻为夏天的炎热从内而长养；随后是阳明经，可比喻为秋天的清凉从外上而收敛；最后的太阳主表，可比喻为冬天的寒冷从外向内收藏，这就是一年四季气候的寒热变化与三阴三阳的对应关系。

总体上来说，阳气潜藏，则体表清凉而体内温暖，阳气外泄则体内寒冷而体表过热。病理情况下，体表的寒水状态变成了热火，体内如同温泉的状态反而寒冷如冰，那么体表越来越热而体内越来越冷，阳气生长的根源断绝，这样就毫无生机了。

肾水（癸水）温暖而膀胱之水（壬水）寒凉，是正常的生理状态。但是肾水寒冷而壬水过热就会生病。癸水（肾水）为病必寒，壬水（膀胱之水）为病多热。这是因为丁火（心火）是由癸水（肾水）化生，火热的根源在寒水，所以少阴的心、肾两脏最易病寒；而壬水（膀胱之水）来源于丙火（小肠之火），寒水的根源在火热，所以太阳的膀胱、小肠两腑最易病热。

病人寒证时，主要求责于肾水（癸水）而不责膀胱之水（壬水），病热时则求责于壬水（膀胱之水）而不责癸水（肾水）。

仲景《伤寒》，以六经立法，从六气也。六气之性情形状，明白昭揭，医必知此，而后知六经之证。六经之变化虽多，总不外乎六气，此义魏晋而后，绝无解者。先圣之法，一线莫传，凌夷至于今日，不堪问矣。

【语译】张仲景的《伤寒论》，以六经统摄诸病，这六经主要指的是六气。六气的特点和表现，在《伤寒论》中被揭示宣扬，非常易懂。医生只有先知晓六经气化的生理，才能懂得六经的病证。六经病证的变化虽然复杂多变，但总体上不外乎六气的变化。这个思想自仲景以后，魏晋至今，从来没有人再阐扬过，先圣的思想和方法，断绝不传，至今衰败凋零，实在是难堪。

11. 六气治法

治厥阴风木法

桂枝苓胶汤

甘草　桂枝　白芍　茯苓　当归　阿胶　生姜　大枣

上热加黄芩。寒加干姜、附子。

【方解】桂枝苓胶汤，主治厥阴风木的病变。风木在春令而主温，故用桂枝之辛散以温经散寒；肝主藏血，血以温通，故以当归、白芍、阿胶以养血，血足则生温热；肝木左旋，依赖于脾阳左升，脾虚生湿则肝木被郁，故以茯苓健脾渗湿，补土培木；用生姜、甘草、大枣以温养中焦而和脾降胃，脾胃和则升降行，中轴运而肝得温升。

本方依厥阴生理立方，厥阴为春为温，在肝而藏血。肝木随脾阳上升而左旋，脾虚则肝郁。如果郁而从相火而化热，则加黄芩以清相火。如果木、土郁而下陷，则水湿旺行而化寒，则加干姜、附子以温脾肾而祛寒湿。

治少阴君火法

黄连丹皮汤

黄连　白芍　生地　丹皮

少阴病，水胜火负，最易生寒。若有下寒，当用椒、附。

【方解】黄连丹皮汤主要治疗少阴君火的病变，少阴君火主要为心脏司化，其病易于生热而伤阴，故当清火而养阴。方用黄连之苦寒以清泻心火，以生地清热凉血而养心阴，加丹皮以增强清热凉血之功效。心火盛则易刑肺金，故以白芍之酸以益肺而缓火刑，即《内经》所谓"心苦缓，急食酸以收之""肺欲收""以酸补之"之意。

另外，少阴心火的根源为肾水，所以又易于从水而化寒。

如果有下寒的情况，则又当用蜀椒、附子之品以温肾祛寒。

治少阳相火法

柴胡芍药汤

柴胡　黄芩　甘草　半夏　人参　生姜　大枣　白芍

【方解】柴胡芍药汤主治少阳相火过旺。少阳相火的司化为手少阳三焦所主，足少阳胆属木而从化。少阳经沿三焦经自手部上升至头，沿胆经从头部下降至足，阳极生阴，相火则循经先升后降，以降为主，主入下焦膀胱寒水之地，为寒水所蛰伏而暖寒水。

相火过旺，多因胆火被郁，阳木（甲木，胆）化火，不循足胆经下降所致。方以柴胡疏甲木（胆经）之郁，黄芩以清泄火热，此两药为少阳胆经郁火之主药。胆经被郁，多由脾阳不升；相火不下，多由胃气不降。故又以人参益脾而升清阳，则木气左旋；以半夏降胃气，则相火得降；又加甘草、生姜、大枣以和中焦，则枢轴得运而木郁得疏，相火得降。火旺刑金，肺气不收，则相火更亢，故用白芍之酸以补肺敛气，以为佐使。

治太阴湿土法

术甘苓泽汤

甘草　茯苓　白术　泽泻

【方解】太阴湿土，病在脾虚而生湿，故用白术、茯苓以健脾祛湿，泽泻利水，甘草温中益气而调和诸药，又能培土而制水，土中无湿则能防水寒上侵。

治阳明燥金法

百合五味汤

百合　石膏　麦冬　五味

【方解】百合五味汤主治阳明燥证。燥气由手阳明大肠主司，足阳明胃属土而从化；太阴肺从太阴化湿，但本气为金性属燥。故燥气之病以大肠、肺为主。

方用麦冬、百合有清凉之性，以养阴生津而润燥；燥多由火热而来，故以石膏清热泻火而生津液；燥属金主收敛，故用五味子之酸以敛肺益阴。诸药合用，养阴而润燥，以复肺金清凉肃降之本性。

治太阳寒水法

苓甘姜附汤

甘草　茯苓　干姜　附子

太阳病，最易化生湿热，以化气于丙火，而受制于湿土也。若有湿热，当用栀、膏之类。

【方解】苓甘姜附汤主治太阳寒水的病变。太阳寒水为足膀胱所司化，手太阳小肠属火而从化。太阳寒水之病寒，多指肾水（癸水）之寒而非壬水（膀胱之水）之寒。故方用附子温肾阳而祛阴寒；又寒水盛则侮土，脾虚则湿盛，故以茯苓健脾渗湿，干姜温中散寒，甘草补脾气而培土。本方以散寒为主，着重在于肾、脾（水、土）二脏。

太阳膀胱寒水（壬水）之病，最易化火而生湿热，因为膀胱之寒水根于太阳小肠之火（丙火），又受中焦脾湿的影响，合化为湿热。如果有湿热，则应当用栀子、石膏之类的药物以清火而利湿。

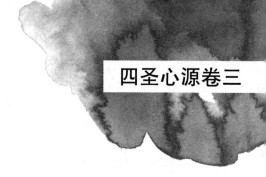

四圣心源卷三

脉法解

六腑化谷，津液布扬，流溢经络，会于气口^①，气口成寸，以决死生。微妙在脉，不可不察。医法无传，脉理遂湮，金简长封，玉字永埋。方书累架，七诊^②之义无闻；医录连床，九候^③之法莫著。既迷罔于心中，复绵昧于指下。使踟蹰^④之余，命饱庸妄之毒手。顾此悢悢^⑤，废卷永怀，作脉法解。

【语译】胆、胃、大肠、小肠、三焦、膀胱这六腑，能够消化食物，产生的津液布散到全身，化生的气血在经络中运行。在气口部位，能显现出脏腑气血的运行情况，所以气口这一寸的位置，通过脉诊，就能判断病情，决定预后。

先圣的医学真理传承断绝，脉理随之湮没，精义奥理不

①气口：又名寸口，属于手太阴肺之经脉，部位相当于腕后高骨（桡骨茎突）内侧的一段桡动脉。
②七诊：指脉象。《素问·三部九候论》："察九候，独陷小者病，独大者病，独疾者病，独迟者病，独热者病，独寒者病，独陷下者病"，"七诊虽见，九候皆从者不死"。"一候之中见七脉之一者，均为病脉"。
③九候：脉诊方法。其中全身遍诊法，以头部、上肢、下肢各分天、地、人三部，合为九候；寸口脉法以寸、关、尺三部各分浮、中、沉，合为九候。
④踟蹰（chí chú）：徘徊，心中犹疑的样子。
⑤悢悢（liàng liàng）：指惆怅，悲伤。

能流传。治病的方书虽堆满书架，但脉象的义理不得而闻；医录之多床上都铺满了，但三部九候的诊法却不见论述。诊脉时不但心中不明了，而且指下难明，犹豫不决，则病家性命往往惨遭庸医之毒手。这种情况令我伤心惆怅，往往废卷长叹，因此作"脉法解"。

1. 寸口脉法

饮食入胃，腐化消磨，手太阴散其精华，游溢经络，以化气血。气血周流，现于气口，以成尺寸。

【语译】饮食入胃后，要腐熟消磨，精微物质由脾入肺，在肺的布散下流行于经络之中，转化为气血。气血在经脉中周流不休，在气口部位显现，所以气口可作为脉诊的部位，形成寸口诊法。

气口者，手太阴肺经之动脉也。关前为寸，关后为尺，尺为阴而寸为阳。关者，阴阳之中气也。寸口在鱼际之分，关上在太渊①之分，尺中在经渠②之分。

【语译】气口属于手太阴肺经运行处跳动的血管。正对桡骨突起处为关部，关前为寸部，关后为尺部，这就是所谓的寸、关、尺三部。寸部属阳，尺部属阴，关部则为阴阳交界处的"中气"。寸部位于手大鱼际之下，关部位于太渊穴，

---

①太渊：位于腕掌侧横纹桡侧，桡动脉搏动处。
②经渠：位于桡骨茎突内侧，腕横纹上一寸，桡动脉桡侧凹陷中。

尺部在经渠穴。

心与小肠，候于左寸，肺与大肠，候于右寸。肝胆候于左关，脾胃候于右关。肾与膀胱候于两尺，心主三焦，随水下蛰，亦附此焉。《素问·脉要精微论》：尺内两傍，则季胁也。尺外以候肾，尺里以候腹。中附上，左外以候肝，内以候膈，右外以候胃，内以候脾，两关部也。上附上，右外以候肺，内以候胸中，左外以候心，内以候膻中，两寸部也。前以候前，后以候后。上竟上者，胸喉中事也。下竟下者，少腹腰股膝胫足中事也。谨调尺寸，而表里上下，于此得矣。

【语译】诊脉时，要注意脏腑在寸、关、尺三部的分部。心与小肠在左寸，肺与大肠在右寸，肝胆在左关，脾胃在右关，肾与膀胱在两尺，由于心包、三焦之火要随水而下潜于下焦寒水，所以心与三焦也位于两尺部。

《素问·脉要精微论》还讲了"尺肤"诊法[1]，尺肤内两傍，可以诊查两侧胁肋的病变；尺外侧可以诊查肾脏，尺内侧可以诊查腹部；尺肤中上部，左外侧以诊肝，左内侧以诊膈，右外侧以诊胃，右内侧以诊脾，这相当于两关的部位。尺肤的上部，右外侧以诊肺，右内侧以诊胸中，左外侧以诊心，

---

[1] "尺肤"诊法："尺肤"指前臂内侧，从腕横纹到肘横纹的一段皮肤。尺肤诊包括诊查该肌肤的润泽、粗糙、冷热等情况，结合全身症状、脉象等测知病情。

左内侧以诊膻中，这相当于两寸的部位。

这种诊查方法所体现的原则是，尺肤前部用以诊查人体前部，尺肤后部以诊查人体后部；上部诊查上部，比如胸胁部、咽喉；下部诊查下部，比如小腹、腰股、膝胫、足部。小心谨慎地诊查尺寸部位，则表里上下的病变都会诊断清楚。

盖肺主藏气，而朝百脉，十二经之气，皆受之于肺。平旦寅初①，肺气流布，起于寸口，运行十二经中，周而复始。一日一夜，五十度毕，次日平旦寅初，复会于寸口。寸口者，脉之大会，此日寸口，乃寸尺三部之总名，非但鱼际已也。故十二经之盛衰，悉见于此。《灵枢·经脉》：经脉者，常不可见也，其虚实也，以气口知之。此气口所以独为五脏主也。气口即寸口。手之三阳，自手走头，大小肠腑虽至浊，而经行头上，则为至清，故与心肺同候于两寸。越人十难，实为定法。近人乃欲候大小肠于两尺，乖谬极矣！

【语译】肺藏一身之气，所以能推动全身血脉的运行。全身十二经脉的气都来源于肺。在凌晨3时到5时，肺气在寸口部位开始，推动经脉中的气血运行，循环不休。一日一夜，运行五十周，到次日凌晨3时到5时又回到寸口部位，所以寸口部称为"脉之大会"。此处所说的寸口，指的是寸、关、

---

① 平旦寅初：凌晨3时到5时，太阳停留在地平线上时。

尺三部，不是仅指鱼际下的寸脉一部。人体十二经脉气血的盛衰，都可以在此处诊查。《灵枢·经脉》说，经脉实际上是不能直接观察到的，但是经脉的虚实状态却可以通过气口诊查。这就是"气口独为五脏主"的原因，此处的气口指的就是寸口。

手三阳经从手走头，大肠、小肠虽然盛受饮食所化的浊阴，但其经脉却行走于头面部，所以又有清阳上升的成分，故能与心、肺一起在寸部同候。《难经》第十难所论述的脏腑在寸口分部，是权威的定法，但是近代有医家认为大、小肠分部于两尺部位，这实在是大错特错！

2. 寸口人迎脉法

气口者，手太阴经之动脉，在鱼际之下。人迎者，足阳明经之动脉，在结喉之旁。太阴行气于三阴，故寸口可以候五脏；阳明行气于三阳，故人迎可以候六腑。以太阴为五脏之首，阳明为六腑之长也。

脏阴盛则人迎小而寸口大，虚则人迎大而寸口小；腑阳衰则寸口大而人迎小，旺则寸口小而人迎大。

【语译】气口，是手太阴肺经的一处显现跳动的脉管，在手鱼际的下方；人迎，是足阳明经的一处显现跳动的脉管，位于喉结两旁。太阴脾布散气血津液到三阴经，三阴经连络五脏，所以寸口可以诊查五脏之病；阳明胃布散气血津液到三阳经，三阳经连络六腑，所以人迎可以诊查六腑的病变。所以太阴是五脏之首，阳明为六腑之长。

当五脏气血较六腑为盛时，人迎脉的跳动就强于寸口脉，五脏虚弱时则人迎脉弱于寸口。当六腑气血较五脏为盛时，则寸口脉强于人迎脉，六腑弱于五脏时则寸口脉也弱于人迎脉。

《灵枢·禁服》：寸口主中，人迎主外。春夏人迎微大，秋冬寸口微大，如是者，命曰平人。人迎大一倍于寸口，病在足少阳，一倍而躁，在手少阳。人迎二倍，病在足太阳，二倍而躁，在手太阳。人迎三倍，病在足阳明，三倍而躁，在手阳明。盛则为热，虚则为寒，紧则痛痹，代则乍甚乍间。人迎四倍，且大且数，名曰溢阳，溢阳为外格，死不治。寸口大一倍于人迎，病在足厥阴，一倍而躁，在手厥阴。寸口二倍，病在足少阴，二倍而躁，在手少阴。寸口三倍，病在足太阴，三倍而躁，在手太阴。盛则胀满、寒中、食不化，虚则热中、出糜、少气、溺色变，紧则痛痹，代则乍痛乍止。寸口四倍，且大且数，名曰溢阴，溢阴为内关，死不治。

【语译】《灵枢·禁服》篇说，寸口主要诊查人体内部的病变，人迎主要诊查体表的病变。春夏季节阳气上升外浮，所以人迎脉要略大于寸口脉；秋冬季节阳气收敛蛰藏，所以寸口脉要比人迎脉略大。气机、脉象能应四季变化而变化的人，就属于健康的正常人。

如果人迎脉比寸口脉强一倍，则病变属于足少阳，强一倍且有躁动之象，则病在手少阳；人迎脉大寸口脉两倍，则病在足太阳，兼有躁动之象则在手太阳；人迎脉大寸口脉三倍，病在足阳明，兼有躁象则病在手阳明。

一般来说，人迎脉盛为热，虚则为寒，紧则为疼痛、痹证，代脉则为时轻时重。如果人迎脉是寸口脉的四倍，而且脉大而数，则名之为"溢阳"，"溢阳"就是阳气过于亢盛而上乘，超出了人体的承受范围，这种情况一般预后极差。

如果寸口脉比人迎脉大一倍，则病在足厥阴，兼有躁动之象则在手厥阴；寸口脉大人迎脉两倍，则病在足少阴，兼有躁象则在手少阴；寸口脉大人迎脉三倍，则病在足太阴，兼有躁象则在手太阴。

一般来说，寸口脉盛，病多为腹部胀满，寒邪内中，饮食不化；脉虚则多为热邪入中而伤阴，腹泻如稀粥，少气乏力；脉紧则为痹证疼痛，代脉则为时轻时重。如果寸口脉大人迎脉四倍，而且脉大而数，则称之为"溢阴"，"溢阴"就是阴气过盛而内乘，超出了人体承受的范围，这种情况预后也极差。

《灵枢·经脉》：人迎与脉口（即寸口也）俱盛四倍以上，

命曰关格，关格者，与之短期。

《灵枢·五色》：人迎盛坚者，伤于寒。气口盛坚者，伤于食。以气口主里，伤食则阴郁于内，故气口盛坚；人迎主表，伤寒则阳郁于外，故人迎盛坚。

此诊寸口人迎之法也。寸口人迎之脉，载在经文，后世乃有左为人迎，右为气口之说，无稽妄谈，不足辩也。

【语译】《灵枢·经脉》篇说，如果人迎、脉口（寸口）脉象都比平常大四倍以上，即为"关格"，"关"指的是阴气内闭，"格"指的是阳气上乘。既"关"且"格"，则病情就会在短期内快速恶化。

《灵枢·五色》篇说，人迎脉盛大有力者，多伤于外感寒邪；气口脉盛大有力者，多伤于内伤之饮寒。这是因为气口脉可以反映人体内部病变，人迎脉可以反映体表病变。人迎主表，故能诊查表寒郁闭；气口主里，所以能诊查饮食内伤。

这就是人迎、寸口的诊脉方法，在《内经》中记载明晰，但是后世有的医家认为左手寸口脉为"人迎"，右手寸口脉为"寸口"，实在是无稽之谈，不足为辩啊。

3. 三部九候脉法

十二经皆有动脉，上部之动脉在头，中部之动脉在手，下部之动脉在足，是为三部。一部三候，是为九候。《素问·三部九候论》：人有三部，部有三候。三候者，有天、有地、有人也。

【语译】十二经脉在人体都有跳动显现的地方，上部跳动的脉在头部，中部跳动的脉在手部，下部跳动的脉在足部，这就是所谓的三部。每一部都有三处脉动显露，共为九候。《素问·三部九候论》说，人有上、中、下三部脉，每一部有三候。三候，可以用天、地、人三才来表示。

上部天，两额之动脉，足少阳之颔厌[①]也。上部地，两颊之动脉，足阳明之地仓[②]、大迎[③]也。上部人，耳前之动脉，手少阳之和髎[④]也。中部天，手少阴之太渊、经渠[⑤]也。中部地，手阳明之合谷[⑥]也。中部人，手少阴之神门[⑦]。下部天，足厥阴之五里[⑧]也。下部地，足少阴之太溪[⑨]也。下部人，足太阴之箕门[⑩]也。

【语译】上部的天位之脉，就是两额的跳动之脉，位于

① 颔厌：足少阳胆经穴位，在头部鬓发上，当头维与曲鬓弧形连线的上四分之一与下四分之三交点处。
② 地仓：位于面部口角外侧，上与瞳孔垂直。
③ 大迎：在面部，下颌角前方咬肌附着部前缘，当面动脉搏动处。
④ 和髎（liáo）：在头侧部，当鬓发后缘，平耳郭根之前方，颞浅动脉的后缘。
⑤ 太渊、经渠：即寸口部位。
⑥ 合谷：又名虎口，属手阳明大肠经，在手背，第一、二掌骨间，当第二掌骨桡侧的中点处。
⑦ 神门：手少阴心经的穴位，位于腕部，腕掌侧横纹尺侧端，尺侧腕屈肌腱的桡侧凹陷处。
⑧ 五里：即足五里，属足厥阴肝经，位于大腿内侧，当气冲直下3寸，大腿根部，耻骨结节的下方，长收肌的外缘。
⑨ 太溪：足少阴肾经腧穴，在足踝区，内踝尖与跟腱之间的凹陷处。
⑩ 箕门：属足太阴脾经。在大腿内侧，当血海与冲门连线上，血海上6寸。当两腿分开，席地而坐，其形如箕，穴在大腿内侧，左右对称，故名箕门。

足少阳的颔厌穴。上部的地位之脉，就是在两颊部跳动的脉，位于足阳明经的地仓、大迎穴处。上部人位之脉，就是耳前的跳动之脉，位于手少阳经的和髎穴。

中部天位的脉，在手少阴经的太渊、经渠穴。中部地，位于手阳明经的合谷穴。中部人，在手少阴经的神门穴。

下部天位的脉，位于足厥阴经的五里穴。下部地，位于足少阴经的太溪穴。下部人，位于足太阴经的箕门穴。

下部之天以候肝，地以候肾，人以候脾胃之气。中部之天以候肺，地以候胸中之气，人以候心。上部之天以候头角之气，地以候口齿之气，人以候耳目之气也。下部之天，女子则取太冲①。下部之人，胃气则候于阳明之冲阳②，仲景谓之趺阳。此三部九候之法也。《难经》：三部者，寸关尺也，九候者，浮中沉也。与《素问》不同，此一部中之三部九候也，另是一法。

【语译】下部的天、地、人三脉，天脉诊查肝的情况，地脉诊查肾的情况，人脉诊查脾胃的情况。中部的天、地、人三脉，天脉诊查肺，地脉诊查胸中，人脉诊查心。上部的天、地、人三脉，天脉诊查头角部位的情况，地脉诊查口齿，

---

① 太冲：肝经原穴，位于足背侧，第一、二趾跖骨连接部位中。
② 冲阳：足阳明胃经原穴，在足背最高处，当足拇长伸肌腱与趾长伸肌腱之间，足背动脉搏动处。

人脉诊查耳目。

下部天的诊查，在女性要取太冲穴，不取五里穴。下部人脉，如果要诊查胃气情况，则又要取冲阳穴，不取箕门穴，冲阳穴就是张仲景所说的"趺阳脉"。这就是三部九候的脉法。

《难经》说，三部，就是寸、关、尺三部；九候，就是每部又有浮、中、沉三个层面的脉象，故称三部九候。这是另外一种脉诊体系。

4. 脏腑脉象

五脏为阴，六腑为阳，阴阳既殊，脉象攸分。肝脉弦，心脉洪，脾脉缓，肺脉涩，肾脉沉。其甚者为脏，其微者为腑。

【语译】五脏为阴，六腑为阳，阴阳不同，脉象也有差异。肝脉为弦，心脉为洪，脾脉为缓，肺脉为涩，肾脉为沉。这些脉象与五脏对应，沉取得到的脉象就是相应的脏的病变，浮取得到的脉象就是对应的腑的病变。

《难经》：心脉急甚者，肝邪干心也，微急者，胆邪干小肠也。心脉大甚者，心邪自干心也，微大者，小肠邪自干小肠也。心脉缓甚者，脾邪干心也，微缓者，胃邪干小肠也。心脉涩甚者，肺邪干心也，微涩者，大肠邪干小肠也。心脉沉甚者，肾邪干心也，微沉者，膀胱邪干小肠也。其他脏腑，依此类推。甚者沉而得之，微者浮而得之。

【语译】《难经》第十难说，每一部脉都有十种变化，以心脉为例，如果左寸心脉急甚，就是肝邪犯心，略微有急象就是胆邪犯小肠；左寸心脉大甚，就是心脉自身的邪气为病，微大就是小肠本身的邪气为病；左寸心脉缓甚，就是脾中邪气犯心，微缓就是胃中邪气犯小肠；左寸心脉涩甚，就是肺邪犯心，微涩就是大肠邪气来犯小肠；左寸心脉沉甚，就是肾邪犯心，微沉就是膀胱邪气来犯小肠。这样的话，在左寸心脉部位，就有十种脉象的变化，其他脏腑也可以类推。

心脉十一变

脾脉缓	肺脉涩	肾脉沉
缓甚	涩甚	沉甚
微缓	微涩	微沉
脾邪干心	肺邪干心	肾邪干心
胃邪干小肠	大肠邪干小肠	膀胱邪干小肠

这里所说的"甚者"，是沉取得到的脉象，"微者"是浮取得到的脉象。

大抵腑脉浮数,脏脉沉迟。仲景脉法:浮为在表,沉为在里,数为在腑,迟为在脏是也。盖阳外阴内,一定之理。腑气内交,脏气外济,则阴阳平而脉息调。腑病则气不内交,是以但浮而不沉;脏病则气不外济,是以但沉而不浮也。观越人十难一脉十变之义,大肠、小肠俱候于心脉,可知欲候大小肠于两尺之误。

【语译】另外，脉象若浮、数，则多为腑病，沉、迟脉多为脏病。所以张仲景在《伤寒论·辨脉法》说，浮脉病在表，沉脉病在里，数脉病在腑，迟脉病在脏。因为阳主外而阴主内，这是确定的规则。腑气主外而要向内与脏气相交，脏气主内而要向外与腑气互济，这样的话，表里阴阳就会平衡而脉息调和。反过来，腑病时表气不能内交于里，则脉浮而不沉；脏病时里气不能外济，则脉沉而不能浮。

从上文《难经》第十难来看，心脉部位（左寸）十一变包括心与小肠的病变，可知小肠候脉部位应当也在左寸部，在大肠则当在右寸部。所以后世以为小肠、大肠诊在两尺是多么荒谬。

5. 四时脉体

天地之气，生长于春夏，收藏于秋冬。人与天地同气也，阳气生长，则脉浮升，阴气收藏，则脉沉降。是以春之脉升，夏之脉浮，秋之脉降，冬之脉沉。

【语译】天地之气的运动，是春生夏长，秋收冬藏。人与天地之气相应，当自然界阳气处于春夏生长的状态时，脉象也随之向上升浮；当自然界气化运动处于收敛蛰藏状态时，脉象随之下沉。所以春天时脉象多表现为上升，夏天多表现为外浮，秋天多表现为敛降，冬天表现为下沉。

《素问·脉要精微论》：天地之变，阴阳之应。彼春之暖，为夏之暑，彼秋之忿，为冬之怒。四变之动，脉与之上下，以春应中规，夏应中矩，秋应中衡，冬应中权。是故冬至四十五日，阳气微上，阴气微下。夏至四十五日，阴气微上，阳气微下。阴阳有时，与脉为期。春日浮，如鱼之游在波。夏日在肤，泛泛乎万物有余。秋日下肤，蛰虫将去。冬日在骨，蛰虫①周密，君子居室。升降浮沉，随时变更。寸脉本浮，而一交秋冬，则见沉意。尺脉本沉，而一交春夏，则见浮机。此气化一定，毫发不爽也。

【语译】《素问·脉要精微论》说，天地的变化，人体的阴阳与之相应。春天的温暖，可发展为夏天的暑热，秋天的清凉，可演变为冬天的严寒。四季变换时，天地之气上下运动，脉象也随之浮沉。所以四季脉象有规律地变化，如同遵守一定的规矩权衡一样。所以冬至后四十五日，阳气开始向上运动，阴气开始向下运动；夏至后四十五日，阴气开始向上运动，阳气开始向下运动。自然界的阴阳变化有时间的规律，脉象也可以按时间来推求。

春天的浮脉，如同鱼儿在水波上游动；夏天脉浮大，轻取即得，按之有力，如同万物的成长旺盛有余；秋天脉象微微下沉于皮肤，如同蛰虫开始躲避天气降温；冬日时阳气深

---

① 蛰虫：藏在泥土中过冬的虫豸。

藏入骨，如同蛰虫潜藏过冬，君子也要宅居不出。所以脉象顺应四时，随天地之气而升降浮沉。

寸脉本来多为浮脉，但一到秋冬季节，就有下沉的表现。尺脉本多沉脉，但一到春夏季节，就可以见到上浮的现象。这是确定不移的规律，不会有丝毫的差错。

仲景脉法：春弦秋浮，冬沉夏洪。弦者，浮升之象。洪者，浮之极也。浮者，金气方收，微有降意，而未能遽沉。大约春脉沉而微浮，夏则全浮，秋脉浮而微沉，冬则全沉。仲景脉法，原与经义相同耳。

【语译】张仲景在《伤寒论》中对脉法的描述是，春天脉弦，秋天脉浮，冬天脉沉，夏天脉洪。洪脉，其实就是脉象上浮到极点的表现。浮脉，就是秋季凉气开始敛降，但还没有完全沉下去的表现。大体而言，春脉沉中略有浮意，夏天就完全上浮；秋天浮中微有沉意，冬天就完全为沉脉。所以说，仲景的脉法与《内经》脉法是相同的。

6. 真脏脉义

土者，四维之中气也。脾以阴土而含阳气，故脾阳左升则化肝木；胃以阳土而胎阴气，故胃阴右降则化肺金。金降于北，凉气化寒，是谓肾水；木升于南，温气化热，是谓心火。肺肝心肾，四象攸分，实则脾胃之左右升降而变化者也。

【语译】土，是金、木、水、火四行的中间状态（中气）。脾为脏，属阴，而有阳气之健运，所以脾阳能左升而化生肝木；胃为腑，属阳，但能孕育阴气，所以胃阴右降而化生肺金。金气最终下降至北方，清凉化为寒冷，即北方肾水；木气左升至南方，温暖化为炎热，即心火。所以说，肝、肺、心、肾四行、四脏分布于四方，本质上就是脾胃左升右降而产生的四种变化状态。

脾胃者，四脏之母，母气亏败，四子失养，脉见真脏，则人死焉。故四脏之脉，必以胃气为本。肝脉弦，心脉钩，肺脉毛，肾脉石，脾胃脉缓。其弦钩毛石而缓者，是四脏之有胃气也。其弦钩毛石而不缓者，是谓真脏脉。真脏脉见，胃气败竭，必死不救也。

【语译】脾胃是其余四脏的根本，脾胃亏虚败坏，则四脏失养，脉象就会出现"真脏脉①"，真脏脉的出现，就意味着预后极差。所以其余四脏的脉象，必须以胃气为本（兼有和缓之象）。肝脉弦，心脉钩（洪），肺脉毛（浮涩），肾脉石（沉），脾胃脉缓，也就是说，有胃气的表现就是弦、钩、毛、石四脏之脉都要有缓和之象。如果弦、钩、毛、石四脏之脉没有缓象，这就是真脏脉。真脏脉出现，就代表胃气败坏，

---

① 真脏脉：人在疾病危重期出现的无胃、无神、无根的脉象。

病人必死无疑。

《玉机真脏论》：脾脉者，土也，孤脏以灌四旁者也。《平人气象论》：平人之常气禀于胃，胃者，平人之常气也。人无胃气曰逆，逆者死。人以水谷为本，故人绝水谷则死，脉无胃气亦死。所谓无胃气者，但得真脏脉，不得胃气也。

【语译】《素问·玉机真脏论》说，脾属土，不与四时相配，故为"孤脏"，能够向周边四脏源源不断地提供营养。《素问·平人气象论》说，正常人的营养要靠胃气来维持、供应，所以胃就是为正常人提供营养的器官，当人体没有胃气时就满足不了正常的生命需求，就会死亡。人以水谷为本，所以当水谷不下、不能消化吸收时就会死亡，诊脉时，脉中没有胃气也会死亡。所谓脉中没有胃气，就是诊得真脏脉而没有和缓之象。

所谓真脏脉者，真肝脉至，中外急，如循刀刃责责然，如按琴瑟弦，色青白不泽，毛折，乃死。真心脉至，坚而搏，如循薏苡子累累然，色赤黑不泽，毛折，乃死。真脾脉至，弱而乍数乍疏，色黄青不泽，毛折，乃死。真肺脉至，大而虚，如以毛羽中人肤，色白赤不泽，毛折，乃死。真肾脉至，搏而绝，如指弹石辟辟然，色黑黄不泽，毛折，乃死。诸真脏脉见者，皆死不治也。

【语译】五脏的真脏脉表现如下：肝脏的真脏脉，按压时内外劲急，感觉就像按压在刀刃上一样，或如按在琴弦上一样硬，病人面色青白无光泽，毛发枯焦易断，这些是因肝脏而死亡的征兆。

心脏的真脏脉，坚实而搏指有力，如同按压在薏苡仁上有重叠、接连不断的感觉。病人面色如果红黑没有光泽，毛发枯焦易断，这些都是因心脏而死亡的征兆。

脾脏的真脏脉，软弱无力，时快时慢，病人面色黄青而不泽润，毛发枯焦易断，这些都是因脾脏而死亡的征兆。

肺脏的真脏脉，大而虚浮，好像羽毛轻轻触碰皮肤一样，病人面色白赤没有光泽，毛发枯焦易断，这些都是因肺脏而死亡的征兆。

肾脏的真脏脉，搏指如同绳索断绝的感觉，像弹石弹击的感觉一样，病人面色黑黄而不泽润，毛发枯焦易断，这些都是因肾脏而死亡的征兆。

凡是出现五脏真脏脉，都是不治的死候。

五脏者，皆禀气于胃，胃者，五脏之本也。脏气者，不能自至于手太阴，必因于胃气，乃至于手太阴也。故五脏各以其时，自胃而至于手太阴。邪气胜者，精气衰也，病甚者，胃气不能与之俱至于手太阴，故真脏之气独见，独见者，病胜脏也，故曰死。

【语译】五脏都要接受胃气的滋养，所以胃是五脏的根本。从脉象上来说，五脏之气本身并不能自行到达、显现于手太阴肺经的寸口动脉部位，要靠胃气才能显现出五脏之气，这是因为肺经起源于中焦胃气。所以五脏能依据时间规律，将其气化情况通过胃而传递于手太阴肺经，显现于寸口。当邪气亢盛时，精气不足，如果发展到严重地步，胃气就不能与脏气同时到手太阴肺经，所以真脏之气就单独显露出来（独现），"独现"就代表着病气胜过脏气，都是很难治愈的。

盖土位乎中，一身之元气也。土生于火而火死于水，故仲景垂训，以少阴负趺阳为顺①。少阴水胜，则火灭而土败也。自医法失传，后世庸愚，乃滋阴泻阳，补水灭火，以败胃气。以此毒天下，而民从之，良可哀也。

【语译】土位于中，统主一身的元气，所以土（中气）对人体非常重要。土在五行，由火所生，由水而灭。所以张仲景在《伤寒论》中说，少阴脉弱于趺阳脉预后为好，因为少阴脉主肾水，趺阳脉主胃土，如果水反侮土，则中气消亡，反过来水不能侮土则中气旺盛，则预后为好。仲景医法失传，

①少阴负趺阳者为顺：语出《伤寒论》第362条："下利，手足厥冷，无脉者，灸之不温，若脉不迟，反微喘者死，少阴负趺阳者为顺也。"

后世庸医愚昧，倡导用滋阴泻阳之法，结果水寒过甚而阳气消亡，胃气败坏。此法荼毒天下，却为百姓所信服，实在是悲哀至极啊！

7. 浮沉大小

五脏之脉，心肺俱浮，肾肝俱沉，脾胃居沉浮之间。阳浮而阴沉，其性然也。然阳主降而阴主升，阳体虽浮而内含降意，则浮中带沉；阴体虽沉而内含升意，则沉中带浮。沉而微浮，则阴不下走；浮而微沉，则阳不上飞。若使寸脉但浮而不沉，则阳气上逆而不交于阴；尺脉但沉而不浮，则阴气下陷而不交于阳。水火分离，下寒上热，诸病生矣。

升降阴阳之权，全在乎中。中者，土也。己土升，则乙木上达而化清阳；戊土降，则辛金下行而化浊阴。阴阳交济，是以寸不但浮，而尺不但沉。

【语译】五脏的脉象，从浮沉角度来说，心、肺之脉多浮，肾、肝之脉多沉，脾、胃居于浮沉之间。这是因为阳性本浮、阴性本沉。

然而，阳气升浮到上外部位后，又要向下沉降，阴气沉降于下部后又要上升。阳气主升浮，然而其中含有沉降之意，所以正常脉象浮中带沉；阴气虽然以下沉为主，但内含升浮之意，所以正常脉象沉中带浮。所以沉中有浮意，则阴不会持续下沉；浮中有微沉，则阳气不至于无限上升。

如果上部寸脉只上浮而不见下沉之象，则阳气上逆而不能下沉与阴相交；下部尺脉只见沉象而无浮意，则阴气下陷而不能上交于阳。如此，则上下的水火不能互济而分离，致使上热而下寒，各种疾病就产生了。

阴阳升降的关键在于中气。中气，就是五行之土。己土（脾）左升，则乙木（肝）随之上达而化为清阳；戊土（胃）右降，则辛金（肺）能下行而化为浊阴。阴阳二气因中气而相互交济，寸脉也就不会无限上浮，尺脉也不会无限下沉了。

土之所以升降失职者，木刑之也。木生于水而长于土，土气冲和，则肝随脾升，胆随胃降，木荣而不郁。土弱而不能达木，则木气郁塞，肝病下陷而胆病上逆。木邪横侵，土被其贼，脾不能升而胃不能降，于是两关之脉大。左关之大者，肝脾之郁而不升也；右关之大者，胆胃之郁而不降也。胆木化气于相火，胆木右降，则相火下蛰而不上炎，胆木逆升，相火上炎而刑金，肺金被克，清气郁蒸，而生上热，于是右寸之脉亦大。肝木主升，肝木不升，生意抑遏而生下热，于是左尺之脉亦大。右寸之大者，肺金之上逆也。左尺之大者，肝木之下陷也。

【语译】土气（中气）之所以升降失常，是因为木（肝胆）的刑克。木生于水而长于土，土气充盈平和，则肝木随脾而上升，胆火随胃气而下降，则肝木茂盛荣华而不郁滞。土气（中气）虚不能养木，则木虚不能通达而郁滞，所以肝脏不升则病下陷，胆木不降而反上逆。木郁则横克土气，土病则脾不能升、胃不能降，表现为两关脉大。左关脉大，是肝脾郁滞而不能上升；右关脉大，是胆胃郁滞不能下降。

胆属阳木，为手足阳经，胆从手少阳三焦而化火，所以胆木右降，则相火下蛰而不上炎。反过来，胆木逆升，则相火上炎，则肺金被克，肺中清气因而郁蒸，则上焦热滞，所以右寸脉也变大了。肝木主升，肝木若不能上升，则生长之机受到抑遏而生下热，所以左尺脉也会变大。故右寸脉大，是肺金上逆不降所致；左尺脉大，是肝木下陷的结果。

胃主降浊，胃逆则浊气上填，仓廪不纳，恶心呕吐之病生焉。脾主升清，脾陷则清气下郁，水谷不消，胀满泄利之病生焉。肺藏气而性降，肝藏血而性升，金逆则气不清降而上郁，木陷则血不温升而下脱。肺主收敛，肝主疏泄，血升而不至于流溢者，赖肺气之收敛也；气降而不至于固结者，赖肝血之疏泄也。木陷则血脱于下，而肺金失敛则血上溢；金逆则气郁于上，而肝木不升则气下结。

【语译】胃主降浊，胃气上逆则浊气上填于胸膈，胃不能容纳，则生恶心呕吐之病。脾主升清，脾虚则清气下郁，水谷不能消化，则产生胀满、泄泻、下利的病证。肺藏气而主肃降，肝藏血而主升，肺气不降反而上逆则气郁滞于上焦，肝木下陷则血不能温升而脱失于下焦。肺主收敛，肝主疏泄，血之所以温升而不至于流溢脱失，是因为肺气的收敛作用；肺气凉降而不至于固结，是因为肝血的疏泄作用。肝木下陷则血脱而下部出血，肺金失敛降则血上溢而上部出血；肺金不能肃降则气郁于上，肝木不升而气郁结于下部。

推之，凡惊悸、吐衄、盗汗、遗精之病，皆金气不能降敛。淋癃、泄利、嗳腐、吞酸之病，皆木气不能生发。金逆而莫收敛，则君火失根而左寸亦大；木陷而行疏泄，则相火下拔而右尺亦大。大者，有余之象也。于其有余之中，得其不足之意，则脉之妙解而医之至数也。经所谓大则病进者，别有玄机，非后世医书阳盛阴虚之说①也。

【语译】以此推理，但凡惊悸、吐血、衄血、盗汗、遗精之类的病变，都是肺金不能收敛肃降所致。淋证、癃闭、泄利、嗳腐、吞酸之类的病变，大都是木气不能升发疏泄所致。金气上逆，则君火不能下济，则君火无根，左寸脉因而变大；木气下陷不能疏泄，则在下的相火被拔而右尺脉变大。脉大，是有余的表现，在大而有余的脉象中，推测出不足的情况，

---

① 《内经·脉要精微篇》曰：脉大则病进。朱丹溪《格致余论》云：脉，血之所为，属阴。

这就是脉象的玄妙和医术的精妙。《内经》所说的脉大意味病情加重，此话另有所指，而不是后世所说的阳盛阴虚。

8. 二十四脉

浮沉

浮沉者，阴阳之性也。《难经》：呼出心与肺，吸入肾与肝，呼吸之间，脾受谷味也，其脉在中。阳性浮而阴性沉，呼出为阳，心肺之气也；吸入为阴，肾肝之气也。

【语译】浮沉，是阴阳升降的本性。《难经》认为气息呼出与上焦心肺有关，气息吸入与下焦肝肾有关，在呼吸之间，脾向其余四脏传送水谷的精微，脉象也随息而动。阳性上浮而阴性下沉，呼出为阳气升浮，即心肺的运动；吸入为阴性沉降，即肝肾的运动。

心肺之脉俱浮，浮而散大者，心也，浮而短涩者，肺也。肾肝之脉俱沉，沉而濡实者，肾也，沉而牢长者，肝也。脾居阴阳之中，其气在呼吸之交，其脉在浮沉之半，其位曰关。关者，阴阳之关门，阴自此升而为寸，阳自此降而为尺，阖辟①之权，于是在焉，故曰关也。

【语译】心肺的脉象都表现为浮，其中浮而散大的脉，是心脉的正常表现；浮而短涩的脉，是肺脉的正常表现。肝、肾的脉象都是沉脉，其中沉软充实的，是肾的表现；沉长而

①阖辟（hépì）：闭合与开启。

坚牢的脉象，是肝的正常表现。脾处于阴阳的中间状态，呼气与吸气相交之时即脾气所居，脉位于浮沉之中，寸关尺三部的关部。关部，就是阴阳的关口，阴气自此处上升则为寸脉，阳气自此下降而为尺脉。气机开、合的关键就在此处，所以称之为"关"。

　　阳盛则寸浮，阴盛则尺沉，阴盛于里，阳盛于表。仲景脉法：浮为在表，沉为在里，一定之法也。然浮沉可以观表里，不可以定阴阳。

　　三难：关以前者，阳之动也，脉当见九分而浮，过者法曰太过，减者法曰不及。遂上鱼为溢，此阴乘之脉也。关以后者，阴之动也，脉当见一寸而沉，过者法曰太过，减者法曰不及。遂入尺为覆，此阳乘之脉也。阳乘阴位，则清气不升，故下覆于尺；阴乘阳位，则浊气不降，故上溢于鱼。溢者，浮之太过而曰阴乘；覆者，沉之太过而曰阳乘。

　　是则浮不可以为阳，而沉不可以为阴，浮沉之中，有虚实焉。浮之损小，沉之实大，是阳虚于表而实于里也；沉之损小，浮之实大，是阳虚于里而实于表也。浮大昼加，沉细夜加，浮大昼死，沉细夜死。诊者当于浮沉之中参以虚实也。

　　【语译】阳气盛则寸脉上浮，阴盛则尺脉内沉，这样的脉象，表明阴盛于内，阳盛于表。仲景脉法认为，浮脉主表，沉脉主里，这是确定不移的规律。由此可见，浮沉可以测知表里，但不能测知阴阳。

《难经》第三难认为，关脉以前的寸脉为阳气搏动，脉应当上浮九分，上浮超过九分则为太过，上浮不足九分则为不及。寸脉上浮至于鱼际，则称之为"溢"，这是阴气上乘于阳位的表现。关以后的尺脉，是阴气的搏动，脉当下沉一寸，下沉超过一寸就为太过，不到一寸则为不及。尺脉下行超过尺部则为"覆"，这是阳气下乘于阴位的脉象。阳气下乘于阴位，则清气不能上升，所以尺部表现为"覆"脉；阴气上乘于阳位，则浊气不能下降，所以寸部表现为"溢"脉。"溢"脉，是浮之太过，称之为"阴乘"；"覆"脉，是沉之太过，称之为"阳乘"。

从《难经》的这段论述来看，浮脉不能全指为"阳"，沉脉不能全指为"阴"，浮脉和沉脉，这里又有虚实的意思。把脉时，浮取时脉小，沉取时脉大，表明阳气在表虚弱，在内部过强。沉取时脉小而弱，浮取时脉实大有力，则表明内部阳虚而表气过亢。浮大的脉白天病情加重，沉细的脉夜间加重，脉浮大的病人会在白天死亡，脉沉细的病人会死于夜间。医生在诊脉时，当在浮沉之中来推敲病情。

迟数

迟数者，阴阳之气也。九难：数者，腑也；迟者，脏也；

数则为热，迟则为寒。经脉之动，应乎漏刻，一呼再动，一吸再动，呼吸定息，而脉五动，气之常也。过则为数，减则为迟。脏阴而腑阳，数则阳盛而为腑，迟则阴盛而为脏，阳盛则热，阴盛则寒。数之极，则为至，迟之极，则为损。一定之法也。

【语译】脉象迟数，能反映阴阳二气。《难经》第九难说，数脉是六腑的病变，迟脉是五脏的病变；数脉为热证，迟脉为寒证。经脉中的气血，随呼吸而运动，呼气时脉跳动两次，吸气时跳动两次，一呼一吸之间，大约跳动五次，这是正常的跳动。超过五次则为"数"，少于五次则为"迟"。脏为阴，腑为阳，脉数为阳热盛则为腑病，脉迟为阴寒则属脏病，所以说阳（腑）盛则热，阴（脏）盛则寒。数脉快到极点，就是"至"；迟脉慢到极点，则为"损"。这是确定不移的法则。

然迟不尽寒，而数不尽热。脉法：趺阳脉迟而缓，胃气如经也。寸口脉缓而迟，缓则阳气长，迟则阴气盛，阴阳相抱，营卫俱行，刚柔相得，名曰强也①。是迟缓者，趺阳寸口之常脉，未可以为寒也。曰：病人脉数，数为热，当消谷引食，而反吐者，以发其汗，令阳气微，膈气虚，脉乃数也。数为客热，不能消谷，

———————————
① 语出《伤寒论·平脉法第二》。

胃中虚冷故也[1]。是数者，阳明之阳虚，未可以为热也。

【语译】然而，迟脉未必都主寒，数脉未必都主热。比如《伤寒论·平脉法第二》说，趺阳脉迟而缓，是胃气本经的正常脉象。又说，寸口脉缓而迟，缓代表阳气生长，迟代表阴气充盛，脉缓而迟表明阴阳二气相互作用而合和，营气与卫气一同运行而协调，刚与柔相得，则是正气充盛的表现。所以说，脉迟而缓，是趺阳脉的正常脉象，不可以认为一定是寒证。《伤寒论》第122条中说，病人脉数，数脉本为热证，应见能食而易于消化，但是病人反而呕吐，这是因为病人用汗法治疗后，阳气虚微，胸膈间肺胃气虚，阳气不能舒展，郁而化热，因而表现为数脉。这种数脉是一种假热，不能消化水谷，因为本质上胃中还是虚寒的。所以说，这种数脉，是阳明胃脉的阳虚证，不可以认定为热证。

凡脉或迟或数，乖戾失度则死。十四难：一呼再至曰平，三至曰离经，四至曰夺精，五至曰死，六至曰命绝，此至之脉也。一呼一至曰离经，二呼一至曰夺精，三呼一至曰死，四呼一至曰命绝，此损之脉也。人之将死，脉迟者少，脉数者多。阳气绝根，浮空欲脱，故脉见疾数。大概一息七八至以上，便不可救。虚劳之家，最忌此脉。若数加常人一倍，一息十

---

[1]语出《伤寒论》第122条。

至以上，则死期迫矣。

【语译】一般来说，脉象过数、过迟，失去常度为将死之候。《难经·十四难》说，人呼气一次，脉跳动两次属于正常，跳动三次则称为"离经"，四次称为"夺精"，五次称为"死"脉，六次称为"命绝"，这是脉由下向上升的"至"脉。人呼气一次，脉跳动两次属于正常，跳动一次则称之为"离经"，呼两次跳动一次称为"夺精"，呼三次跳动一次称为"死"脉，呼四次跳动一次称为"命绝"，这是脉由上向下降的"损"脉。

多数情况下，病人在将死之时，脉迟者少，脉数者多。这是因为阴阳离绝时，阳气失根，脉象外浮，按之空虚无力，有外脱的趋势，可见疾数之脉。如果每次呼吸脉跳动七八次以上，已不可救药。所以但凡虚劳久病之人，最怕见到这种脉象。如果脉象比正常人快一倍，一次呼吸跳动十次以上，则死期很快就要来到了。

滑涩

滑涩者，阴阳之体也。滑则血盛而气虚，涩则血虚而气盛。肝藏血而肺藏气，故肝脉滑而肺脉涩。肺性收敛，肝性升发，收敛则涩，生发则滑。金自上敛，木自下发，是以肺脉浮涩而肝脉沉滑。敛则气聚，发则气散，是以肺脉涩短而肝脉滑长。

气，阳也，而含阴；血，阴也，而抱阳，故滑为阳而涩为阴。脉法：大、浮、数、动、滑，此名阳也；沉、涩、弱、弦、微，此名阴也①。以金水之性收藏，木火之性生长，收则浮涩而生则沉滑，长则浮滑而藏则沉涩。

滑者，生长之意，涩者，收藏之象，而俱非平气。脉法：脉有弦、紧、浮、滑、沉、涩，名曰残贼②。以其气血之偏，涩则气盛而血病，滑则血盛而气伤也。

【语译】脉象的滑与涩，是人体阴阳变化的体现。脉滑，代表血盛而气虚，脉涩，代表血虚而气盛。五脏中肝藏血而肺藏气，所以肝脉多滑而肺脉多涩。这是因为肺主收敛，肝主升发，收敛则有涩象，生发则有滑象。肺金从上向下而收敛，肺木自下而上而升发，所以肺脉涩而浮，肝脉滑而沉。同时，收敛时气机内聚，发散时气机外散，所以肺脉涩而短，肝脉滑而长。

气属阳而含阴血，血属阴而抱阳，所以说滑脉属阳而涩脉属阴。《伤寒论·辨脉法》说，脉大、浮、数、动、滑，属于阳脉；沉、涩、弱、弦、微，属于阴脉。这是因为金水之性以收藏为主，木火之性以生长为主，故而收敛有浮涩之象，生发有沉滑之象，长养有浮滑之象，蛰藏有沉涩之象。

滑脉，有生长之意，涩脉，为收藏之象，但这两者都不是气机正常的表现。《伤寒论·辨脉法》说，脉象中如果出现弦、紧、浮、滑、沉、涩等脉，就代表人体受到伤害，可以视之为"残

---

① 语出《伤寒论·辨脉法》。
② 语出《伤寒论·辨脉法》。

贼"。这是因为气、血有偏盛偏虚，脉涩代表气盛而致血病，滑脉代表血盛而使气受伤。

寸应滑而尺应涩，肺脉之涩者，尺之始基；肝脉之滑者，寸之初气。尺应涩而变滑，则精遗而不藏；寸应滑而变涩，则气痞而不通。寸过于滑，则肺金不敛而痰嗽生；尺过于涩，则肝木不升而淋痢作。是以滑涩之脉，均为病气也。

【语译】寸脉在上，处阳气聚集之所，所以寸脉在生理下当为滑脉；尺脉在下，处于阴气聚集之地，所以尺脉当为涩脉。但是右寸主肺而为涩脉，这是下部涩脉的起始状态（肺金能生肾水）；下部的肝脉表现为滑象，这是上部寸脉的起始状态（肝木能生心火）。

如果尺脉应涩反而表现为滑象，则病人就会出现肾不收藏而遗精；寸脉本应为滑脉而反为涩脉，则肺气阻滞而为痞闷不畅。寸尺过滑、过涩也会致病，比如寸脉过滑，则肺金不能收敛而生痰咳嗽；尺脉过涩，则肝木不能上升而出现淋证、痢疾。所以说，过滑、过涩的脉，也是病脉的两种表现。

大小

大小者，阴阳之象也。阳盛则脉大，阴盛则脉小，大为阳而小为阴。寸大而小者，气之常也。寸过于大则上热，尺过于小则下寒。

【语译】脉象的大与小，是人体阴阳变化的体现。阳气旺盛则脉大，阴气旺盛则脉小，所以大脉属阳而小脉属阴。寸脉大，尺脉小，是脉象的正常情况。但寸脉过大代表上焦有热，尺脉过小代表下部有寒。

然有大不可以为阳盛，而小不可以为阴盛者。脉法：脉弦而大，弦则为减，大则为芤，减则为寒，芤则为虚，寒虚相抟，此名为革，妇人则半产漏下，男子则亡血失精[1]。盖阳衰土湿，水火不交，火炎而金烁，则关寸浮大；水寒而木郁，则关尺浮大。肺金失其收敛，肝木行其疏泄，此亡血失精，半产漏下之原。庸工以为阴虚，投以滋润，土败则命殒，是大不可以为阳盛也。伤寒三日，脉浮数而微，病人身凉和者，此为欲解也。盖邪退而正复则脉微，是小不可以为阴盛也。

【语译】然而也有大脉不属于阳盛、小脉不属于阴盛的情况。比如《金匮要略·妇人杂病脉证并治》中说，脉弦中有大，弦代表阳气受损，弦大无力即是芤脉；阳气受损则生内寒，芤脉表明血虚，所以脉弦而大表明血虚与内寒相互作用，这种脉象又可称为革脉；女子出现此脉多为崩漏、半产（小产），男子出现此脉多为亡血失精。

这是因为中焦阳虚而生湿邪，湿阻中焦则上下之心火、

---

[1] 语出《素问·至真要大论》，"损者温之"，原文作"损者宜之"。

肾水不能互济，则火盛于上而刑克肺金，肺中热盛，故而寸、关两部脉浮大；下焦水寒，则肝木失养而郁滞，所以关、尺脉反而浮大。肺金因此而失去收敛的功用，肝木因此而疏泄过度，这就是男子亡血失精，女子半产、漏下的病机。不高明的医生认为此证为阴虚火旺，而以滋阴润燥之法治之，导致脾土更加败坏，病情加重，甚则伤人性命。所以说，大脉未必一定是阳热亢盛。

伤寒三日，脉浮数而微弱，病人身体凉和，这是病情即将好转的表现。所以说在邪气退而正气恢复之时，脉象反而为微脉，因此脉小时未必全是阴气过盛的表现。

凡木火泄露则脉大，金水敛藏则脉小。阳泄则上热而下寒，阳藏则上清而下温。劳伤虚损之脉，最忌浮大。阳根下断，浮大无归，则人死矣。故大则病进，小则病退[①]。小脉未可以扶阳，大脉未可以助阴，当因委而见源，穷其大小所由来也。

【语译】一般而言，木、火二气外露时，脉象表现为大；金、水二气敛藏过度时，脉象表现为小。阳气外泄，不能收敛，则病人表现为上热而下寒，反过来，若阳气潜藏，则上焦清凉而下焦温暖。所以对久病虚损的人而言，脉象最忌出现浮大之象，这是因为阳气在下的"根本"已经断绝，阳气上浮

---

① 大则病进，小则病退：语出《素问·脉要精微论》。

外越，不能下潜，因此病人则会阴阳离绝而死。所以说，脉象变大代表病情加重，脉象变小代表病邪减退。因此，小脉未必都要扶助阳气，大脉未必都要滋阴，应当详推其病情复杂，探求其根源，追究脉象大小的病机，这样才能正确地施治。

长短

长短者，阴阳之形也，长为阳而短为阴。阳升于木火，故肝脉沉滑而长，心脉浮滑而长；阴降于金水，故肺脉浮涩而短，肾脉沉涩而短也。人莫不病发于阴进，而病愈于阳长，阴进则脉短，阳长则脉长，故长则气治，而短则气病[1]。

【语译】脉象的长与短，是人体阴阳的体现，长脉属阳，短脉属阴。阳气在左方化为木、火而上升，所以肝脉沉滑而长，心脉浮滑而长；阴气在右方化为金、水而沉降，所以肺脉浮涩而短，肾脉沉涩而短。人体的疾病的产生都是因为阴进阳退，病愈都是因为阳进而阴退，当阴进之时脉象变短，阳长之时则脉象变长，所以《素问·脉要精微论》说，"长则气治，而短则气病"，就是这个道理。

然不宜过长，过长则木旺而金衰矣。木者，中气之贼，百病之长。以木性发达，而百病之起，多因于木气之不达，生意盘郁，而克脾胃，是以气愈郁而脉愈长。木郁则协水以

---

[1] 长则气治，而短则气病：语出《素问·脉要精微论》。

贼土，合火而刑金，故但显肝脉之长，而不形肺脉之短。金虽克木，而凡人之病，则金能克木者少，而木能侮金者多也。盖木气之所以能达者，水土温而根本暖也。水寒土湿，生意不遂，则木愈郁而气愈盛，所以肝病则脉长也。

【语译】然而脉象不宜过长，过长则肝木过盛而肺金受损。肝木，时常残害中气，是中气之贼，百病之长。这是因为木主疏泄，而大多数的疾病常因木气不能畅达，生机郁滞，肝木克伐脾土所致，这种情况下，气机因为郁滞而变长，愈郁而脉愈长。木郁之时，常与肾水一同残害脾土，又常与心火相合而刑伤肺金，所以病人多显示为肝脉之长象，而不显现肺脉之涩象。

金虽能克木，但一般而言，临床上金克木的情况少见，而木反侮金者多见。因为木气温暖畅达，依靠的是水暖而土温。如果水寒土湿，则生机不得顺遂，肝木因而受郁，气机因郁而盛，所以肝病时脉象就变长了。

缓紧

缓紧者，阴阳之情也，缓为阳而紧为阴。缓者，戊土之气也。脉法：趺阳脉迟而缓，胃气如经也。曰：卫气和，名曰缓，营气和，名曰迟。曰：寸口脉缓而迟，缓则阳气长，迟则阴气盛。以土居四象之中，具木火之气而不至于温热，含金水之体而不至于寒凉，雍容和畅，是以缓也。缓则热生，脉法：缓则胃气实，实则谷消而水化也。《灵枢·五癃津液别》：中热则胃中消谷，肠胃充廓，故胃缓也。然则伤寒阳明之脉，必实大而兼缓也。

【语译】脉象的缓与紧，能反映病情的阴阳变化，一般来说，缓脉属阳而紧脉属阴。

缓脉又是胃气（戊土）的反映，比如《伤寒论·辨脉法》指出，趺阳脉和缓而有迟象，这是胃气正常的表现；《伤寒论·平脉法》也说，卫气调和则脉动和缓，营气调和，则脉迟；又说，寸口脉缓而迟，缓代表阳气生长，迟代表阴气旺盛。因为土在五行中位于中央，兼具木、火二气的特征而不过温过热，具有金水本体的特征而不过寒过凉，其运行雍容和畅，所以脉象表现为缓脉。

气机和缓则生中土温热之气，《伤寒论·平脉法》说，脉缓代表胃气旺盛，胃气旺盛则水谷得以消化。《灵枢·五癃津液别》篇也说，胃中有热则能消化水谷，肠胃中水谷之气充实，则胃气和缓。然而，伤寒六经中阳明脉的表现，必然是实大而兼有和缓之象。

紧者，寒水之气也。脉法：假令亡汗若吐，以肺里寒，故令脉紧也；假令咳者，坐饮冷水，故令脉紧也；假令下利，以胃中虚冷，故令脉紧也。此内寒之紧也。曰：寸口脉浮而紧，浮则为风，紧则为寒，风则伤卫，寒则伤营。此外寒之紧也，以水为冬气，冬时寒盛，冰坚地坼，是以紧也。紧则痛生，曰：营卫俱病，骨节烦疼，当发其汗。是外寒之痛也。曰：趺阳脉紧而浮，浮为风，紧为寒，浮为肠满，紧为腹痛，浮紧相抟，腹鸣而转，转即气动，膈气乃下[1]。是内寒之痛也。

【语译】紧脉是六气中寒水的表现。《伤寒论·平脉法》中说，如果汗出太过或用吐法太过，会使肺中寒冷，导致紧脉的出现；如果出现咳嗽，是饮用冷水所致，脉象也是紧脉；如果出现下利，是胃中虚寒所致，脉象也是紧脉。

《伤寒论·辨脉法》说，寸口脉浮而紧，浮代表感受风邪，紧代表感受寒邪，风邪伤卫阳，寒邪伤营阴。这指的是感受外寒所致的紧脉，因为五行中水代表冬季，冬季气候寒冷，水化为冰而土地干裂，万物收引而脉象亦紧。紧脉往往提示疼痛，所以《伤寒论·辨脉法》说，当营卫俱病时，骨节烦痛，应当发汗散寒。这指的就是外寒所致的疼痛。

《伤寒论·平脉法》中说，趺阳脉浮而紧，浮为风象，紧为寒象，浮提示肠道胀满，紧提示腹痛，紧、浮二脉代表风寒相搏，表现为腹鸣转气，转气则胃气、胸膈之气下陷。这段论述阐述的是内寒所致的紧脉。

---

[1] 出自《伤寒论·平脉法》，原作"趺阳脉紧而浮，浮为气，紧为寒，浮为腹满，紧为绞痛，浮紧相搏，肠鸣而转，转即气动，膈气乃下"。

然则伤寒少阴之脉，必微细而兼紧也。盖阳盛则缓，阴盛则紧，缓则生热，紧则生寒。寒愈盛，则愈紧，热愈盛，则愈缓。以阳性发泄而阴性闭藏，发而不藏，所以缓也，藏而不发，所以紧也。

【语译】在伤寒时，少阴脉的紧脉必然是微细之中兼有紧象。大体而言，阳热盛则表现为缓脉，阴寒盛则表现为紧脉，所以说，缓脉提示有热，紧脉提示有寒，寒气越盛，脉象越紧，热邪越盛，脉象越缓。这是因为阳性发泄而阴寒闭藏，当阳气外发而不收藏时表现为缓脉，反过来，气机收藏而不发泄，则表现为紧脉。

石芤

石芤者，阴阳之虚也。阳气不降，则肾脉石；阴气不升，则心脉芤。石则外虚而内实，芤则外实而内虚。

【语译】石脉和芤脉，可以反映阴阳的虚弱。阳气不能沉降入肾，则肾脉表现为石脉；阴气不能上升入心，则心脉表现为芤脉。石脉代表外虚而内实，芤脉代表外实而内虚。

石者，气虚而不蛰也。阳体虚而阴体实，水中无气，凝冱①而沉结，所以石也。《平人气象论》：平人之常气禀于胃，胃者，平人之常气也。人无胃气曰逆，逆者死。冬胃微石曰平，

---

① 凝冱（hù）：亦作"凝冱"。结冰，冻结。

石多胃少曰肾病，但石无胃曰死。平肾脉来，喘喘累累如钩，按之而坚，曰肾平，冬以胃气为本。病肾脉来，如引葛，按之益坚，曰肾病。死肾脉来，发如夺索，辟辟如弹石，曰肾死。盖坎中之阳，生气之原也，阳根下断，阴魄徒存，坚实结硬，生气全无，是以死也。《老子》：柔弱者，生之徒，坚强者，死之徒，此之谓也。

【语译】石脉，是气虚不能蛰藏温暖的表现。阳气的本体是空虚的，阴气的本体是有实形的，寒水之中没有阳气的温煦，则结为寒冰而沉结于下，这是石脉产生的原因。

《素问·平人气象论》说，人的能量与营养来源于胃气，脉中有胃气就代表阴阳平和。又说，冬天时脉象应当在微石之中兼有胃气，石多而胃少则为肾病，只有石脉而无丝毫胃气则为死证。正常的肾脉，如同水流湍湍，圆滑如钩，重按有坚实感；冬季仍要以胃气为本，人无胃气则为逆证，逆则死。在肾脏生病时，脉象表如牵引葛藤，按之更坚；如果肾脉如同牵拉很紧的绳索，又像弹石一样，短促而坚硬，这是肾病时的死脉。

坎卦（☵）中间的阳爻，是人体生机的本原，如同树木的根本，若阳根断绝于下，只剩下阴魄单独存留，则下焦阴寒内盛，如同坚冰，坚实结硬，人体全无生气，所以说这是死亡的预兆。《老子》说，柔弱者生而坚强者死，就是这个道理。

芤者，血虚而不守也。阴体实而阳体虚，火中无血，消减而浮空，所以芤也。脉法："趺阳脉浮而芤，浮者卫气虚，芤者营气伤。"曰："脉弦而大，弦则为减，大则为芤，减则为寒，芤则为虚，寒虚相抟，此名为革。"芤减相合，则名曰革，后世芤外又有革脉，非是。"妇人则半产漏下，男子则亡血失精。"曰："脉浮而紧，按之反芤，此为本虚，故当战而汗出也。"盖离中之阴，收气之原也，阴根上断，阳魂徒存，虚飘空洞，收气全无，是以病也。

【语译】芤脉，是血虚而阳气不能内守的表现。阴体本实，阳体本虚，病人火旺而血虚，则阴血消减而阳气外浮，所以脉象浮大而中空。《伤寒论·平脉法》说，趺阳脉浮而芤，浮代表卫气虚，芤代表营血损伤。又说，脉弦而大，弦代表阳气削减，大即芤脉，阳气削减则生寒，脉芤则代表血虚，虚寒相互作用，则为革脉。这里讲芤脉在阳气损减时变为革脉，后世有医家认为除芤脉之外，还有单独的革脉，这种认识是错误的。《伤寒论·平脉法》接着说，这种脉象代表妇人有半产、漏下之病，男子有失精、亡血的表现。《伤寒论·辨脉法》说，脉浮而紧，按之有芤的特征，这是因为正气亏虚，当正气恢复时，病人会有战栗汗出的症状。

在离卦（☲）中，中间的阴爻是阳气收敛的原因，可以认为是阴气化生的根本，如果在上的阴根断绝，则阳魂孤零零存乎于上，飘浮于空洞虚无之中，无所依附，不能敛降下沉，这也是致病的一大原因。

血，阴也，而生于阳，阳升则化火，故温暖和畅而吐阳魂。阳虚血寒，则凝瘀而亡脱，血脱则火泄而寒增，是以失精亡血而脉芤者，不可助阴而泄阳。盖芤则营阴外脱，而血中之温气亦亡也。

【语译】血属阴而生于阳，阳气上升则又为火，所以说阴血温暖和畅就能化生阳魂。反过来，阳虚不能化火，则阴血不得温煦而失血生瘀，血虚不能化火则虚寒更甚，所以当出现失精、亡血而表现为芤脉时，不宜清火助阴，否则阳气外脱更甚。这是因为芤脉代表营阴外脱，而血中具有温煦作用的阳气也会随之消亡。

促结

促结者，阴阳之盛也。脉法："脉来缓，时一止复来者，名曰结；脉来数，时一止复来者，名曰促。阳盛则促，阴盛则结，此皆病脉。"曰："脉蔼蔼①如车盖者，名曰阳结也；脉累累②如循长竿者，名曰阴结也。"阴阳之性，实则虚而虚则实。实

---

①蔼蔼：盛大之貌。
②累累：重叠、连贯不断之貌。

而虚者，清空而无障碍，所以不结；虚而实者，壅满而生阻隔，所以脉结。阳结则蔼蔼郁动，如车盖之升沉；阴结则累累不平，如长竿之劲节。以阳性轻清而阴性重浊，故促结之象异焉。

【语译】促脉和结脉代表阴阳二气旺盛。《伤寒论·辨脉法》中说，脉来迟缓，偶尔一次停止又重新跳动的，这种脉称为结脉；脉来数急，偶尔一次停止又重新跳动的，称为促脉。阳盛时出现促脉，阴盛时出现结脉，两者都属于病脉。

《伤寒论·辨脉法》中又说，脉象浮数，蔼蔼然好似车盖一样，这是阳气偏盛，称为阳结；脉象沉迟，累累然好似摸着长竹竿一样，代表阴气偏盛，称之为阴结。阴阳二气的特点是，实则虚而虚则实。实则虚的意思是，阳气盛（实）则阴气虚，故而清虚无碍，阴气不能阻碍阳气；虚而实的意思是，阳气虚则阴气易于阻碍壅满为实。所以阳结时，阳气盛大，郁遏勃发，如同车盖随车行走而上下运动一样；阴结时阴气旺盛，脉象如同抚摸连贯不断的竹节一样不平顺。这是因为阳性轻清而阴性重浊，所以促、结二脉的表现不同。

惊悸之家，脉多促结，以其阴阳之不济也。阳旺于木火，阴盛于金水。阳虚而生惊者，木火下虚，阴气凝涩而不化，是以结也；阴虚而生悸者，金水上虚，阳气郁迫而不通，是以促也。

【语译】惊悸的病人，脉象多促、结二脉，这是阴阳二气不能互济所致的。阳气旺盛于木、火二行，阴气旺盛于金、水二行。阳虚所致的惊悸，多因为木火虚于下而阴气凝涩，所以表现为结脉；阴虚所致的惊悸，多因为金水虚于上而阳气郁迫不通，所以表现为促脉。

脉法："其脉浮而数，不能食，身体重，大便反硬，名曰阴结。"此脏腑之结也。盖孤阳独阴，燥湿偏盛，寒热不调，其气必结。脏腑经络，本为一气，脏气结则脉气必结，脉气结则脏气必结。

若夫代止之脉，并无郁阻而中断，是营卫之败竭，非促结之谓也。

【语译】《伤寒论·辨脉法》中说，脉浮而数，不能食，身体重，大便反而干结，名为阴结。这里的阴结指的是脏腑的结证。因为阴阳二气独存而不互济，燥湿偏盛，寒热不调，人体的气机必然会结聚。脏腑经络的气是一个整体，所以当脏腑气机结聚时经脉中的脉气也会结聚，反过来，脉气结聚不畅也反映脏腑之气的不畅。

至于代而中止之脉，并非因为郁阻而中止，而是因为营卫二气败坏衰竭所致，所以不属于以上论述的促、结两种脉象的范畴。

弦牢

弦者，如弦之直，弦而有力曰牢。弦牢者，阴气之旺也。《素问·玉机真脏论》："春脉如弦"，《四难》："牢而长者，肝也。"弦牢者，肝家之脉，非病也。然弦劳之中，而有濡弱之象，则肝平，但有弦牢，而无濡弱，则肝病矣。《平人气象论》："平肝脉来，软弱招招，如揭长竿末梢，曰肝平。"长竿末梢者，软弱之义也。盖木生于水而长于土，水土温和，则木气发达而荣畅；水土寒湿，则木气枯槁而弦牢。

【语译】弦脉，其形如琴弦之直，弦而有力则称为牢脉。弦、牢二脉，代表阴气的旺盛。《素问·玉机真脏论》说，春天的脉象是弦脉；《难经·四难》说：坚固而长的脉，是肝的脉象。因此，弦、牢二脉是肝胆的脉象，不一定是病脉。在弦牢脉象中，如果兼有濡弱的特征，则肝胆处于正常状态，如果只是弦牢而无濡弱，则肝胆有病。所以《素问·平人气象论》说，正常的肝脉，软弱而长，如同长竿的末梢，代表肝脏功能正常。这里把肝脉比喻为长竿的末梢，就有脉象长直中兼有软弱的意思。这是因为木生于水，长于土，水土温和，则木气能外发畅达而繁荣茂盛；反过来，如果水土寒湿，则木气不得滋养而枯槁，脉象就表现为弦牢。

木之为义，愈郁则愈盛。弦牢者，木盛而土虚也。弦为里湿，支饮之阻卫阳，则木气抑遏而为弦。脉法"支饮急弦"是也。牢为外寒，寒邪之束营阴，则木气郁迫而为牢，脉法"寒则牢坚"是也。

【语译】木的特征，是越受郁遏就越旺盛。弦牢之脉，反映的是木盛而土虚。弦脉产生的原因在于土虚而生里湿，里湿聚为支饮而阻遏卫阳，木气受抑遏而表现为弦脉。所以《伤寒论·平脉法》说支饮的脉象是急弦之脉。牢脉是寒邪外束营阴不能通达所致，《伤寒论·平脉法》说的"寒则牢坚"即是此义。

弦亦为寒。脉法："脉弦而大，弦则为减，大则为芤，减则为寒，芤则为虚"，《金匮》："脉双弦者，寒也。偏弦者，饮也。"以水寒不能生木，是以弦也。弦亦为痛。《伤寒》："阳脉涩，阴脉弦，法当腹中急痛者，先用小建中汤。"以风木而贼土，是以痛也。

【语译】弦脉也主寒。《伤寒论·辨脉法》中说，脉弦而大，弦代表阳气削减，兼有大象则为芤脉，阳气削减则生寒，芤脉则代表精亏血虚。《金匮要略·痰饮咳嗽病脉证并治》说，双手脉象都有弦，代表体内有寒，单侧弦者，则为水饮。这是因为水寒则不能生木，所以表现为弦象。

弦脉还提示疼痛，《伤寒论》第100条说，阳脉涩，阴脉弦，病人应当有腹中急痛，可以先用小建中汤治疗。这是因为风木盛则克脾土，所以表现为腹痛。

脉以胃气为本，木得胃气则和缓，不得胃气则弦牢。《平人气象论》："平人之常气禀于胃，人无胃气曰逆，逆者死"，"春胃微弦曰平，弦多胃少曰肝病，但弦无胃曰死"。所谓无胃气者，但得真脏脉，不得胃气也。"病肝脉来，如循长竿，曰肝病。死肝脉来，急益劲，如新张弓弦，曰肝死"。新张弓弦者，弦牢之象，肝家之真脏脉也。

【语译】脉象都要以胃气为本，所以木得胃气则和缓，不得胃气则弦牢。《素问·平人气象论》说，正常人的营养都来源于胃，人无胃气则为逆证，逆则死；春天时，脉象弦而和缓（有胃气），代表肝胆正常；弦多而胃少，则代表肝胆有病；只有弦象而全无胃气则预后极差。这里所说的"无胃气"，指的是肝脏真脏脉的显现，是肝气失去了胃气滋养的缘故。《素问·平人气象论》又说，肝病之脉，如同循抚长竿的感觉一样，肝脏的死脉，表现为劲急有力，如刚张开的弓弦一样。这里用张开的弓弦来比喻弦牢之象，是说明肝胆真脏脉的特征。

濡弱

濡者，如绵之软，软而无力曰弱。濡弱者，阳气之衰也。

《平人气象论》："平肝脉来，软弱招招，如揭长竿末梢，曰肝平。"脉法："肝者，木也"，"其脉微弦，濡弱而长"，"肝病自得濡弱者愈"。濡弱者，肝家之脉，非病也。

【语译】濡脉，其形如丝绵般细软，如果软而无力，则称为弱脉。濡脉和弱脉，代表阳气衰弱。《素问·平人气象论》说，正常的肝脉，软弱而长，如同举起的长竿末梢，这是肝胆正常的表现。《伤寒论·平脉法》说，肝为木象，其脉微有弦意，濡弱而长；肝病如果出现濡弱的脉象，则能自愈。所以说，濡弱之脉，是肝脏的本脉，不一定意味着有病。

然软弱之中而有弦牢之意，则肝平，但有濡弱而无弦牢，则肝病矣。《玉机真脏论》："春脉如弦，其气软弱轻虚而滑，端直以长，故曰弦。"端直以长者，弦牢之意也。盖木生于水而长于土，木气不达，固赖土气达之，土气不升，亦赖木气升之。冬令蛰藏，水冰地坼，一得春风鼓荡，则闭蛰起而百物生，是木能克土而亦能扶土。以乙木之生意，即己土之阳左旋而上发者也。生意濡弱，则土木之气不能升达，而肝脾俱病。

【语译】但是在软弱的脉象中，须兼有弦牢的特征，才能说明肝脏正常，如果只有濡弱而无弦牢的特点，则为肝脏病脉。《素问·玉机真脏论》说，春天的脉象是弦脉，其脉软弱轻虚略有滑象，端直而长，所以称之为弦。端直而长，指的就是弦牢的特征。这是因为木生于水而长于土，木气不能通达，则要依赖于土气而通达，土气不能上升，则也要依赖于木气来上升。冬天阳气蛰藏，水结为冰而土干地裂，一旦春风鼓荡，闭蛰的阳气就会升发而万物生长，所以木既能克土也能扶助土气。因此，乙木（肝）的生长、疏泄功能，就等同于己土（脾）的清阳左旋功能。生发之意濡弱不足，则土木（脾肝）之气不能升达，肝脾就会一同为病。

气化于戊土而藏于肺，血化于己土而藏于肝。《灵枢·决气》：脾藏营，肝藏血。肝脾者，营血之原也，濡弱则营血虚衰。脉法："诸濡亡血，诸弱发热"，血亡则热发也。伤寒脉濡而弱，不可汗下，以其血虚而阳败也。

弦牢者，木气之太过；濡弱者，木气之不及。太过则侮人，不及则人侮，均能为病也。

【语译】气产生于戊土（胃）而藏于肺中，血生化于己土（脾）而藏于肝中。所以《灵枢·决气》说，脾藏营，肝藏血。肝、脾二脏是营血的本源，脉象濡弱则代表营血虚衰。《伤寒论·平脉法》中说，濡脉代表失血，弱脉代表发热，血虚就会引起发热。《伤寒论》中，见脉濡而弱，就不可以用汗、下二法，也是因为血虚而阳气衰败。

所以说，弦牢二脉，是木气太过；濡弱二脉，是木气不及。木气太过则伤脾，不足则为金乘，两种情况都可以致病。

散伏

散伏者，阴阳之阖辟也。气辟而不阖，则脉散；气阖而不辟，则脉伏。散者，气泄而不藏也。阴性聚而阳性散，阳降于尺而化浊阴，则脉沉聚；阴升于寸而化清阳，则脉浮散。而聚散之权，则在于关。关者，阴阳之关锁。其散而不至于飞扬者，有关以阖之，故散而能聚。散而不聚，则心病矣。脉法："伤寒咳逆上气，其脉散者死，谓其形损故也。"脉散者，病家之大忌。散脉一形，则气血之脱亡在近，精神之飞走不远。散见于寸，犹可挽也，散见于尺，无可医矣。

【语译】散脉和伏脉，代表阴阳的开合。气机开而不合，则脉散；气机合而不开，则脉伏。散脉，代表气机泄而不藏。阴的特征是聚敛，阳的特征是浮散，阳气虽升散却要下降于尺部而化为浊阴，所以尺部脉象沉聚；阴气沉聚但要上升于寸部而化为清阳，所以寸部脉象浮散。

聚敛与浮散的关键在于关部，关部是阴阳二气升降的枢纽。阳气升散而不至于飞扬，在于关部能够聚合，所以散而能聚。如果散而不聚，就会导致上焦心脏生病。《伤寒论·辨脉法》就说，伤寒咳逆上气，如果脉象散数则死，这是因为气散离形的缘故。所以散脉为久病之人的大忌，一旦出现散脉，则气血很快就会脱亡，精神很快就会离散。一般来说，散脉如见于寸部，尚有挽救的希望，如见于尺部，则不可救药了。

伏者，气郁而不发也。阳性起而阴性伏，阴升于寸而化清阳，则脉浮起；阳降于尺而化浊阴，则脉沉伏。而起伏之权，则在于关。关者，阴阳之关锁。其伏而不至于闭结者，有关以辟之，故伏而能起。伏而不起，则肾病矣。凡积聚癥瘕，停痰宿水之疾，脉必伏结。十八难：伏者，脉行筋下也。浮者，脉在肉上行也。故脉浮结者，外有痼疾；脉伏结者，内有积聚。《金匮》：脉来细而附骨者，乃积也。寸口，积在胸中。微出寸口，积在喉中。关上，积在脐旁。上关上，积在心下。微下关，积在少腹。尺中，积在气冲。脉出左，积在左。脉出右，积在右。脉两出，积在中央。非但积聚如是，凡一经将病，则一气先伏。肝病者木郁，心病者火郁，肾病者水郁，肺病者金郁，脾病者土郁，郁则脉伏。庚桑子①：人郁则为病。至理妙言！诊一气之欲伏，则知一经之将病。脉法：伏气之病，以意候之，此之谓也。

【语译】伏脉，是气机郁积不发所致。阳的本性是运动，阴的本性是静伏，阴由下焦升至上焦化为清阳，则脉在此时浮起；阳气自上焦降入下焦化为浊阴，脉在此时沉伏。浮起与沉伏的关键在于关部，关部是阴阳升降的枢纽。阴气沉伏

————
①庚桑子：又称庚桑楚，《庄子·杂篇》中记载的老聃的弟子。

《四圣心源》白话解

126

而不至于闭结，是因为关部有开的功能，所以阴气伏而能起。如果伏而不起，肾脏就会生病。但凡积聚癥瘕、停痰、宿饮等疾病，脉象必然表现为伏结。《难经·十八难》说，伏脉是脉行于筋下，浮脉是脉行于肉上，所以脉浮而结，表示体表有久病痼疾，脉伏而结，则体内有积聚。《金匮要略·五脏风寒积聚病脉证并治》中说，脉来沉细附着于骨上，代表有积证，见于寸口，则积在胸中；稍出于寸口，则积在喉中；见于关部，则积在肚脐旁；见于关部以上，积在心下；见于关部稍下，积在少腹；见于尺部，则积在气冲。总的来说，此脉见于左手，则积在身体左部；脉见于右手，则积在身体右部；两手都见此脉，则积在身体中央。

不但积聚与伏脉有相关性，其他任一部经脉脏腑有类似病变，必有一气的脉象也先表现为伏脉。如肝病时木气被郁，心病时火气被郁，肾病时水气被郁，肺病时金气被郁，脾病时土气被郁，但凡此类郁证，脉象就表现为伏脉。庚桑子说人有郁则为病，真是至理妙言。凡诊脉时见到某一部有伏脉，则可推知有一经将病。《伤寒论·平脉法》中说，伏气的病变，当用心去诊查推求，指的就是这个意思。

动代

动代者，阴阳之起止也。气欲发而不能，则为动；气中歇而不属，则为代。动者，郁勃而不息也。脉法："阴阳相拒[①]，

①阴阳相拒：《伤寒论·辨脉法》作"阴阳相搏"。

名曰动。阳动则汗出，阴动则发热"；"若数脉见于关上，上下无头尾，如豆大，厥厥动摇者，名曰动也"。

关者，中气之变现，阴阳之枢机，阳自此降而为阴，阴自此升而为阳。阴升于寸，则遂其上浮之性，不至为动；阳降于尺，则遂其下沉之性，不至为动。惟阴欲升，脾土虚而不能升，阳欲降，胃土弱而不能降，则二气郁于关上，而见动形。阴阳郁勃，不能升降，是以动而不止也。郁勃之久，不无胜负。阳胜而动于关上，则内泄营阴而汗出；阴胜而动于关下，则外闭卫阳而发热。热发则汗不出，汗出则热不发。汗出而热发，阴阳之胜负乃分。方其动时，阴阳郁荡，未知将来之孰胜而孰负也。动见于土位，木气盘塞而莫达，甲木不降，乃悬虚而为惊；乙木不升，乃冲击而为痛。甲乙横逆，而贼戊己，则土气败矣。

【语译】动脉和代脉，代表阴阳运动起止的情况。脉气代表的气机将要升发而不能升发，就表现为动脉；脉气运动时偶有停止不能连续，则为代脉。

动脉，反映气机旺盛、勃勃不息的状态。《伤寒论·辨脉法》说，阴阳二气被阻隔时攻冲不止，则为动脉。阳气相对旺盛表现为汗出，阴气相对旺盛时表现为发热。《伤寒论·辨脉法》又说，在关部见到数脉，中间突起无头无尾、形似大豆、上下摇动不止的脉，称为动脉。

关部是中气的体现，阴阳上下运动的枢纽，阳气通过关部下降而转化为阴，阴气通过关部上升而转化为阳。如果阴气能顺畅地上升至寸部，不为关部郁遏，就不表现为动脉；阳气顺畅地下降至尺部，不被关部所阻碍，也不会表现为动脉。只有在阴气因中焦脾虚而不能上升，或者阳气因胃土虚弱不能下降，阴阳二气被郁遏于关部，攻冲不止，就表现为动脉。阴阳二气因受郁遏而冲击不止，所以脉象表现为动而不休。郁遏日久，则阴阳二气必然要分出胜负。阳气旺盛时，不能下降，脉动于关部上，则营阴内泄而汗出不止；阴气旺盛时，不能上升，脉动于关部下，卫阳被闭则郁而发热。只有在汗出热散时，阴阳方能互通而平衡。当脉象表现为动脉时，正值阴阳二气郁遏动荡，尚不知阴阳互搏孰胜孰负。动脉见于关部中土，则木气（肝胆）盘塞不能通达，甲木（胆）不能下降，则相火在上焦而为惊悸；乙木（肝）不能上升，则冲击腹部而为疼痛。甲木、乙木（肝胆）二气横行肆虐，克伐脾胃，时间一长，脾胃就完全败坏了。

代者，断续而不联也。《灵枢·根结》："一日一夜五十营，以营五脏之精，不应数者，名曰狂生[1]"，"五十动而不一代者，五脏皆受气。四十动一代者，一脏无气。三十动一代者，

---

[1]狂生：形容生理功能不正常，精神失于常态，生命出现有危险的病理状态。

二脏无气。二十动一代者，三脏无气。十动一代者，四脏无气。不满十动一代者，五脏无气，与之短期。与之短期者，乍疏乍数也"。乍疏乍数者，断续之象也。

【语译】代脉，是指脉象运动断断续续，不能连续。《灵枢·根结》说，营血一昼夜间要运行于全身经脉五十周次，以营运五脏的精气，如果不能按规律应时而行，则称之为"狂生"。又说，脉动五十次而不出现一次代脉，则代表五脏的精气能正常布散，功能正常；四十次出现一次代脉，则一脏无气；三十次出现一次代脉，则二脏无气；二十次脉动中出现一次代脉，则代表三脏无气；十次中出现一次代脉，则四脏无气；不到十次就出现一次代脉，则五脏无气。五脏无气，则预示着近期病情危重，这种情况下，脉象就会时快时慢，失去常度。这时所说的时快时慢，指的就是脉象断断续续的状态。

盖呼吸者，气之所以升降也。心肺主呼，肾肝主吸，脾居呼吸之间。呼则气升于心肺，吸则气降于肾肝。呼吸定息，经脉五动，故十息之间，五十动内，即可以候五脏之气。一脏无气，则脉必代矣。

【语译】呼吸，是气机升降的动力，心肺位于上焦而主呼，肾肝位于下焦而主吸，脾胃位于中间，为呼吸之中。呼气时气机上升于心肺，吸气时气机下降于肾肝，一次呼吸，脉跳动五次，十次呼吸，脉跳动五十次，就可以诊查五脏的气机状态。一脏无气，则脉象就会出现代脉。

十一难："脉不满五十动而一止，一脏无气者，何脏也？吸者随阴入，呼者因阳出，今吸不能至肾，至肝而还，故知一脏无气者，肾气先尽也。"由肾而肝，由肝而脾，由脾而心，由心而肺，可类推矣。代脉一见，死期在近，不可治也。代为死脉，与脾脉代之代不同。脾脉代者，脾不主时，随四时而更代也。此为病脉。

【语译】《难经·十一难》说，脉动不及五十次而中止一次，代表一脏无气，是属于哪个脏呢？吸气时阴气随之而下，呼气时阳气随之而出，现在病人吸气时浅不及肾，只是到了肝就开始呼气，所以所谓的一脏无气，指的是肾气最先无气。进一步发展，则由肾至肝，由肝至脾，则脾至心，由心至肺，可以以此类推。一般而言，代脉的出现，表明近期预后极差，不可救药。代脉为死脉，这里与常说的脾脉的"代"意义不同，脾脉的"代"，其确切的涵义指的是脾不单独主持一个季节，要随四时而更替主持季末的十五天。本篇是关于病脉的论述。

四圣心源卷四

劳伤解

人不能有生而无死，而死多不尽其年。外有伐性之斧，内有腐肠之药①，重以万念纷驰，百感忧劳，往往未壮而衰，未老而病。顾保炼不谨，既失之东隅，而医药无差，冀挽之桑榆②。

【语译】人生于世，有生必有死，但多数人不得长寿而终。这是因为在外因色欲而戕伐性命，又因口腹之欲而伤肠烂腹，再加上万念纷驰，百感忧劳，往往未壮而先衰，未老而病。年轻时若不能做到养生保健，年长后就要正确养生，或可以失之东隅而得之桑榆，从而益寿延年。

古圣不作，医法中乖，贵阴贱阳，反经背道，轻则饮药而病加，重乃逢医而人废。金将军且将玉碎，石学士未必瓦全③。

---

① 语出汉代枚乘《七发》："皓步蛾眉，命曰伐性之斧；甘脆肥浓，命曰腐肠之药。"
② 失之东隅……挽之桑榆：原指在某处先有所失，在另一处终有所得。比喻开始在这一方面失败了，最后在另一方面取得胜利。东隅亦指早晨，桑榆亦指黄昏。
③ 典出元代《辍掌录》：石曼卿隐于酒，谪仙之才也。然善戏，尝出游报宁寺，驭者失控，马惊，曼卿坠马，从吏遽扶掖升鞍。市人聚视，意其必大诟怒。曼卿徐着鞭谓驭者曰："赖我是石学士也，若瓦学士，顾不破碎乎？"

叹竖子之侵陵①，痛鬼伯之催促②，书穷烛灭，百慨俱集，作劳伤解。

【语译】古时圣贤未能详细阐发，致使后世医术出现偏差，过于重视人体阴精而忽略阳气，这种学术偏差不符合医经原旨，在治疗时危害颇多，轻则服药后病情加重，重则使人残废。如此治疗，即使"金将军"也会玉碎，石学士也未必瓦全。叹息于病莫能救，死者难医，故而在翻尽医书，烛光烬灭之时，心生愤慨，而作"劳伤解"一篇。

1. 中气

脾为己土，以太阴而主升；胃为戊土，以阳明而主降。升降之权，则在阴阳之交，是谓中气。胃主受盛，脾主消化，中气旺则胃降而善纳，脾升而善磨，水谷腐熟，精气滋生，所以无病。脾升则肾肝亦升，故水木不郁；胃降则心肺亦降，故金火不滞。火降则水不下寒，水升则火不上热。平人下温而上清者，以中气之善运也。

【语译】脾为己土，属太阴而能升清；胃为戊土，属阳明而能降浊。升降的关键，在于阴阳相交之处，即中气。胃主受盛水谷，脾主消化，所以中气旺盛时，胃善于下降而能受纳水谷，脾能升清而善于消磨，水谷腐熟，精气因而滋生，

①典出《左传·成公十年》：公梦二竖子曰："彼良医也，惧我，焉逃之？"其一曰："居肓之上，膏之下，若我何？"后世又称"二竖"，后以代称病魔。
②鬼伯，指鬼中之长，又指阎王。古乐府《蒿里》："鬼伯一何相催促，人命不得少踟蹰。"

四圣心源卷四

这样人体就不会有病。脾气上升，则下焦肾肝二脏的气机也随之上升，水气、木气就不会出现郁滞；胃气下降则上焦心肺二脏的气机也随之下沉，所以金气、火气也不会出现停滞。火气下降则下面的水气不会过于寒冷，水气上升则上面的火气不至于过热。所以平和健康的人，下焦温和而上焦清凉，就是因为中气善于升降。

中气衰则升降窒，肾水下寒而精病，心火上炎而神病，肝木左郁而血病，肺金右滞而气病。神病则惊怯而不宁，精病则遗泄而不秘，血病则凝瘀而不流，气病则痞塞而不宣。四维之病，悉因于中气。中气者，和济水火之机，升降金木之轴，道家谓之"黄婆①"，"婴儿②""姹女③"之交，非媒不得，其义精矣。医书不解，滋阴泻火，伐削中气，故病不皆死，而药不一生。盖足太阴脾以湿土主令，足阳明胃从燥金化气，是以阳明之燥，不敌太阴之湿。及其病也，胃阳衰而脾阴旺，十人之中，湿居八九而不止也。

【语译】中气虚衰，升降不行，中气窒塞，肾水下寒而精病，心火上炎而神病，肝木不能左升而血病，肺金不能右降而气病。神病的表现是惊悸胆怯而不安，精病的表现是

①黄婆：道教炼丹的术语。认为脾内涎能养其他脏腑，所以叫黄婆。
②婴儿：道教外丹中，"婴儿"代指铅，内丹中指肾脏。
③姹（chà）女：原指少女，道家炼外丹，"姹女"代指水银，内丹中指心脏。

遗精滑泄而不收，血病的表现是血凝血瘀而不流，气病的表现是痞塞胀满而不畅。所以心、肾、肝、肺四脏的病变，都是因为中气升降不行所致。故而中气是交济上下水火二气的枢机，是升降左右金木二气的枢轴，在道教中，脾被称为"黄婆"，肾为"婴儿"、心为"姹女"，心肾相交，水、火互济，离不开脾（黄婆）作为媒介，这种重视脾胃的旨义是很精妙的。一些医书不解此意，总是主张滋阴泻火，伐削中气，病情本身未必致死，而用药治疗却百不一生。这是因为足太阴脾经以湿土主令，足阳明胃经从燥金而化，脾湿为主令，胃燥为从化，所以往往燥不敌湿，湿气易盛。中气之病，常表现为胃阳不足而脾阴旺盛，故而十人之中，脾虚生湿的情况常有八九人以上。

胃主降浊，脾主升清，湿则中气不运，升降反作，清阳下陷，浊阴上逆，人之衰老病死，莫不由此。以故医家之药，首在中气。中气在二土之交，土生于火而火死于水，火盛则土燥，水盛则土湿。泻水补火，扶阳抑阴，使中气轮转，清浊复位，却病延年之法，莫妙于此矣。

【语译】胃主降浊，脾主升清，若脾虚湿盛，胃阳不足，则中气不能运转，阴阳升降逆反，致使清气下陷、浊阴上逆，所以多数人的衰老病死，多因此理。因此，医生用药之时，首先在于调理中气。中气居于湿土（脾）、燥土（胃）之间，而且土生于火，而火又为水灭，所以火盛时则土燥，水盛时则土湿。治疗时应当泻水而补火，扶阳而抑阴，使中气运转，清升而浊降，故而要说却病延年的方法，没有比这个更巧妙的了。

黄芽①汤

人参三钱　甘草二钱，炙　茯苓二钱　干姜二钱

煎大半杯，温服。

【方解】黄芽汤，方名取升发脾中清阳之意。脾在五行为土，其色为黄；芽者，阳气萌发，故名黄芽。方用人参补益中气，使中清气上升；干姜大辛大热，以温脾中之阳，阳盛则湿去；茯苓淡渗利湿，以治脾虚所生之水湿；甘草甘温益中，土盛则制水，并能调和诸药。诸药合用，以奏益气温中、祛逐寒湿之效，用于脾阳虚而生寒湿，清阳不升，浊阴不降，中气不能转运之证。

中气之治，崇阳补火，则宜参、姜，培土泻水，则宜甘、苓。其有心火上炎，慌悸烦乱，则加黄连、白芍以清心；肾水下寒，遗泄滑溏，则加附子、川椒以温肾；肝血左郁，凝涩不行，则加桂枝、丹皮以舒肝；肺气右滞，痞闷不通，则加陈皮、杏仁以理肺。四维之病，另有专方，此四维之根本也。

---

① 黄芽：《周易参同契》云："阴阳之始，玄含黄芽。"

【语译】中气的调理方法有二，一则崇阳补火，宜选用人参、干姜；二则培土而制水，宜用甘草、茯苓。若病人时有心火上炎，症见心慌、心悸、心烦不安，则加黄连、白芍以清心泄火而敛降；肾水下寒，病见遗精、滑泄、

黄芽汤方阵及变化图	（黄连、白芍）		
（桂枝、丹皮）	人参、甘草、茯苓、干姜		（陈皮、杏仁）
	（附子、川椒）		

便溏，则加用附子、川椒以温肾逐寒；肝血不足而不能左升，气血郁滞，则加桂枝、丹皮以疏肝解郁，使肝气左升；肺气不降而滞于右边，病见痞闷不通，则加陈皮、杏仁以理肺而降浊。此外，心、肝、肺、肾其余四维单独的病变，则另有专方，不在此处论述。这里讲的是中气病变涉及其余四脏的情况。

2. 阴阳

中气升降，是生阴阳，阴阳二气，上下回周。阴位于下，而下自左升，则为清阳；阳位于上，而上自右降，则为浊阴。清阳生发于木火，则不至于下陷；浊阴收藏于金水，则不至于上逆。清气之不陷者，阳嘘①于上也；浊气之不逆者，阴吸

---

① 嘘：火或气的热力熏炙。

于下也。浊气不逆，则阳降而化阴，阳根①下潜而不上飞；清气不陷，则阴升而化阳，阴根②上秘而不下走。彼此互根，上下环抱，是曰平人。而清气之左升，赖乎阴中之阳生，阳生则浮动而亲上，权在己土；浊阴之右降，赖乎阳中之阴生，阴生则沉静而亲下，权在戊土。戊己升降，全凭中气，中气一败，则己土不升而清阳下陷，戊土不降而浊气上逆，此阴虚、阳虚所由来也。

【语译】中气的升降，产生了阴阳，阴阳二气，做上下循环运动。阴常居于下部，从下部由左边上升，转化为清阳；阳常居于上部，从上部由右边下降，转化为浊阴。从五行来讲，清阳由木位和火位生发，就不会下陷；浊阴由金位和水位收藏，则不至于上逆。清气之所以上升而不下陷，是因为阳气在上有加热升腾的作用；浊气之所以下降而不上逆，是因为阴气在下有吸纳的作用。只有在浊气不上逆的情况下，阳气方能下降而化为阴气，所以说阳根下潜而不飞越；只有在清气不下陷的情况下，阴气方能上升而化为阳气，所以说阴根上秘而不下脱。阴阳二气若能互为根本，上下环抱，则为平和不病、健康之人。

然而清气由左上升，其过程为下部阴中生阳，阳性亲上而上浮，其关键在于己土（脾）；浊阴由右而下降，其过程

---

① 阴根：阴气位于下而根于上，故在上的阴气称之为"阴根"。
② 阳根：阳气位于上而根于下，故在下的阳气称为"阳根"。

为上部阳中生阴，阴本性沉静而亲下，其关键在于戊土（胃）。脾胃（戊己）升降，全依赖于中气，一旦中气败坏，则脾（己土）不能上升而清阳下陷，胃（戊土）不能下降而浊气上逆。这就是阴虚、阳虚产生的根本原因。

阴虚

阴盛于下而生于上，火中之液，是曰阴根。阴液滋息[1]，爰生金水。阴性沉静，其根一生，则沉静而亲下者，性也，是以金收而水藏。而金水之收藏，全赖胃土之降，胃土右降，金收于西而水藏于北，阳气蛰封，此木火生长之根本也。

【语译】阴气分布于下焦，根源在于上焦，所以上焦火中所蕴藏的津液，是阴气产生的根源。阴液不断滋生，就会产生金与水。阴的本性是安静而下沉，所以阴气一生则沉静下行，这就是所谓的金收而水藏的本义。但是金水的收藏，完全依赖于中气中的胃气，只有在胃土右降时，金从西方下降，形成水而藏于北方，阳气因此而蛰藏于水中，这就是木、火生长的根本原因。

胃土不降，金水失收藏之政，君相二火泄露而升炎，心液消耗，则上热而病阴虚。人知其金水之亏，而不知其胃土之弱。胃以阳体而含阴魄，旺则气化而阴生。以气统于肺而

---

[1] 滋息：繁殖，滋生，如休养生息。

实化于胃，肺气清降而产阴精，即胃土之右转而变化者也。
是宜降肺胃助收藏，未可徒滋心液也。

【语译】如果胃土不能右降，则金水失去对全身气机收敛封藏的作用，君火、相火就会因而泄漏上炎，心火中蕴藏的阴液因而消耗，致使上焦热盛而阴虚。一般的医生只知道金水亏虚，而不知胃土虚弱才是其根本原因。胃为阳明属阳，却蕴含阴魄，当胃气旺盛时，就能通过气化而产生阴液。这是因为气为肺所统摄，但是根本上却是胃化生而传递于肺的，虽然肺气清凉下降产生了阴精，但是在根本上却离不开胃气的右转下降作用。所以在治疗阴虚时，应当降肺胃之气而帮助肾精的收藏，不要单纯地滋养心阴。

地魄汤

甘草二钱，炙　半
夏三钱，制　麦冬三钱，
去心　芍药三钱　五味
子一钱，研　玄参三钱
牡蛎三钱，煅，研

煎大半杯，温服。

水为阴，而阴生于
肺胃，胃逆而肺金不敛，
君相升泄，则心液消亡，

地魄汤方阵
及变化图

	牡蛎	
甘草（人参、黄芪）	半夏	麦冬、玄参
		芍药、五味子

而阴无生化之原。麦冬、芍药，双清君相之火，半夏、五味，降摄肺胃之逆，玄参清金而益水，牡蛎敛神而藏精。

若热伤肺气，不能化水，则用人参、黄芪，益气生水，以培阴精之原。此补阴之法也。

【方解】地魄汤，取大地（土）为阴，肺藏魄之意，表明此方有通过降肺胃而滋阴的功效。水为阴，因肺胃二脏的气化作用而产生，若胃气上逆而肺金不能收敛，君火、相火因而上升外泄，致使心中阴液消亡，阴液就无从化生。所以方中用麦冬清君火、白芍敛相火，半夏降胃气，五味子敛肺气，玄参上清肺金、下补肾水，牡蛎重镇能安心神而敛肾精。诸药合用，以凉、敛、涩而具收敛沉降之效，使肺气得收而阴液得以滋生。加炙甘草以养脾气，脾气左升则胃气右降更顺，又与白芍、五味子合用以酸甘化阴。

如果热伤肺气，气虚不能化水，就要用人参、黄芪，以补气而生水，培补阴精产生的根本，这也是补阴的一个方法。

阳虚

阳盛于上而生于下，水中之气，是曰阳根。阳气长养，爱生木火。阳性浮动，其根一生，则浮动而亲上者，性也，是以木生而火长。而木火之生长，全赖脾土之升，脾土左升，木生于东而火长于南。纯阳之位，阴气萌滋，此金水收藏之根本也。

【语译】阳旺盛于上部，产生于下部，下部水中蛰藏的阳气，就是阳的根蒂。阳气的生长和充养，就产生了木和火。阳的本性就是上浮、运动，所以阳气一旦产生，就会浮动至人体上部，所以在人体左侧有木生，上部有火长。然而木、火二气的生长，又依赖于脾土的升发。当脾土的清阳在左方上升时，木气就会随之在东方生发，火气在南方长养。上部与南方，是阳气精华聚集的地方，阳极而生阴，所以阴气也在此时渐渐萌发，在金、水二气的作用下产生阴精。所以说，阳气又是金、水收藏的根源。

　　脾土不升，木火失生长之政，一阳沦陷，肾气渐亡[①]，则下寒而病阳虚。人知其木火之衰，而不知其脾土之弱。脾以阴体而抱阳魂，旺则血生而神化。以血藏于肝而实生于脾，肝血温升而化阳神，即脾土之左旋而变化者也。是宜升肝脾以助生长，不止徒温肾气也。

　　【语译】脾土不能上升，木、火二气就不能主持生与长的生理功能，阳气一旦消亡沦陷，肾精随之虚衰不足，下焦因而生寒。一般的医生只知道木、火的温热功能虚衰，而不知其根本原因在于脾土虚弱。脾为太阴，包含阳魂，脾土旺盛时，就能从食物中化生出血气，血气又能转化为阳神（心

---

① 渐（sī）亡：灭绝、消亡。

神）。所以说，血虽藏于肝，却产生自脾，肝血温暖而上升，又转化为阳神，这就是脾土左旋运动所产生的生理变化。因此在治疗阳气不足时，应当升肝脾而助阳气生长，不能局限于补肾温阳这一个方法。

天魂汤

甘草二钱　桂枝三钱　茯苓三钱　干姜三钱　人参三钱
附子三钱

煎大半杯，温服。

火为阳，而阳升于肝脾，脾陷而肝木不生，温气颓败，则阳无生化之原。脾陷之根，因于土湿，土湿之由，原于水寒。甘草、茯苓，培土而泻湿，干姜、附子，暖脾而温肾，人参、桂枝，达木而扶阳。

若肝血虚弱，不能生火，则用归、地、首乌，以培阳神之原。以火清则神发，血者，神魂之母也。

【方解】天魂汤，取天为阳、肝藏魂之意。火为阳，阳气在肝、脾部上升。若脾虚则清阳下陷，肝木不能生发，肝血不能化生温暖之气，

天魂汤方阵及变化图			
桂枝（当归、熟地黄、何首乌）	人参、甘草、干姜、茯苓		
	附子		

阳气就不能生化。脾所主的清阳之所以下陷，原因在于脾虚生湿，而土湿的原因又在于肾水虚寒。所以方中用炙甘草、茯苓，培补脾土而泻水湿，干姜、附子能温补脾肾而散阴寒，人参、桂枝健脾而疏肝，从而起到扶助阳气的作用。

如果肝血虚弱，则血不能化火，可以加当归、熟地黄、何首乌补肝养血，以培养阳神化生的根源，火气清纯则神气自然产生，肝血就是神魂产生的根源。

夫纯阳则仙，纯阴则鬼。阳盛则壮，阴盛则病。病于阴虚者，千百之一，病于阳虚者，尽人皆是也。后世医术乖讹，乃开滋阴之门，率以阳虚之人，而投补阴之药，祸流今古，甚可恨也。

【语译】道教认为，人体纯阳无阴则为仙，纯阴无阳则为鬼。阳气旺盛人体就强壮，阴气过盛则生病。临床上因阴虚而致病的人，千百人中只有一二，但阳虚致病的，比比皆是。后世的医术偏差错谬，创立滋阴的方法，致使阳虚的病人服用滋阴的药物，此法祸害古今，实在是令人痛恨不已。

阴脱

阳自右降，降于坎府，而化浊阴，则又含阳气，是谓阳根。阳性温和而升散，阴气左升而不陷者，有此坎阳以辟之也。其升散之权，全在于脾，脾气不升，则精血驰走而阴脱。

【语译】阳气自右方下降，沉降至下焦而化为浊阴，下焦是肾脏所在之处，就如同八卦中的坎（☵）卦，在浊阴之中尚蕴含有阳气，这个阳气就是全身阳气的根源。阴气能左升化阳而不下陷，就是因为阳性温和而升散，坎卦中的阳气在不停地开辟浊阴转化阳气。阳气升散的关键在于脾土，脾气不能上升，下焦的精血浊阴就会快速亡失而出现阴脱的重症。

二十难曰：脱阴者，目盲。目者，阳神所发。阳根于坎，坎水，阴也，而中抱阳气，坎阳温升，而生肝木。肝藏血而含魂，魂即血中温气之渐灵者。温化而为热，则魂化而为神。阳神发露，上开双窍，而为两目，目乃阳神之所出入而游行也。阴脱者，阳根渐败，精血失藏，魂神不能发露，是以目盲。

【语译】《难经·二十难》说，脱阴的病人，表现为目盲。双目是人体阳神开窍之处，而阳的根源在于坎水，坎水属阴，其中包含有阳气，所以坎中阳气有温暖升发的作用，这种温暖升发产生了肝木。肝藏血而含魂，"魂"的本质就是血中的温暖之气渐渐产生的灵气。血中的温暖之气继续转化就成为热气，此时"魂"就会随之转化为"神"。神属阳，故称"阳神"，阳神散发显露，在头部开辟两窍，即两目，所以双目是阳神出入游行的部位。阴脱的病人因为阳气的根本消亡败坏，致使精血不能收藏，神、魂不能散发显露于两目，所以表现为目盲。

　　凡人之清旦目盲者，是其阴气亡脱，定主死期不远。名为脱阴，而实以阳根之败。《素问》所谓"目受血而能视"者，亦是此理。后人不解经义，眼科书数千百部，悉以滋阴凉血，泻火伐阳，败其神明，以致眼病之家，逢医则盲。医理玄奥，非上智不解，乃以俗腐庸妄之徒，无知造孽，以祸生灵，可恨极矣！

　　【语译】一般人在清晨时出现目盲的现象，是因为阴气亡脱于下，大多死期不远。这种病虽然称为阴脱，但根本原因却在于阳根败坏。《素问·五脏生成篇》说，两目接受血的滋养就能产生视的功能，讲的就是这个道理。后世之医不能准确地理解经义，导致很多眼科书都用滋阴凉血的方法治疗脱阴目盲，泻火而伤阳，神明因而败坏。眼病的病人，反而因为医生的错误治疗而加重成为盲人。医理的玄奥，非上智之人不能理解，所以一些无知狂妄的医生，创立一些错误的治疗方法，实在是在造孽，他们祸害生灵，着实可恨。

乌肝[1]汤

　　甘草二钱　人参三钱　茯苓三钱　干姜三钱　附子三钱，炮　首乌三钱，蒸　白芍三钱　桂枝三钱

----

[1]乌肝：王重阳《五篇灵文》云："真炁上腾，升入乾宫，动而后静，合阳中之阴，名曰乌肝。"

煎大半杯，温服。

【方解】乌肝汤，取金乌（太阳）之象，喻阳气升腾，是治疗阴脱目盲的方剂。本方用甘草、茯苓培土而伐水，干姜、附子温补脾肾之阳，桂枝、人参升发肝脾中阳气，又加白芍、首乌滋阴

乌肝汤 方阵图			
桂枝	人参、 甘草、 茯苓、 干姜		
首乌、 白芍			
	附子		

而养肝血。诸药合用，则脾健而水湿去，肝血充足而阳气升发，故能治疗脱阴之证。

阳脱

阴自左升，升于离位而化清阳，则又含阴精，是谓阴根。阴性清肃而降敛，阳气右降而不逆者，有此离阴以翕之也。其降敛之机，全在于胃，胃气不降，则神气飞腾而阳脱。

【语译】阴自左方上升，上升至南方、上焦离位（☲），就转化为清阳，清阳之中又蕴含有阴精，这里的阴精就是全身阴气的根源。阴的本性就是清肃、收敛、沉降，所以阳气能够在右方沉降而不上逆，靠的就是离火（☲）中所蕴含的一点阴精，从而起到聚敛闭合的作用。但其中降敛的关键，全在于胃气的下降，如果胃气不能沉降，包括人体的整个神气就会上逆飞腾而出现阳脱的重症。

二十难曰：脱阳者，见鬼。仙为纯阳，鬼为纯阴，人居阴阳之半，仙鬼之交。阳脱则人将为鬼，同气相感，是以见之。凡人之白昼见鬼者，是其阳气亡脱，亦将续登鬼录[1]矣。

【语译】《难经·二十难》说，脱阳的病人会出现见鬼的症状。道教认为，仙人为纯阳的状态，鬼则是纯阴的状态，人则阴阳各半，处于鬼和仙之间。阳气脱失则人将为鬼，所以病人能与纯阴的鬼相感应，就会出现见鬼的症状。如果病人白日见鬼，就是阳气亡脱，距离死亡也就不远了。

兔髓[2]汤

甘草二钱　人参三钱　五味一钱　半夏三钱　龙骨二钱，煅，研　牡蛎三钱，煅，研　玄参三钱　附子三钱

煎大半杯，温服。

阳脱则白日见鬼，阴脱则清旦目盲。阴阳既脱，无方可医。于其将脱之前，当见机而预防也。

【方解】兔髓汤，取玉兔（月亮）精髓之象，喻阴中之阳，以治脱阳之证。方用龙骨、牡蛎重以安心神，五味子敛肺生阴，玄参滋养肺肾，半夏降胃而利心肺中阳气肃降而化阴液，人参、甘草左升脾中清阳而助阴液右降，又以附子温振心肾之阳。诸药合用，以起到回阳固脱，阴中生阳之效。

---

[1] 鬼录：亦作"鬼箓"，所谓阴间死人的名录。
[2] 兔髓：王重阳《五篇灵文》云："先凝神，聚于坤位，静中生动，采阴中之阳，名曰兔髓。"

阳脱的病人常于白日见鬼，阴脱的病人清晨目盲，如果病人阴阳两脱，则无药可医。只能在将脱之前及早治疗，以预防其出现。

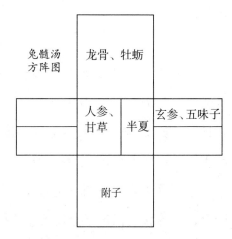

兔髓汤方阵图

龙骨、牡蛎

人参、甘草　半夏　玄参、五味子

附子

3. 精神

神胎于魂而发于心，而实根于坎阳；精孕于魄而藏于肾，而实根于离阴。阴根上抱，是以神发而不飞扬；阳根下蛰，是以精藏而不驰走。阳神发达，恃木火之生长，而究赖太阴之升；阴精闭蛰，资金水之收藏，而终籍阳明之降。太阴阳明，所以降金水以吸阳神，升木火以嘘阴精者也。

【语译】神孕育于魂，发显于心，根本在于坎（☵）中的一阳；精孕育于魄，藏于肾，根本在于离（☲）中的一阴。阴根在上环抱阳神，所以神气发显而不至于飞扬走失；阳根在下蛰藏于阴中，所以阴精含藏而不快速下走脱失。阳神之所以发越畅达，依赖于木、火二气的生与长，但关键在于太阴脾脏的升清功能；阴精闭藏于下，依赖于金、水二气的收与藏，但关键在于阳明胃腑和降的功能。太阴脾与阳明胃，能够降金、水二气而吸摄阳神，也能够升发木、火二气而吐纳阴精。

阳明不降，则火金浮升，而神飘于上；太阴不升，则水木沉陷，而精遗于下。盖阳中有阴，则神清而善发；阴中有阳，则精温而能藏。脾陷则精不交神，胃逆则神不交精。阳神飞荡，故生惊悸，阴精驰走，故病遗泄。

【语译】阳明胃腑不能和降，则上焦的火、金二气升浮于上，心神就会飘荡于上而不能收持；太阴脾脏不能升清，则下焦的水、木二气沉陷于下，精血就会遗失滑脱。大体而言，上焦阳中有阴，则神气清纯而善于显发；下焦阴中有阳，则精血得温而能蛰藏。当脾虚下陷时，则下焦之精不能上交于神；胃气逆时，上焦之神不能下交于精。所以当阳神飞越飘荡时，人就会有心中惊悸的表现；阴精驰走于下，则产生遗精、滑泄的病证。

阴升阳降，权在中气。中气衰败，升降失职，金水废其收藏，木火郁其生长，此精神所以分离而病作也。培养中气，降肺胃以助金水之收藏，升肝脾以益木火之生长，则精秘而神安矣。

【语译】所以说，阴升阳降的关键在于中气。中气衰败，则脾胃升降失职，金、水不能收藏，木、火郁而不能生长，这就是精、神分离而生病的原因。因此，培养中气，降肺胃以帮助金、水二气的收和藏，升肝脾以帮助木、火的生与长，这样的话，精血就能固密，神气就能安静了。

神惊

神发于心而交于肾，则神清而不摇。神不交精，是生惊悸，其原由于胆胃之不降。乙木上行，而生君火，甲木下行，而化相火。升则为君而降则为相，虽异体而殊名，实一本而同原也。相火之降，赖乎胃土，胃气右转，阳随土蛰，相火下根，是以胆壮而神谧①。相火即君火之佐，相火下秘，则君火根深而不飞动，是以心定而神安。

【语译】神在上，发显于心而下交于肾，所以心神清虚而不轻易动摇。心神不能下交于肾精，就会产生惊悸之证。心神不能下交的深层原因，又在于胆胃不能下降。乙木（肝）上行，化生君火；甲木（胆）下行，化为相火。火分君相，上升者为君火，下降者为相火，虽然君、相二火升降不同，名称不同，但本质上都属火，而且都来源于木气。相火的下降，依赖于胃土的和降，在胃气右转下降时，阳火随土气而下行蛰藏，相火之根深植于下，所以胆壮而心神安静。相火其实是君火的佐助，如果相火蛰藏于下，君火就会牢固，不轻易飞越飘荡，人也就能够心定神安了。

---

①谧（mì）：安宁，平静。

胃土不降，相火失根，虚浮惊怯，神宇不宁。缘君相同气，臣败而君危，故魂摇而神荡也。阳神秘藏，则甘寝而善记，阳泄而不藏，故善忘而不寐也。胃土之不降，由于脾土之湿。足阳明化气于燥金，性清降而收敛，金收而水藏之，故阳蛰于坎府。湿则胃土上郁，收令不行，故火泄而阳飞也。

【语译】胃土不能下降，相火不能下潜，就会虚浮于上焦而生惊悸胆怯，上焦火旺，心神不安。因为君、相二火同属火，臣败而君危，所以魂动则神荡不安。阳神若能摄藏，则睡觉香甜，记忆力强，反过来阳神外泄而不能摄藏，则多健忘而失眠。胃土不能和降，又多因脾土生湿所致。这是因为，足阳明胃主持燥金之气，本性清降收敛，将阳气收敛后藏于肾水，所以阳气才能蛰藏于下焦（坎府）。当脾虚生湿时，湿气郁滞于中上二焦，使金气不能收敛沉降，所以火气外泄而阳气飞失于上了。

火炎于上，肾水沉寒，阴凝气结，久而弥坚，历年增长，状如怀子，是谓奔豚。奔豚者，肾肝之阴气聚而不散者也。水寒木枯，郁而生风，摇撼不已，则心下悸动。悸见脐下，则根本振摇，奔豚发矣。奔豚上腾，侮土凌心，发作欲死，最为剧证。数年之后，渐而火败土崩，则人死矣。

【语译】当火炎于上焦时，肾水沉于下而寒冷，阴寒凝结，日久而加重，历年而增长，小腹胀大如同怀孕，这就是所谓的奔豚病。奔豚病的形成，是下焦肾、肝二脏的阴寒之气聚结不散所致。下焦水寒，则肝木枯萎，郁结生风，风盛则动摇不已，心下悸动不安。当肚脐下悸动时，就发为奔豚病。木气挟寒水上逆，则反侮脾土而欺凌心火，发作时痛苦欲死，是最为痛苦的病证。如此发作数年，心火逐渐衰败而脾土将要崩溃，人离死亡也就不远了。

大凡脾肾寒湿，无不有惊悸之证，惊悸不愈，必生奔豚积块。此皆中气亏损，阴盛阳虚之病也。庸工不解，以为心血不足，乃以归脾、补心之方，清凉滋润，助阴伐阳，百不一生，最可伤也。

【语译】大体上脾肾寒湿的病众，多有惊悸之证，惊悸不能治愈，久则必生奔豚积块。这都是中气亏损、阴盛阳虚所致。庸医不能理解疾病的根源，以为惊悸一定是心血不足所致，而一概用归脾汤、补心汤等清凉滋润的方剂，结果助阴而损阳，病人百不一生，真是可悲。

少阳相火，其性甚烈，而惊悸之家，则阳败而火熄，非少阳之旺也。其相火极旺，如小建中、炙甘草两证，乃少阳伤寒将传阳明，故以芍药、生地，泻胆胃之燥热，内伤中此证颇少也。

【语译】少阳相火本来火势剧烈，但惊悸的病人，是因火熄而阳气败坏所致，而非相火旺盛所致。相火过旺所致的病证，只有小建中汤证、炙甘草汤证，在少阳伤寒即将传入阳明时方能见到，所以这两个方里用芍药、生地黄等寒凉滋润药物来清泻胆、胃二腑中的燥热。在一般的内伤病证中，这两个病证是很少见到的。

金鼎①汤

甘草二钱　茯苓三钱　半夏三钱　桂枝三钱　芍药三钱

龙骨二钱　牡蛎三钱

煎大半杯，温服。

惊悸之证，土湿胃逆，相火不藏，应用茯苓去湿，半夏降胃，桂枝达肝，芍药敛胆，龙骨、牡蛎藏精聚神，以蛰阳根。阳降根深，则魂谧神安，惊悸不作矣。

其上热者，倍芍药以清胆火。下寒者，加附子以温肾水。若病重年深，奔豚凝结，少腹气块，坚硬渐寒，此阴邪已盛，缓用附子。当燥土去湿，调其脾胃，后以温燥之药，熬膏贴之。详具奔豚证中。

【方解】金鼎汤，取上焦君相二火之意，治疗阳虚火败的惊悸证。惊悸一证，是因为脾虚生湿，胃气上逆，相火不

---

①金鼎：北宋张伯端《悟真篇》云："金鼎欲留朱里汞，玉池先下水中银"，金鼎，是为离宫，指心；玉池，是为坎府，指肾。

能下潜收藏而致。方用茯苓健脾祛湿，半夏和降胃气，桂枝以温暖之性而条畅肝气，芍药味酸而收敛胆经相火，龙骨、牡蛎镇潜上焦飘扬失根之相火而安心神。诸药合用，以潜相火而使其根植下焦，则魂静而神安，惊悸不再发作了。

如果火旺于上，则使白芍的量增加一倍，以清敛相火。下焦有寒，则加用附子以逐阴寒。如果病情日久不愈，形成奔豚病，少腹有积块

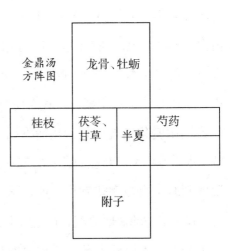

金鼎汤方阵图

龙骨、牡蛎

桂枝　茯苓、甘草　半夏　芍药

附子

凝聚，寒结坚硬，此时阴邪已盛，当缓用附子，先以燥土去湿之法调理脾胃，然后用温燥之药熬膏贴敷于积块之处。具体治疗方案详见奔豚证一章中。

精遗

精藏于肾而交于心，则精温而不走。精不交神，乃病遗泄，其原由于肝脾之不升。丙火下行而化壬水，癸水上行而化丁火。壬水主藏，阳归地下者，壬水之蛰藏也。壬水非寒则不藏，阴阳之性，热则发扬而寒则凝闭，自然之理。壬水蛰藏，阳秘于内，则癸水温暖。温气左升，是生乙木。升而不已，积

温成热，是谓丁火。水之生木而化火者，以其温也。木火生长，阳气发达，阴精和煦，故不陷流。

【语译】阴精下藏于肾而上交于心，所以阴精往往能保持温暖而不走失。肾精若不能上交于心神，病人就会出现遗精、滑泄的病变，但深层次的原因在于肝脾不能上升。丙（小肠）火下行就能化为壬（膀胱）水，癸（肾）水上行就能化为丁（心）火，壬（膀胱）水主藏，阳气因而能顺利地归藏于地下。

阴阳变化的规律是，热而发扬、寒而凝闭。因为壬（膀胱）水本性为寒，寒能敛藏，当壬（膀胱）水行使蛰藏功能时，阳气同时也会被闭伏其中，所以癸（肾）水因而变得温暖。癸（肾）水中的温暖之气，在左方上升，就转化为乙（肝）木。乙（肝）木不停地上升，所积聚的热量就转化为热气，也被称为丁（心）火。所以说，下焦的寒水之所以能生木而化火，原因就在于寒水中的温暖之气。木、火二气主生主长，阳气升发通达，阴精和煦温暖，所以阴精就不会下陷流失。

壬水失藏，则阳泄而肾寒。水寒不能生木，木气下郁，则生疏泄。木以疏泄为性，愈郁则愈欲泄，以其生意不遂，时欲发舒之故也。遇夜半阳生，木郁欲动，则梦交接。木能疏泄而水不蛰藏，是以流溢不止也。甚有木郁而生下热，宗筋常举，精液时流。庸工以为相火之旺，用知母、黄柏泻之，是益其癸水之寒，而增其乙木之陷也。

【语译】壬（膀胱）水失去蛰藏阳气的能力，使阳气外泄而肾（癸）水寒冷。肾水寒冷，就不能化生肝木，木气郁于下焦不能升发，就会增强疏泄的力量。这是因为疏泄是木的本性，木气越郁，疏泄的力量就越大，生发的意愿若不能顺遂，总要找机会向外舒展。到了半夜阴盛而阳气萌发之时，被郁的木气蠢蠢欲动，所以病人往往会梦见性交。此时木气得到舒展，但病人的壬（膀胱）水失去蛰藏的功能，所以肾精就会流溢不止。甚至有的病人因为木气郁滞而在下焦郁而化热，阴茎时常勃起，精液经常流失。庸医认为这是下焦相火过旺，用黄柏、知母等苦寒的药物清泄下焦，结果下焦癸（肾）水更加寒冷，肝木之气更加郁滞下陷了。

乙木之升，权在己土。木生于水而实长于土，土运则木达。以脾阳升布，寒去温回，冰泮①春生，百卉荣华故也。盖戊土西降，则化辛金，北行则化癸水；己土东升，则化乙木，南行则化丁火。金水之收藏，实胃阴之右转；木火之生长，即脾阳之左旋也。土湿阳衰，生气不达，是以木陷而不升。人知壬水之失藏，而不知乙木之不生，知乙木之不生，而不知己土之弗运，乃以清凉固涩之品，败其脾阳而遏其生气，

---

①泮（pàn）：消散，解体。

病随药增，愈难挽矣。

【语译】但是乙（肝）木的升发，关键在于己（脾）土。木生于水而长于土，脾土能正常运化，肝木就能条畅顺达而不郁滞。这是因为脾中清阳上升，阳气布散，则寒去而温回，冰消而春生，万物荣华茂盛。大体上戊（胃）土在右（西）方沉降，转化为辛（大肠）金，继续下（北）行转化为癸（肾）水；己（脾）土东（左）升，转化为乙木，继续上（南）行就转化为丁（心）火。所以，金、水二气的收藏，实际上就是胃阴的右转所致；木、火二气的生长，实际上就是脾阳左旋的结果。脾土阳虚则生湿，温盛则肝木的生机不能舒达，所以木气下陷而不上升。人们只知道壬（膀胱）水不寒，失去蛰藏的功能而用苦寒之法，却不知道乙（肝）木不能生发，或者只知道乙（肝）木不能生发，而不知己（脾）土不能运转。庸医只知道用清凉固涩的方药，结果败坏脾阳，遏制阳气，使病情因为药物而加重，变得更加难以治疗了。

玉池[1]汤

甘草二钱　茯苓三钱　桂枝三钱　芍药三钱　龙骨二钱
牡蛎三钱　附子三钱　砂仁一钱，炒，研，去皮

煎大半杯，温服。

遗精之证，肾寒脾湿，木郁风动。甘草、茯苓，培土泻湿，

---

[1] 玉池：指肾脏。

桂枝、芍药，疏木清风，附子、砂仁，暖水行郁，龙骨、牡蛎，藏精敛神。水土暖燥，木气升达，风静郁消，遗泄自止。

其湿旺木郁而生下热，倍茯苓、芍药，加泽泻、丹皮，泻脾湿而清肝热，不可谬用清凉滋润，败其脾肾之阳。盖肾精遗失，泄其阳根，久而温气亡脱，水愈寒而土愈湿。火土双亏，中气必败。未有失精之家，阴虚而生燥热者。其木郁下热，脾阳未亏，清其肝火，不至为害。若脾阳已亏，误用清润，则土败而人亡矣。仲景《金匮》亡血失精之意，后人一丝不解也。

【语译】遗精一证，是由于肾寒而脾湿，肝郁而疏泄太过所致。玉池汤一方，用甘草、茯苓健脾祛湿；桂枝以温暖之性而疏肝，芍药以酸敛寒凉之性而清郁热、柔肝熄风，附子温肾阳而逐寒，砂仁化湿而行滞，龙骨、牡蛎藏精敛神。诸药合用，则水土暖而湿去，木气条达而升发，风静而郁消，遗精滑泄之证自然药到病除。

如果病人湿气过盛而肝郁生热，则使茯苓、白芍的用量增加一倍，再

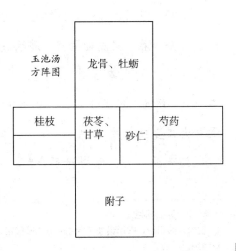

玉池汤方阵图

	龙骨、牡蛎		
桂枝	茯苓、甘草	砂仁	芍药
	附子		

加泽泻、丹皮，以祛脾湿而清肝热，不要用清凉滋润的药物，那样会使脾肾的阳气更加虚弱败坏。这是因为病人遗精过多，则肾精不足，阳气根本虚损，不能再化生温气，此时下焦水气更寒而脾湿更甚。下焦阳火与中焦脾土亏虚，则中气必然败坏。所以在临床上极少见到长久精气亏虚而出现阴虚燥热的情况。如果木郁生热，脾阳尚未亏虚，此时清肝泄火，还不至于危害人体；但脾阳已经亏虚，再误用清凉滋润的药物，就会中气败坏而置人于死地。这样看来，张仲景《金匮要略》"血痹虚劳病脉证并治"篇中所讲的"亡血家""失精家"的意旨，后人是丝毫未能领会的。

灵雪丹

甘草　薄荷　甘遂　朝脑[①]　阳起石　紫苏叶各三钱

共研，碗盛，纸糊口，细锥纸上密刺小孔。另用碟覆碗上，碗边宽余半指，黑豆面固济。砂锅底铺粗砂，加水。坐碗砂上，出水一寸。炭火煮五香，水耗，常添热水。水冷取出，入麝香少许，研细。蟾酥少许，人乳浸化。葱涕，官粉[②]，炼蜜为丸，绿豆大，瓷瓶封收。

津水研半丸，掌上涂玉麈[③]头。约一两时，麈顶苏麻，便

---

① 朝脑：樟脑的别名。
② 官粉：即铅粉，即用铅加工制成的碱式碳酸铅，又称铅华，古人常用于化妆美白，有药用。
③ 玉麈（zhǔ）：即玉柄麈尾。麈，古书上指鹿一类的动物，其尾可做拂尘。玉麈常用来借指男人的阴茎。

是药力透彻。秘精不泄，甚有良功。若遗泄不止，势在危急，先炼此药，封之日落，研涂。一夜不走，肾精保固，徐用汤丸。

【语译】灵雪丹，组成有甘草、薄荷、甘遂、樟脑、阳起石、紫苏叶等，这些药物各用三钱，研为细粉，放入碗中，碗口糊纸后封闭，用细针在纸上多刺小孔，然后用碟子覆盖于碗上，碗碟相接的空隙约有半指，再用黑豆面密封。砂锅底部铺上粗砂，加入水，将碗放在砂上，水面要比碗口低一寸。用炭火煮砂锅约五炷香的时间，如果熬的过程中水变得过少，则要经常加热水。五炷香后，灭火，等水冷后，再加入少量麝香，将药物研细，再加入蟾酥少许，用人的乳汁浸化，再加入葱中的津液、官粉，一起炼蜜为丸如绿豆大，放入瓷瓶中收藏。

用时，先用口水研半丸，放入掌中，涂于龟头之上。一两个时辰后，会觉得龟头顶部有酥麻感，就说明药力起了作用。此方有固精不泄的作用，效果很好。如果有遗精滑泄不止的情况，病情危重，就要先炼制此药，封闭好，待日落时研细涂用，这样的话，一夜都不会遗精滑泄，肾精保固，然后用其他汤丸药物进行治疗。

4. 气血

气统于肺，血藏于肝，而总化于中气。胃阳右转而化气，气降则精生，阴化于阳也；脾阴左旋而生血，血升则神化，阳生于阴也。精未结而魄先凝，故魄舍于肺，气魄者，肾精之始基也；神未发而魂先见，故魂舍于肝，血魂者，心神之初气也。

【语译】肺主气，肝藏血，气血都由中气化生。胃属阳，当胃阳右转下降时，就化生了阴气，阴气降而为阴精，所以说阴是从阳化生而来的；脾属阴，当脾阴左旋上升时，就化生了血，血上升就化为神，所以说阳是从阴化生而来的。肾中阴精尚未结聚时，肺所藏的魄先要凝结，因此，气、魄是肾精的初始状态；神气尚未发显时，肝中藏的魂先要萌动，因此血、魂是心神的初始状态。

气，阳也，而含阴魄，是以清凉而降敛；血，阴也，而吐阳魂，是以温暖而升发。及其魂升而神化，则又降而为气，魄降而精生，则又升而为血。盖精血温升，则蒸腾而化神气，神气清降，则洒陈而化精血。精血神气，实一物也，悉由于中气之变化耳。

【语译】气虽属阳，但含有阴魄，特点是清凉而降敛；血虽性阴，却能化生阳魂，特点是温暖而升发。当魂升而化神后，又重新降而为气；魄降而生精，其后又上升转化为血。大体而言，精血温暖时就会上升，蒸腾而化为神气；神气清凉时就会下降，则散布滋润而化为精血。精血和神气，本质上属于一类，都是由中气变化而产生的。

火金上热，则神气飞扬而不守；水木下寒，则精血泄溢而莫藏。故补养神气，则宜清凉，而滋益精血，则宜温暖。气秉辛金清凉之性，清则调畅，热则郁蒸，畅则冲虚，郁则滞塞，滞塞而不降，故病上逆。血秉乙木温暖之性，温则流行，寒则凝瘀，行则鲜明，瘀则腐败，腐败而不升，故病下陷。

【语译】上焦的金、火二气过于炎热，神气就会飞扬而不内守；下焦的水、木二气过于寒冷，那么精血外泄溢出就不能收藏。所以在补养神气时，要注意用清凉之法；滋补精血，就要用温暖之法。

肺主气，所以气秉承了辛（肺）金的清凉之性，清凉时，气机就调和顺畅；当炎热之时，气机就会郁蒸不通。气畅则清虚安静，气郁则塞滞不通，不通则气不能下降，反而上逆。

肝藏血，所以血秉承了乙（肝）木的温暖之性，温暖时，血气流畅，寒冷时，血气凝结而瘀。血行通畅则色泽鲜明，血瘀则腐坏，不能上升通达，就会有血气下陷之病。

气滞之家，胸膈胀满，痰嗽喘逆，半缘上中之虚热；血瘀之人，紫黑成块，杯碗倾泄，多因中下之虚寒。下寒则肺气之降于肝部者，亦遂陷泄而不升；上热则肝血之升于肺家者，亦遂逆流而不降。此气血致病之原也。

【语译】气滞的病人，多见胸膈胀满，吐痰、咳嗽、气喘上逆，多半是因为中上二焦虚而生热；血瘀病人，出血若见紫黑成块，有一碗那么多，则多半是因为中下二焦虚寒。下寒时，上焦的肺气也会因而下降，致使肝气下陷而不上升，表现为泄泻止；上热时，肝血也会随之上升，使肺气不降反升，表现为上气咳逆。这就是气血致病的根源。

气滞

肺主藏气，凡脏腑经络之气，皆肺家之所播宣也。气以清降为性，以心火右转，则化肺气，肺气方化，而已胎阴魄，故其性清肃而降敛。实则顺降，虚则逆升，降则冲虚，升则窒塞。

【语译】肺主藏气，所以全身脏腑经络各处的气，都是由肺来宣发布散的。气的本性是清凉肃降，这是因为心火在胃的作用下向右下方运动时，转化为肺气，而肺气一旦生成，就蕴含了阴魄，所以气的本性就是清肃而敛降。肺气旺盛充实时，就能顺利下降，下降就会清虚安静；当气虚时，就会气逆而窒塞于胸膈。

君相之火，下根癸水，肺气敛之也。肺气上逆，收令不行，君相升泄，而刑辛金，则生上热。凡痞闷嗳喘，吐衄痰嗽之证，皆缘肺气不降。而肺气不降之原，则在于胃，胃土逆升，浊气填塞，故肺无下降之路。

【语译】君火与相火，在肺气收敛的作用下，能沉潜而根植于下焦癸（肾）水。当肺气上逆，不能收敛时，君火、相火因而上升外泄，反而刑克辛（肺）金，因而产生上焦热盛的病证。在临床上，痞闷、嗳气、气喘，以及吐血、衄血、吐痰、咳嗽等病症，大多都是由肺气不降所致。但是肺气不能肃降的关键，还在于胃不和降，因为胃气上逆，浊气就会填塞胸膈，使肺气失去下降的通路。

肺胃不降，君相升炎，火不根水，必生下寒。气滞之证，其上宜凉，其下宜暖，凉则金收，暖则水藏。清肺热而降胃逆，固是定法，但不可以寒凉之剂，泻阳根而败胃气。盖胃逆之由，全因土湿，土湿则中气不运，是以阳明不降。但用清润之药，滋中湿而益下寒，则肺胃愈逆，上热弥增，无有愈期也。

【语译】肺胃不能下降，君、相二火就会持续上升，达到炎热的状态，不能下潜入肾水之中，肾水因此而变得寒冷。因此对于气滞的病证，应当清上焦之热，而温下焦之寒。上焦清凉则肺金能够收敛，下焦温暖则寒水能够蛰藏。虽然清肺降胃是必然的治法，但却不能过用寒凉而败坏胃气。因为胃气上逆的原因，正是土湿太盛，土湿盛则中气不能运转，所以阳明胃气就不能下降了。如果一味地选用清凉滋润的药物，使中焦湿气更盛，下焦寒气更甚，则肺胃更加上逆，上焦更加炎热，则永远不会有治愈的希望了。

下气汤

甘草二钱　半夏三钱　五味一钱　茯苓三钱　杏仁三钱，炮，去皮尖　贝母二钱，去心　芍药二钱　橘皮二钱

煎大半杯，温服。

治滞在胸膈右肋者。

【方解】下气汤有降肺胃之气的功能，用于治疗肺胃不降而气滞于胸膈、右胁的病证。本方用橘皮燥中上二焦之湿，半夏和降胃气，杏仁通利肺气，贝母化痰而降肺，芍药、五味子酸敛肺气，甘草、茯苓健脾渗湿而防水寒上逆。诸药合用，行气而祛湿，敛降肺胃，以使中气运转而气滞得行，气逆得降。

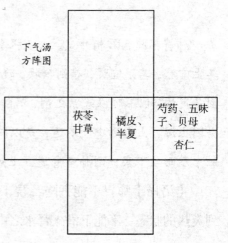

下气汤
方阵图

茯苓、甘草

橘皮半夏

芍药、五味子、贝母

杏仁

气积

肺藏气而性收敛，气病则积聚而不散，而肝气之积聚，较多于肺。肺气积聚，则痞塞于心胸；肝气积聚，则滞结于脐腹。

【语译】肺藏气，性收敛，所以气病时多为气机积聚而不宣散。但临床上肝气的积聚比肺气的积聚更多。肺气积聚，表现为上焦心胸痞塞；肝气积聚，多表现为下焦停滞结聚于腹部肚脐。

盖气在上焦则宜降，而既降于下，则又宜升。升者，肝之所司，以肝木主升，生气旺则气升，生气不足，故气陷而下郁也。而肝气之下郁，总由太阴之弱。以气秉金令，但能降而不能升，降而不至于下陷者，恃肝木之善达，肝木之善达者，脾土之左旋也。

【语译】这是因为，气聚于上焦之时，应当沉降，沉降之后，又要以上升为宜。上升，是肝所主的功能，肝木主升，下焦肝气生机旺盛则气能上升，生机不足则气机下陷而为下焦郁滞。肝气郁于下焦，关键又在于太阴脾土虚弱。这是因为肺气秉秋金之令，主降而不主升，那么气机为何下降而不至于下陷为病，则是因为肝木善于升发条达，使下降之气继之上升。但肝木之所以能正常条达升发，根本上又是依赖脾土左旋上升的功能。

气盛于肺胃，而虚于肝脾，故肺气可泻，而肝气不可泻。气积于胸膈右胁，宜泻肺胃以降之；气积于脐腹左胁，宜补肝脾以升之。此化积调气之法也。

【语译】气旺盛于肺胃部位，虚弱于肝脾部位，所以肺气壅滞可以用泻法，而肝气郁滞就不能用泻法了。肺病气滞，病在胸膈、右胁，此时可以用泻肺胃之法来降气；肝病气滞，病在脐腹、左胁，应当用补益肝脾的方法来升发疏达。这就是从肺、肝来化积滞、调气机的法则。

达郁汤

桂枝三钱　鳖甲三钱，醋炙焦，研　甘草二钱　茯苓三钱　干姜三钱　砂仁一钱

煎大半杯，温服。

治积在脐腹左胁者。

【方解】达郁汤，是治疗肝气郁于下焦的方剂。方用桂枝，以其温暖之性而益肝木之生发，鳖甲入肝而软坚散结，干姜温补脾阳而益其升发之气，砂仁化湿而降胃浊，甘草、茯苓培土而制水。诸药合用，中气得运，肝气得升，郁滞得解。

达郁汤方阵图			
桂枝	茯苓、甘草、干姜	砂仁	
鳖甲			

肺胃积气，在胸膈右胁，肝脾积气，在脐

腹左胁,皆中气虚败之病也。补之则愈闷,破之则愈结。盖其本益虚,其标益实,破之其本更虚,补之其标更实,是以俱不能效。善治者,肺胃之积,泻多而补少,肝脾之积,补多而泻少。半补而半行之,补不至于壅闭,行不至于削伐,正气渐旺,则积聚消磨矣。

【语译】由肺胃而致的积气,病变部位在胸膈、右胁,由肝脾所致的积气,病变部位在脐腹、左胁,但两者都与中气虚衰败坏有关。在临床上,用补法的话,往往使气机更加闷滞,用泻法破气的话,结聚就会更加严重。这是因为在中气亏虚的情况下,易于生湿生痰,本虚而标实,用破气之法则中气亏虚加重,补益之法又会令痰湿更盛,所以补、泻二法都难以见效。善于治疗此类病变的医生,一般都很注意肺胃所致的积气,要泻多而补少,肝脾所致的积气,要补多而泻少。一边用补法,一边用行气之法,可以达到补而不滞、行而不伤正气的效果,这样的话,正气日渐旺盛,积聚自然会被慢慢消磨下去了。

血瘀

肝主藏血,凡脏腑经络之血,皆肝家之所灌注也。血以温升为性,缘肾水左旋,则生肝血,肝血方生,而已抱阳魂,故其性温和而升散。实则直升,虚则遏陷,升则流畅,陷则凝瘀。

【语译】肝主藏血,全身脏腑经络各处的血均是由肝脏灌注的。血以温暖上升为本性，这是因为肾水左旋运动，就会化生肝血，肝血刚一产生，就蕴含有阳魂在其中，所以血的本性是温和而升散。当血气旺盛时，就能保持向上升发的状态；当血虚时，就会受遏制而下陷。上升则血行流畅，下陷则凝滞生瘀。

盖血中温气，化火之本，而温气之原，则根于坎中之阳。坎阳虚亏，不能生发乙木，温气衰损，故木陷而血瘀。久而失其华鲜，是以红变而紫，紫变而黑。木主五色，凡肌肤枯槁，目眦青黑者，皆是肝血之瘀。而肝血不升之原，则在于脾，脾土滞陷，生气遏抑，故肝无上达之路。

【语译】因为血中所蕴含的温气，是心火产生的本源，而血中的温暖之气，又来源于坎（☵）水中的一阳。如果坎阳亏虚，不能生发乙（肝）木，温气就会衰弱虚损，所以木气下陷而生瘀血。瘀血日久，就会失去新鲜之色而变红为紫，甚则变为黑色。肝木病变时，气色会发生改变，凡是肌肤枯槁，眼角青黑，都是肝血瘀滞所致。然而肝血不能升发的关键，又在于脾，脾虚气陷气郁，则肝木的生机被遏制，肝木也就没有了上升畅达的道路。

肝脾不升，原因阳衰阴旺，多生下寒。而温气抑郁，火胎沦陷，往往变而为热。然热在于肝，而脾肾两家，则全是湿寒，不可专用清润。至于温气颓败，下热不作者，十之六七，未可概论也。

【语译】肝脾不能上升的原因，在于阳衰阴盛，下焦虚寒。此时下焦寒水中的温气受到抑制，其中的一丝阳气沉沦外泄而显现为热证。然而此证之热仅限于肝木一脏，在脾肾两脏中，却全是湿寒，所以在治疗时就不能单纯使用清热滋润之品。也有些病人，下焦寒水中的温气虚衰颓败，不能生热反而生寒，这种情况十个中约有六七个，不一定都会化热的。

血瘀之证，其下宜温，而上宜清，温则木生，清则火长。若木郁而为热，乃变温而为清，而脾肾之药，则纯宜温燥，无有二法。以脾陷之由，全因土湿，土湿之故，全因水寒。肾寒脾湿，则中气不运，是以太阴不升。水土湿寒，中气堙[1]郁，君相失根，半生上热。若误认阴虚，滋湿生寒，夭枉人命，百不一救也。

【语译】血瘀的病证，应当温下焦之寒而清上焦之热。下焦温暖则肝木得生，上焦得清则心火能长。如果肝木在下焦因郁而生热，则下焦不用温法而用清法。但脾肾两脏的药物，必须全用温燥之品，不可再用他法。这是因为脾气下陷

---

①堙（yīn）：堵塞。

的原因，在于中焦土湿过盛，而土湿的原因，又在于下焦水寒，所以如果肾寒脾湿，则中气不能运转，脾中清阳也就不能上升了。所以说，水（肾）寒土（脾）湿，中气为之堵塞郁滞，君、相二火失去下潜的道路，则上焦又生炎热。如果误认为此证是阴虚所致，而用滋阴之法，就会助湿而生寒，伤人性命，一百人中也难以救回一人。

破瘀汤

甘草二钱　茯苓三钱　丹皮三钱　桂枝三钱　丹参三钱
桃仁三钱，炮，去皮尖　干姜三钱　首乌三钱，蒸

煎大半杯，温服。

【方解】破瘀汤治疗瘀血证，方用丹参、丹皮、桃仁以活血化瘀，桂枝温通血脉而疏肝气，何首乌滋养肝血而柔肝熄风，干姜暖脾土，甘草、茯苓培土而制水。诸药合用，则中焦寒湿得消而脾气得升，肝得温运而能生，血气得活而疏达升散。

破瘀汤方阵图		
桂枝、首乌	茯苓、甘草、干姜	
丹参、丹皮、桃仁		

血脱

肝藏血而性疏泄，血病则脱亡而不守。未脱之先，温气虚亏，凝瘀不流。瘀少则结积而不下，瘀多则注泄而莫藏。凡便溺流漓，崩漏不禁，紫黑成块，腐败不鲜者，皆阳虚而木陷，血瘀而弗容也。

【语译】肝藏血而主疏泄，血病之时往往血气亡脱不能内守。在血脱之前，往往温暖之气亏虚不足，致使寒凝血瘀。当瘀血较少时，表现为瘀血积结而不通；当瘀血较多时，表现为出血注泄不能收藏。但凡见到便血、尿血量大，崩漏不止，紫黑成块，腐败而不鲜明者，大都可判断为阳虚而肝木不能升发疏达，血瘀而血不能归于脉道。

盖木性善达，水土寒湿，生气不达，是以血瘀。木郁风动，疏泄不敛，是以血脱，而肺血之脱亡，较多于肝。肝血下脱，则遗泄于便溺；肺血上流，则吐衄于口鼻。以血在下焦则宜升，而既升于上，则又宜降。降者，肺之所司，缘肺金主收，收气盛则血降，收气不足，则血涌而上溢也。

【语译】这是因为肝木的本性就是善于条达舒畅，如果水土寒湿，致使生机不能畅达疏泄，就会导致血瘀。此时肝木因瘀而郁滞，因郁滞而生风，疏泄力量反而增强，致使气血不能收敛，最终导致血气脱失而出血。在临床上，肺部出血比肝经出血要多，肝血脱失于下，可见便血、尿血；肺部出血，为血逆于上，可见吐血、衄血。所以在正常情况下，下焦的血液应当温升而布散于上，上升之后又当下降收敛。敛降为肺金所主，若肺金收敛正常则血液能顺利下降，收敛力量不足，血液就会上溢而出血了。

而肺血之上溢，总由阳明之虚。以血秉木气，但能升而不能降，升而不至于上溢者，恃肺金之善敛。肺金之收敛者，胃土之右转也。血盛于肝脾，而虚于肺胃，其脱于便溺，则由肝脾之寒，其脱于口鼻，或缘肺胃之热。而阳衰土湿，中气颓败，实为脱血之根。若专用清凉滋润，助阴伐阳，以败中气，人随药殒，百不一生。此非血病之必死，皆粗工之罪也。

【语译】肺部出血于上，关键还在于阳明胃腑的亏虚。这是因为血液秉受肝木之气而上升疏达，但上升后又能下降，是因为肺金在起作用。肺金之所以能正常收敛，又依赖于胃土右转和降。一般来说，血液的分布，往往旺盛于肝脾二部，虚弱于肺胃二部，所以说下部的便血、尿血多因肝脾虚寒不能升发，上部吐血、衄血多因肺胃热盛不能肃降。因此，阳衰时脾胃湿盛，中气颓败而不能运转，是脱血失血的根本原因。在治疗时，如果一味地使用清凉滋润之品，助阴而损阳，中气败坏，结果病人因药而亡，百不一生。这实在不是因为出血而致死，而是庸医粗工的罪过。

衄血

肺窍于鼻，肺气降敛，则血不上溢。肺气逆行，收敛失政，是以为衄，其原因于胃土之不降。

《灵枢·百病始生》：卒然多食饮，则肠满；起居不节，用力过度，则络脉伤；阳络伤则血外溢，血外溢则衄血；阴络伤则血内溢，血内溢则后血。衄血者，阳络之伤，则营血逆流，而卫气不能敛也。

【语译】肺开窍于鼻，如果肺气敛降正常，血液就不会上溢而衄血。如果肺气上逆，不能收敛肃降，往往会出现衄血，但根本原因却在于胃土不能和降。

《灵枢·百病始生篇》说，突然暴饮暴食，会令人肠中胀满；起居没有规律，用力过度，就会损伤络脉；阳络受伤，血液就会外溢而衄血；阴络受伤，血液因而内溢表现为便血。所以衄血是阳络受伤，营血逆流于上，卫气不能收敛肃降所致。

肺主卫气，其性收敛，血升而不溢者，赖卫气敛之。而卫气之敛，由于肺降，降则收令行也。而肺气之降，机在胃土，胃土上壅，肺无降路，收令失政，君相升泄，肺金被刑，营血不敛，故病鼻衄。

【语译】肺主卫气而收敛肃降，血液之所以能够上升而不外溢，就在于卫气有收敛卫护的作用。而卫气之所以能敛护营血，就在于肺金所主的肃降功能，肺气肃降卫气才有收敛顾护的作用。但是肺气肃降的关键，又在于胃土的和降，如果胃土上逆而壅塞，则肺气下降没有道路，不能行使收敛肃降的功能，则君、相二火不能沉潜反而升发外泄，肺金为火所刑伤，最终使营血不能被卫气所敛护，就表现为衄血了。

　　而火炎金伤，不皆实热，多有中下湿寒，胃逆而火泄者。至于并无上热，而鼻衄时作，则全因土败而胃逆，未可清金而泻火也。外感伤寒之衄，亦非关火盛。缘寒伤营血，营郁而卫闭，卫气壅遏，蓄而莫容，逆循鼻窍，以泄积郁，卫气升发，故冲营血，而为衄证。衄则卫郁泄而表病解，原非火旺金刑之故也。

　　【语译】在临床上，火盛而刑克肺金，不完全都是纯粹的实火所致，其间多有中下二焦寒湿过盛、胃气上逆、火气不能下潜而外泄者。有的病人虽然上焦心肺无热，但鼻衄仍然经常发作，这是因为中气败坏、胃气上逆所致，就不能再去清泻火热了。还有一类病人因为外感伤寒而致衄血，也不是上焦火盛所致，主要是因为外寒伤营，营阴凝滞，卫气为寒邪所闭，卫气壅遏，郁而不达，上逆而循鼻窍外泄，所以卫气升发时攻冲营血，就表现为衄血。此类伤寒的病人衄血后，卫气的郁遏得以疏泄，表证也随衄而解，所以伤寒的衄血并不是火旺刑克肺金所致的。

仙露汤

麦冬三钱　五味一钱　贝母二钱　半夏三钱　柏叶三钱　甘草二钱　芍药三钱　杏仁三钱

煎大半杯，温服。

仙露汤方阵图			
	甘草 (干姜、 茯苓) (人参、 黄芪)	半夏	麦冬、贝母、 柏叶、杏仁
			芍药、五味子
	(附子)		

【方解】仙露汤方用五味子敛肺养阴，麦冬清降肺气，柏叶清肺热止血，生甘草清肺，杏仁通利肺气，贝母清肺中之痰，半夏燥湿并能降逆和胃，芍药凉肝并能敛肺。诸药合用，清降肺气，和胃降肺，肺胃降而火得收，肺金不为火刑则衄血自止。

衄血之证，火泄金刑，气伤血沸，宜清金敛肺，以回逆流。而必并降胃气，降胃必用半夏。近世误以血证为阴虚，半夏性燥，不宜血家，非通人之论也。

若上热非盛，而衄证时作，则全因中下湿寒，当加干姜、茯苓温燥之药。若大衄之后，气泄阳亡，厥逆寒冷，宜加参、芪、姜、附，以续微阳，清润之药，切不可用。

【语译】衄血一证，是君、相二火外泄不潜，刑伤肺金，气伤而血沸，所以治疗当清金敛肺，使上逆之气血恢复正常。同时必须要和胃降逆，须用半夏。近世医生误以为血虚为阴虚之证，半夏性燥，不宜用于出血的病人，持这种观点的医生对医理的理解还不够透彻。

如果上焦非热盛而致经常衄血，而是因中下二焦湿寒过盛所致，就应当加用干姜、茯苓等温土燥湿的药物。如果出血量过大，致使阳气亡脱，四肢厥逆寒冷，就应当再加用人参、黄芪、干姜、附子等药，以加阳救逆，此时对于清凉滋润的药物，更是丝毫不能再用了。

吐血

血敛于肺而降于胃，肺气能收，则鼻不衄，胃气善降，则口不吐。肺气莫收，经络之血，乃从鼻衄；胃气莫降，脏腑之血，因自口吐。而肺气之敛，亦因胃气之降，吐衄之证，总以降胃为主。

【语译】血为肺气所敛收，因胃之和降而下降，肺气正常收敛，就不会衄血，胃气正常和降，就不会吐血。肺气不能收持，则经络中的血就会从鼻而出；胃气不降，则脏腑中的血就会自口吐出。同时，肺气的收敛也要靠胃气的和降，所以不论吐血、衄血，都要以降胃为最主要的治法。

胃气不降，原于土湿，土湿之由，原于寒水之旺。水寒土湿，中气堙郁，血不流行，故凝瘀而紫黑。蓄积莫容，势必外脱。土郁而无下行之路，是以上自口出。凡呕吐瘀血，紫黑成块，皆土败阳虚，中下湿寒之证。瘀血去后，寒湿愈增，往往食减而不消，饮少而不化，一旦土崩而阳绝，则性命倾殒，故大吐瘀血之家，多至于死。

【语译】胃气不能下降，是因为土中有湿，而土湿产生的原因，又在于寒水过盛。水寒而土湿，则中气为之滞塞，血液不能流行，凝结成瘀而表现为紫黑之色。瘀血蓄积过多，而胃不能容纳，就会外脱而出血。由于中焦郁滞胃气不能下行，所以血不能下行而从口吐出。因此，凡是呕吐瘀血，紫黑成块，都是脾胃阳虚、中下二焦湿寒所致。瘀血吐出之后，往往寒湿更甚，病人饮食减少而且不能消化。一旦脾胃彻底败坏而阳气消亡，病人性命就危在旦夕了。所以，剧烈呕吐瘀血的病人，预后极差。

其血色红鲜者，则缘肺热。然始因上热，而究变中寒。以血藏于肝，而肝木生火，心火之热，即血中之温气所化。血去而血中之温气亡泄，是以大失血后，寒慄①而战摇也。而其上热之时，推其中下，亦是湿寒。盖君相之火，随戊土下降，

---

①寒慄（lì）：因寒冷而打冷战。

而归坎水，则上清而下暖。胃土不降，则君相升泄。非戊土之逆，而火何以升！非己土之湿，而胃何以逆！非癸水之寒，而土何以湿！胃逆火泄，升炎于上，而坎阳绝根，其肾水必寒。寒水泛滥，其脾土必湿，理自然也。

【语译】如果吐的血红而鲜亮，则多因肺热所致。然而上热的原因，又在于中焦虚寒。血藏于肝，肝木生火，心火所生之热，就是由血中的温暖之气而化生。出血后，血中的温暖之气消亡泄漏，所以大出血后往往见到病人寒冷而打冷战。但是在上焦有热的时候，仍然可以认定中下二焦是寒湿过盛的状态。因为君相二火，要随戊土（胃）而下降，潜伏于肾水之中，故而上焦清凉而下焦温暖。如果胃土不能和降，君相二火持续上升外泄而不能下潜，因此，若非因为胃土上逆，火气也就不会上逆。如果不是因为癸（肾）水寒冷不温，脾胃中焦也就不会有寒湿。胃气上逆而心火外泄，上升炎热于上焦，但是肾水中的阳气却从根本上断绝了，故而肾水必然寒冷。寒水泛滥，脾土必然生湿，这是自然而然的道理。

若夫零星咯吐，见于痰唾之中者，其证稍缓。以血去非多，则气泄有限，虽亦中下寒湿，而一时不至困败。但一遭庸手，久服清润，败其中气，则亦归死亡耳。

【语译】如果病人咯血较少，吐痰时伴见零星出血，这

种情况病情就不太危重。这是因为出血少，则气随之消泄的
也少，即使有中下二焦的寒湿，在短时内也不至于死亡。但
是一旦为庸医所误治，如长期服用清凉滋润之品，致使中气
败坏，则必然也会死亡的。

　　血证是虚劳大病，半死半生，十仅救五。而唐后医书，
皆滋阴泻火，今古雷同，百不救一，实可哀也。

　　【语译】血证整体上是虚劳类的病变，患者半死半生，
十人中仅能存活一半。但是唐代以后的医书，都倡导用滋阴
泻火的方法治疗，到今天仍是如此，致使病人百人中不能挽
救一人，实在是令人悲哀。

灵雨汤

　　甘草二钱　　人参二钱　　茯苓三钱　　半夏三钱　　干姜三钱
柏叶三钱　　丹皮三钱

　　煎大半杯，温服。

　　治大吐瘀血者。

　　吐血之证，中下湿寒，凝瘀上涌，用人参、甘草，补中培土，
茯苓、干姜，去湿温寒，柏叶清金敛血，丹皮疏木行瘀，自
是不易之法，尤当重用半夏，以降胃逆。血本下行，肺胃既逆，
血无下行之路，陈菀腐败，势必上涌。旧血既去，新血又瘀，
逆行上窍，遂成熟路。再投清润之药，助其寒湿，中气败亡，

速之死矣。若温中燥土，令其阳回湿去，复以半夏降逆，使胃气下行，瘀血既吐，鲜血自不再来。若下寒甚者，蜀椒、附子，亦当大用。

【方解】灵雨汤治疗大量吐出瘀血，适用于中、下二焦寒湿、瘀

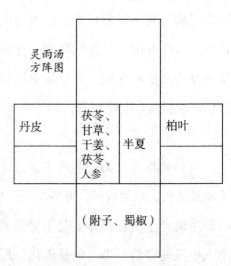

血凝结而涌吐外出之证。方中用人参、甘草以补中焦而培土，茯苓、干姜去中下之寒湿，柏叶能收敛肺金而上血，丹皮能疏畅肝木而行瘀滞，这些药物是治吐血的必用之药。但是本方尤其要重用半夏，以和胃降逆，助肺金、心火下敛。

　　血液本来是要下行的，但是在肺胃上逆的情况下，血液就没有了下行的通路，则陈旧腐败的瘀血因而上涌，吐出之后，还会产生新的瘀血，再次上逆，这样就会形成恶性循环而反复吐血。如果再用清凉滋润的药物，加重中、下二焦的寒湿，病人中气败亡，离死也就不远了。所以用温中燥湿的方法，使阳气恢复而湿气得除，再用半夏以和胃降逆，使胃气下降，如此则旧的瘀血排出后，不会产生新的瘀血。如果病人下焦虚寒严重，则要加上蜀椒、附子，也可以在方中起到重要的

作用。

白茅汤

人参二钱　甘草二钱　茯苓三钱　半夏三钱　麦冬三钱，
去心　茅根三钱　芍药三钱　五味子一钱

煎大半杯，温服。

治零星吐鲜血者。

其零星咯吐，红鲜不凝，虽有上热，亦非实火，稍加麦冬、
贝母，略清肺热。总以泻湿培土为主，不可过用苦寒也。

血之零吐红鲜者，虽缘土湿胃逆，而肺家不无上热，泻
湿降逆之中，自宜加清肺
之药。若相火极旺，则加
黄芩而倍芍药。仲景三黄
泻心汤，是治相火之极旺
者。但此等颇少，未易轻
用。若上热不敌下寒之
剧，当大温水土，清润诸
法，切不可用也。

白茅汤
方阵图

| | 人参、甘草、茯苓 | 半夏 | 茅根 |
| | | | 麦冬、芍药、五味子 |

【方解】白茅汤治
疗少量咯血。病人如果零
星咯血，颜色鲜红而不凝结，这个情况虽属上焦有热，但不
是实火，应当在灵雨汤中稍加麦冬、贝母等药物，以略微清

下肺热。总体上仍然要以泻湿培土为主，不能过于使用苦寒的药物。

咯的血颜色鲜红，虽然中焦湿盛而胃气上逆，但上焦肺中是有热的，自然要在泻湿降逆的方中加用清肺药物。如果相火过亢，就应当加黄芩，倍用芍药。张仲景的三黄泻心汤，就是治疗相火过亢而吐血的代表方。但是这一类的病证临床较少，所以不要轻易使用。如果上焦之热不能抵抗下焦寒冷，就应当用大辛大热的药物温暖水土（脾肾）二脏，至于清凉滋润的方法，就一定不要使用了。

便血

血生于脾，藏于肝，肝脾阳旺，血温而升，故不下泄。水寒土湿，脾陷木郁，风动而行疏泄之令，则后脱于大便。阳气收敛，则土温而水暖，其脾湿而肾寒者，庚金之收令不行也。后世以为肠风而用清润，脾阳愈败而愈陷，无有止期也。

【语译】血生化于脾，藏于肝，肝脾阳气旺盛，血气充足并能温暖而上升，不至于泄漏于下部。当肾水寒冷、脾虚生湿时，脾阳下陷而肝木郁滞，则肝风因郁而动，疏泄作用增强，血就会随大便而下，表现为便血。

阳气能正常收敛时，脾、肾就能保持温暖的状态，脾、肾寒湿过盛，原因在于庚（肺）金不能正常收敛，后世一些医家以为便血属"肠风"而用清凉滋润之法，结果脾阳更加败坏下陷，便血也就没有治愈的希望了。

其肝脾阳败，紫黑瘀腐，当补火燥土以回残阳，暖血温肝而升郁陷。若痔漏、脱肛之治，亦依此法通之。

【语译】当肝脾阳气败坏时，就表现为便带紫色、腐败的瘀血，应当用补火燥土的方法以挽救残存的阳气，暖血温肝而升举其郁滞下陷。对于痔疮、肛漏、脱肛之类的治疗，也要依照这种治法而变通治疗。

桂枝黄土汤

甘草二钱　白术三钱　附子三钱　阿胶三钱　地黄三钱
黄芩二钱　桂枝二钱　灶中黄土三钱

煎大半杯，温服。

便血之证，亦因水土寒湿，木郁风动之故。仲景黄土汤，术、甘、附子，培土温寒，胶、地、黄芩，清风泻火（相火），黄土燥湿扶脾，法莫善矣。此加桂枝，以达木郁，亦甚精密。

桂枝黄土汤方阵图

桂枝	白术、甘草、灶心黄土	
阿胶、地黄、麦冬、黄芩		
	附子	

【方解】桂枝黄土汤治疗便血，用于脾肾寒湿、肝郁而

疏泄太过者。方用白术、甘草、附子能培土而温中散寒，阿胶、地黄、麦冬、黄芩能柔肝而清相火，又用灶心黄土燥湿而扶脾阳，治法极为巧妙，再加上桂枝疏达肝木的郁滞，就更加精密了。

溺血

水寒土湿，脾陷木郁，风动而行疏泄，谷道不收，则后泄于大肠，水道不敛，则前淋于小便。

【语译】脾肾寒湿，脾陷肝郁，肝气因为郁滞而疏泄太过，此时如果肛门不能收持，就表现为便血；如果小便不能收敛，就表现为尿血。

阳气蛰藏，则土温而水暖，其脾湿而肾寒者，壬水之藏令不行也。水性蛰藏，木性疏泄，水欲藏而不能藏，是以流漓而不止；木欲泄而不能泄，是以梗涩而不利。缘木愈郁则愈欲泄，愈欲泄则愈郁，郁生下热，小便赤数。虽火盛之极，而实以脾肾之阳虚。

【语译】当阳气正常蛰藏时，脾肾就能保持温暖的状态。脾中生湿、肾水过寒，则多为壬水（膀胱）不能蛰藏阳气所致。水的本性是蛰藏，木的本性是疏泄，水欲藏而不能藏，所以小便就会淋漓不止；木欲疏泄而疏泄不行，小便就表现为涩滞不畅。这是因为木气越被压制就越要疏泄，越疏泄郁迫的力量就越明显。在这种情况下，下焦郁滞而化热，小便颜色变得红赤而频数。虽然表面上火热旺盛，但实际上还是脾肾阳虚引起的。

泻湿燥土，升木达郁，自是主法。寒者温之，热者清之，然热在乙木，不在脾土，在肝则宜清凉，至于脾家，但宜温燥，虽肝热极盛，不可泻其脾土也。

【语译】因此，健脾燥湿，疏达肝气，是本证的主要治法。虽然说寒证宜温，热证当清，但本证热在乙木（肝木）而不在于脾土，在肝要用清肝之法，在脾则要用温燥之法，所以即便是肝木热盛，也不要清泄脾土。

宁波汤

甘草二钱　桂枝三钱　芍药三钱　阿胶三钱　茯苓三钱
泽泻三钱　栀子三钱
发灰三钱，猪脂煎，研
　煎大半杯，温服。

溺血与便血同理，而木郁较甚，故梗涩痛楚。苓、泽、甘草，培土泻湿，桂枝、芍药，达木清风，阿胶、发灰，

宁波汤方阵图

桂枝、芍药	茯苓、甘草	
阿胶、发灰、栀子（丹皮、桃仁）		
泽泻		

滋肝行瘀，栀子利水泻热（膀胱之热）。若瘀血紫黑，累块坚阻，加丹皮、桃仁之类行之，此定法也。

【方解】宁波汤治疗尿血证。尿血的病机与便血相同，只不过肝木郁滞更为严重，所以涩滞疼痛较为剧烈。方中用茯苓、泽泻、甘草以培土而泻湿，桂枝、芍药凉肝疏肝，阿胶、发灰能养肝而化瘀，栀子能清热而利膀胱之湿。如果尿中带紫黑色的瘀血，一块块地反复梗阻小便，就要加丹皮、桃仁活血化瘀，这是较好的治法。

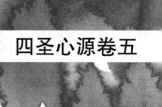

四圣心源卷五

杂病解上

病不过内外感伤，而杂病之传变，百出不穷。感伤者，百病之纲，百病者，感伤之目。譬如水火，源本则合，支派攸分，虽殊途而同归，实一致而百虑[1]。

【语译】疾病无非外感、内伤两类，但是杂病的传变却无穷无尽。外感、内伤是辨别所有疾病的两大纲领，所有疾病都是外感、内伤的具体表现。如同水、火，在本源上虽然是一个，但具体的分类和支流却很多。在治疗时，虽然方法不同，但治疗的原则是一样的，只是具体的方法各不相同。

先圣既往，此道绝传，博考方书，乖讹万状。纵身若松柏，未必后凋，况资如蒲柳，动辄零谢[2]。申之以杂病之侵凌，益之以群工之毒药，真轻尘之栖弱草[3]，朝露之落薤上[4]矣。

---

①语出《易经·系辞下》，原作"天下同归而殊途，一致而百虑"。
②语出《世说新语·言语》："蒲柳之姿，望秋而落；松柏之质，经霜弥茂。"前句喻未老先衰，后句谓老而弥壮。
③语出《列女传》："人生世间，如轻尘栖弱草耳，何至辛苦乃尔！"
④指汉代挽歌《薤露》："薤上露，何易晞，露晞明朝更复落，人死一去何时归？"

【语译】往世的圣贤已经逝去，治疗内伤杂病的法则也随之灭绝。我广泛地考察各种方书，结果发现错误百出。虽然每个人体质不同，有未老先衰者，有老而弥坚者，但是如果杂病侵凌，加之庸医误治，死亡就成为意料之中的事了。

痛昔亲从凋亡，手足伤毁，荒草颓坟，烟笼雾锁。感念存殁，情何可言，作杂病解。

【语译】往昔亲人生命凋亡，手足兄弟身体遭受伤害，荒草覆盖着低矮的坟冢，烟雾笼罩，这种场景实在令人痛心。有感于生死无常，心情难以表达，因此作《杂病解》一篇。

鼓胀根原

鼓胀者，中气之败也。肺主气，肾主水，人身中半以上为阳，是谓气分，中半以下为阴，是谓水分。气盛于上，水盛于下，阴阳之定位也。而气降则生水，水升则化气，阴阳互根，气水循环。究其转运之枢，全在中气。中气一败，则气不化水而抑郁于下，是谓气鼓；水不化气而泛滥于上，是为水胀。

【语译】鼓胀，是中气败坏而引起的疾病。上焦的肺主气，下焦的肾主水，所以人体上半身为阳，称为气分，下半身属阴，称为水分。气盛于上焦，水盛于下焦，这是阴阳在人体上下的分布所决定的。如果上焦的气能正常下降，就产生了下焦的水，下焦的水能正常上升，就转化为上焦的气。阴阳互根，气水上下循环。然而考察水气循环的关键，又在于中气的运转。中气一旦败坏，气降不能化水，抑郁于下焦，就形成了气鼓；水上升而不能化气，泛滥于上焦，就形成了水胀。

《灵枢·营卫生会》：上焦如雾，中焦如沤，下焦如渎。上焦气盛，故如雾露之空蒙；下焦水盛，故如川渎之注泻。而气水变化之原，出于中焦。中焦者，气水之交，气方升而水方降，水欲成气，气欲成水，气水未分，故其形如沤。

【语译】《灵枢·营卫生会篇》说，上焦布散卫气，状态如同雾露一样；中焦运化水谷，状态如同沤渍一样；下焦泌别清浊、排泄二便，如同水道、沟渠一样。"上焦如雾"，是说明气盛于上焦，才如同雾露的空蒙散漫；"下焦如渎"，指的是水盛于下，如同河流水道一样流注排泄。但是水、气变化的关键，在于中焦，中焦是气、水交汇处，处于气刚刚上升、水刚刚下降的位置，水在这里要变成气，气在这里要变成水，水与气相互交融，所以说"中焦如沤"。

气之化水，由于肺胃，水之化气，由于肝脾。肺胃右降则阴生，故清凉而化水。气不化水者，肺胃之不降也。肝脾左升则阳生，故温暖而化气。水不化气者，肝脾之不升也。气不化水，则左陷于下而为气鼓；水不化气，则右逆于上而为水胀。而其根，总因土湿而阳败，湿土不运，则金木郁而升降窒故也。

【语译】气化为水，关键在于肺胃的下降；水化为气，关键在于肝脾的上升。肺胃右降，则阴液化生。所以，在清凉时，气化为水，那么气不能化水的原因就在于肺胃不能下降。肝脾在左方上升而阳气滋生，所以，温暖时水就能化气，那么水不能化气的原因就在于肝脾不能上升。气不化水，则左陷于下焦而为气鼓；水不化气，则右逆于上而为水胀。两者都是由中土湿气过盛，阳气败坏，肝、肺郁滞，升降不行所致。

气鼓

气从上降，而推原其本，实自下升，坎中之阳，气之根也。气升于肝脾，肝脾左旋，温暖而化清阳，是气升于水分也。肝脾不升，阴分之气埋郁而下陷，故脐以下肿。

【语译】气从上焦下降，但气的本原，却由下焦之水上升而产生，所以说，坎（☵）中的一阳，就是气的根本。气于左方肝脾上升，肝脾左旋运动时，温暖之气转化为清阳，所以说气由下焦水分上升转化而成。肝脾不能上升，左下方阴分的气就会阻塞而下陷，表现为肚脐以下肿胀。

木性善达，其发达而不郁者，水温土燥而阳升也。水寒土湿，脾阳下陷，肝木不达，抑遏而克脾土。肝脾郁迫而不升运，是以凝滞而为胀满。

【语译】木的本性是条达疏泄，之所以能疏畅而不郁滞，是因为肾水温暖，脾土干燥。如果水寒土湿，脾阳就会下陷，肝木因此而不能畅达，抑郁状态下反而克伐脾土。所以如果肝脾郁迫而不能上升和运转，气机凝滞，就表现为胀满。

肝气不达，郁而生热，传于脾土。脾土受之，以其湿热，传于膀胱。五行之性，病则传其所胜，势固然也。土燥则木达而水清，土湿则气滞不能生水，木郁不能泄水，故水道不利，加之以热，故淋涩而黄赤。

【语译】肝气不能疏泄畅达，郁而生热，就会传热于脾土。脾土受热，湿与热合而成湿热，湿热又会下传于膀胱。五行的特点，就在于一行生病时，会传变至所胜的另一行，这是必然的。若脾土干燥，则肝木通达，小便清澈；如果土湿过盛，气滞而不能化水，木郁不能疏通，水道不利，再加上湿热，小便就会淋沥不畅且颜色黄赤。

脾土既陷，胃土必逆。脾陷则肝木下郁，胃逆则胆火上郁。其下热者，肝木之不升也；其上热者，胆火之不降也。病本则属湿寒，而病标则为湿热，宜泻湿而行郁，补脾阳而达木气，清利膀胱之郁热也。

【语译】脾土下陷，则胃土必然上逆。脾土下陷，则肝木不能升达而郁于下焦；胃土上逆，胆火不能下降就会郁滞于上。所以说，下焦有热，是肝木不能上升；上焦有热，是因为胆火不能下降。此病湿寒为本，湿热为标，应当泻脾湿行郁，补脾阳而疏肝气，同时要清利膀胱中的湿热。

桂枝姜砂汤

茯苓三钱　泽泻三钱　桂枝三钱　芍药三钱　甘草三钱，炙　砂仁一钱，炒，研　干姜三钱

煎大半杯，入砂仁，略煎，去渣，入西瓜浆一汤匙，温服。

【方解】桂枝姜砂汤，方用干姜、砂仁暖脾阳而燥湿，茯苓、甘草培土而制水，桂枝性温而疏肝木，芍药柔肝又降胆火，泽泻清膀胱而利湿热。诸药合用，脾阳振而升清，肝木温而疏达，胆火降而湿热去。

桂枝姜砂汤方阵图

桂枝	干姜、甘草、茯苓、	砂仁
芍药		
	泽泻	

瓜蒂散

瓜蒂二十个，研　赤小豆三钱，研　香豉三钱，研

热水一杯，煮香豉，令浓，去渣，调二末，温服。取吐下为度。

膀胱湿热，小便红涩者，加栀子清之。脾肺湿旺，化生郁浊，腐败胶粘，不得下行，宜用瓜蒂散，行其痰饮。在下则泻利而出，在上则呕吐而出，去其菀陈，然后调之。

续随子仁，最下痰饮，用白者十数粒，研碎，去油，服之痰水即下。

病重人虚者，不可服此，当用葶苈散。

【语译】膀胱湿热，小便色红而涩滞，可以加栀子以清利湿热。

脾肺中湿气过旺，湿郁而化为痰浊，腐败胶黏，不能下行排出，可以用瓜蒂散涌吐痰浊，运化水饮。所以在下时就要用泻利之法，在上时就要用吐法，排逐体内的郁浊之物，然后再调理正气。

续随子仁，最擅长攻逐痰饮，用白色的续随子仁十余粒，研碎，去油，服后痰水就能被排出。

病重体虚的患者，不能用瓜蒂散涌吐，可以用葶苈散治疗。

水胀

水从下升，而推原其本，实自上降，离中之阴，水之根也。水降于肺胃，肺胃右转，清凉而化浊阴，是水降于气分也。肺胃不降，阳分之水淫泆①而上逆，故脐以上肿。金性喜敛，其收敛而不郁者，阳明胃土之降也。土湿胃逆，肺无降路，阳分之水，不得下行，阴分之水，反得上泛。水入于肺，宗气隔碍，则为喘满；水入于经，卫气壅阻，则为肿胀。

【语译】水虽然从下焦上升，但水来源于上焦，由上焦的气下降而产生。所以说离（☲）卦中的一阴，是水的根源。水从肺胃而下降，肺胃右旋时，随清凉之气而化为浊阴，因此水由气分下降而化生。如果肺胃不能下降，阳分的水浸淫上溢，上逆于上焦，就表现为脐以上水肿。肺金的本性是收敛，肺金收敛而不至于产生郁滞，是因为肺金收敛的气、津从阳明胃土而下降。如果中焦脾胃生湿，胃气上逆，肺气没有下降的通道，就会使阳分（右、上部）的水不能下降，而阴分（左、下部）的水反而上泛。水上犯于肺中，使肺中宗气不畅，表现为胸满气喘；水侵犯而进入经脉，卫气不畅，则表现为肿胀。

水生于肺而统于肾，藏于膀胱而泄于肝。肾与膀胱之府，相为表里。饮入于胃，脾阳蒸动，化为雾气，而上归于肺。肺金清肃，雾气洒扬，充灌于经络，熏泽于皮肤，氤氲郁露，化为雨露。及乎中焦以下，则注集滂沛，势如江汉矣。

【语译】水产自于肺，统主在肾，收藏于膀胱，疏泄在

---

①泆（yì）：古通"溢"。

肝。肾与膀胱相为表里，水饮入于胃后，在脾阳的蒸动下，转化为"雾气"，向上进入肺中。在肺金的清凉肃降作用下，上焦"雾气"飘洒飞扬，充实于络脉、灌注入经脉，熏蒸于外，润泽皮肤，这个过程在上焦如同云雾充盛弥漫，最终转化为雨露一样。但在人体的下焦，津液大量汇集流注，就如同大江之水一样奔腾了。

膀胱者，水之壑也。肺气化水，传于膀胱，肝气疏泄，水窍清通，是以肿胀不作。膀胱之窍，清则开而热则闭。《灵枢》：三焦者，入络膀胱，约下焦，实则闭癃，虚则遗溺。其虚而遗溺者，相火之下虚也，其实而闭癃者，非相火之下实也。以肾主蛰藏，肾气能藏，则相火秘固而膀胱清；肾气不藏，则相火泄露而膀胱热。相火蛰藏，膀胱清利，是谓之实。膀胱之热者，相火泄于肾脏而陷于膀胱也。

【语译】膀胱，就如同容纳流水的沟壑。肺气化为水后，流至膀胱，在肝的疏泄作用下，小便排泄通利而清澈，身体就不会产生肿胀之病。膀胱排尿的特点就是清凉时开泄，有热时关闭。《灵枢·本输篇》中说，三焦经下络膀胱，约束下焦，实证时出现小便不通，虚证时出现遗尿。这里说的"虚则遗溺"，指的是相火虚衰于下焦；"实则闭癃"也不是指下焦相火旺盛。肾主蛰藏，肾气蛰藏正常时，相火就被固封，膀胱就清凉通畅。肾气不能蛰藏，相火就会外泄，膀胱生热而不通利。因此，相火蛰藏时膀胱清利，是这段经文的真实含义。而膀胱中的热，则是因为相火从肾中外泄，陷入膀胱所致。

相火藏于肾水，原不泄露，其泄而不藏者，过在乙木。木性疏泄，疏泄之令畅，则但能泄水而不至泄火。水寒土湿，生气郁遏，疏泄之令不行，而愈欲疏泄，故相火不得秘藏，泄而不通，故水道不能清利。

【语译】正常情况下，相火蛰藏于肾水之中，不会外泄，病理状态下相火会外泄，这与肝木（乙木）有关。虽然肝木主疏泄，正常情况下泄水而不泄火。但人体在水寒土湿的状态下，肝木生机郁遏，疏泄不能进行，肝木因而加强疏泄的力量，结果使相火反而不能固封于肾水之中，热陷膀胱。所以说，肝木若不能顺畅疏泄，小便就不能正常排出。

相火之陷，其原在肝，肝气之陷，其原在脾。肝脾郁陷，合相火而生下热，传于己土，己土以其湿热传于膀胱，是以淋涩而赤黄也。

【语译】相火之所以下陷于膀胱，是因为肝气过于疏泄，肝气过于疏泄的原因，在于脾土有湿。肝木郁滞于脾土之中而下陷，与相火结合，便产生了下热，下热又与脾土的湿气相结合，成为湿热，湿热下传于膀胱，小便就表现为淋沥涩滞而颜色黄赤了。

　　膀胱闭癃，水不归壑，故逆行于胸腹，浸淫于经络，而肿胀作焉。水热穴论：其本在肾，其标在肺，皆积水也。故水病下为胕肿大腹，上为喘呼不得卧者，标本俱病。其本之在肾者，宜泻之于膀胱；其标之在肺者，宜泻之于汗孔。汗溺之行，总以燥土疏木为主。水病之作，虽在肺肾两脏，而土湿木郁，乃其根本也。

　　【语译】膀胱不能排泄小便，水液就不能下行，逆行于胸腹之间，浸淫于经络之中，就产生了肿胀。《素问·水热穴论》说，水液积滞的原因，本在于肾，标在于肺。所以病人在水肿时，下部会出现腹胀、脚肿，上部会出现气喘而不能平卧，这是标本俱病的表现。水在下，病在肾，治法当从膀胱而泄水湿；水在上，病在肺，当用发汗的方法从表而解。虽然要用发汗、利小便这两种方法，但关键还要健脾疏肝。所以说，水肿病虽然病在肺肾两脏，但体内土湿木郁，才是本病的根源。

苓桂浮萍汤

　　茯苓三钱　泽泻三钱　半夏三钱　杏仁三钱　甘草二钱
浮萍三钱　桂枝三钱

　　煎大半杯，热服。覆衣，取汗。

中气虚，加人参，寒加干姜。肺热，加麦冬、贝母。

【方解】苓桂浮萍汤，以浮萍发汗，泽泻利小便，茯苓、甘草健脾祛湿，杏仁通利肺气而通调水道，桂枝性温而疏肝，半夏和降胃气。诸药合用，发汗而利小便，健脾而疏肝，和胃而调肺，则土湿去而肝气疏，水肿得消。

如果病人中气不足，可加人参补中益气；如果中焦有寒，可加干姜温中散寒；肺中有热，则加麦冬、贝母清肺降肺。

苓桂浮萍汤方阵图

浮萍、桂枝	甘草、茯苓（干姜、人参）	半夏	杏仁（麦冬、贝母）
	泽泻		

苓桂阿胶汤

茯苓三钱　泽泻三钱　甘草二钱　桂枝三钱　阿胶三钱

煎大半杯，热服。

小便不清，加西瓜浆，热加栀子。中虚加人参，寒加干姜。

苓桂阿胶汤方阵图

桂枝	甘草、茯苓（干姜、人参）
阿胶	
泽泻（西瓜浆）（栀子）	

【方解】苓桂阿胶汤，用桂枝之温性暖肝，阿胶养血而柔肝，则肝木通畅而疏泄正常；茯苓、甘草健脾而祛湿，湿去而肝木得达；泽泻利膀胱湿热而利水。诸药合用，土湿去而肝木达，治疗水肿之土湿木郁者。

如果病人小便不清澈，则加西瓜浆以清热利水，热盛则加用栀子以清热利湿。中气亏虚则加人参以补益中气，中焦虚寒则加干姜以温中散寒。

乙木遏陷，疏泄不行，阳败土湿，不能制伏水邪，故病肿胀。泻湿燥土，疏木行水，是定法也。后世八味加减之方，地黄助脾之湿，附子益肝之热，肝脾未至极败，服之可效，肝脾病深则不效，而反益其害，最误人也。

【语译】肝木郁遏下陷，不能正常疏泄，加之阳气败坏，脾土湿盛，不能制约水邪，所以产生肿胀之病。泻湿燥土，疏木行水，是治疗此病的根本大法。后世医家往往用八味肾气丸加减治疗此病，但方中的地黄能助脾土之湿，附子增加肝中之热，对于脾胃尚未完全败坏的病人，服后可以奏效，但对于肝郁脾湿严重的病人，非但不效，而且有害，这种方法对这些病人来说是误人之方。

气位于上，水位于下。气之在上，虽壅满郁遏，而不至于胀，惟下陷而不升，则病气鼓；水之在下，虽停瘀凝结，而弗至于肿，惟上逆而不降，则病水胀。肿在身半以上者，水胀也；胀在身半以下者，气鼓也。其一身俱至肿胀者，气病于下而水病于上也。气水交病，则气中亦有积水，水中不无滞气。

【语译】在生理上，气位于上焦，水位于下焦。气在上焦，虽然壅满郁遏，但不至于胀满，只在下陷而不能上升时才表现为气鼓之证；水在下焦，即使瘀积凝结，也不至于水肿，只有在上逆而不下降时，才表现为水胀之病。上半身肿胀的称为水胀，下半身胀满的称为气鼓，而全身肿胀的病人，则是气病于下而水病于上。气与水交互为病，则气中就会有积水，积水中也有滞气。

总之，气不离水，水不离气，气滞则水凝，水积则气聚。气病于下者，其水道必不利；水病于上者，其气道必不通。仲景《金匮·水气》之法，腰以上肿，当发其汗，汗发则气通而水亦泄；腰以下肿，当利小便，便利则水行而气亦达矣。

【语译】总而言之，气不离水，水不离气，气滞则水凝，水积则气聚。下部气胀时，水道必然不会通利；上部水病时，气机必然不畅。张仲景在《金匮要略·水气病脉证并治》中说，"腰以上肿，当发其汗"，发汗则上焦气机宣畅而下焦之水因而得泄；"腰以下肿，当利小便"，小便通利则水行，上焦的气机也因此而通畅。

噎膈根原

噎膈者，阳衰土湿，上下之窍俱闭也。脾阳左升，则下窍能开，胃阴右降，则上窍不闭。下窍开，故旧谷善出，上窍开，故新谷善纳。新旧递嬗[①]，出纳无阻，气化循环，所以无病。

【语译】噎膈，是由于阳气虚衰，脾虚生湿，人体上下出入的窍道闭塞所致。人体在脾阳左升时，下窍就能顺利开启；胃阴右降时，上窍就不会闭塞。下窍正常开启，糟粕就能顺利排出；上窍正常开启，就能容纳水谷。水谷和糟粕依次进入、排出，出入顺畅无阻，人体内的气化循环正常，就不会生病了。

其上下之开，全在中气。中气虚败，湿土淫塞，则肝脾遏陷，下窍闭涩而不出，肺胃冲逆，上窍梗阻而不纳，是故便结而溺癃，饮碍而食格也。

【语译】人体上下二窍能否正常开启，关键在于中气。中气虚弱衰败，湿气充塞弥漫，肝脾二脏之气就会郁遏而下陷，下窍因而闭涩，糟粕不能排出；肺胃二脏之气也会冲逆于上，上窍因而梗阻，水谷不能容纳。在这种情况下，就会形成大便秘结、小便癃闭，饮水不下、食物不入的症状。

缘气之为性，实则清空，虚则滞塞。胃主降浊，脾主升清。

①递嬗（shàn）：依次更替，逐步演变。

胃降则浊气下传，上窍清空而无碍，是以善纳；脾升则清气上行，下窍洞达①而莫壅，是以善出。胃逆则肺金不降，浊气郁塞而不纳；脾陷则肝木不升，清气涩结而不出。以阳衰土湿，中气不运，故脾陷而杜其下窍，胃逆而窒其上窍，升降之枢轴俱废，出纳之机缄②皆息也。

【语译】这是因为气有虚实，气旺时则能清空胃肠，气虚时则胃肠滞塞。胃主降浊，脾主升清，胃气和降则浊气能够下传排出，则上部的窍道清虚无碍，所以能够容纳食物。脾的升清功能正常时，清气上行，那么下窍就通畅而不壅滞，所以能够排出糟粕。如果胃气上逆，肺金就不能肃降，浊气就会郁塞于上焦而不能容纳水谷；脾虚气陷则肝木不能上升，清气反而涩滞结聚于下焦，糟粕就不能顺利排出。这都是因为阳衰而土湿，中气不能运转，脾气下陷而阻塞下窍，胃气上逆而窒塞上窍，全身气机升降的枢轴不能运转，出、纳的关键停止运行所造成的。

其糟粕之不出，全由脾陷而肝郁，而谷食之不纳，则不止胃逆而肺壅，兼有甲木之邪焉。甲木逆行，克贼戊土，土木抟结，肺无下行之路，雾气堙瘀，化生痰涎，胸膈滞塞，故食噎不下。肺津化痰，不能下润，水谷二窍，枯槁失滋，

---

① 洞达：畅通无阻。
② 机缄（jiān）：机关开闭，意同关键。指事物变化的要紧之处。

而乙木之疏泄莫遂，故便溺艰涩。总缘中气不治，所以升降反作，出纳无灵也。

【语译】糟粕不能排出，完全是脾陷肝郁所致。水谷不能容纳，则不仅仅是因为胃逆而肺壅，也可能因为甲木（胆）相火逆行。甲木（胆）所主的相火本当向下运行，若逆行就会克伐戊土（胃），木土二气结聚积滞，肺气不能肃降，肺中如同雾气充塞瘀滞一样，化生大量痰涎，胸膈之间因此滞塞不通，就会出现饮食噎膈不下的症状。同时，肺中津液变成了痰湿，不能润泽下焦，那么下部前后二阴就会失去濡养而枯槁，同时乙木（肝）不能疏泄，二便就会艰难涩滞。总体上来说，都是因为中气运转不正常，升降逆反，所以水谷和糟粕的出入就失灵了。

苓桂半夏汤

茯苓三钱　泽泻三钱　甘草二钱　桂枝三钱　半夏三钱
干姜三钱　生姜三钱　芍药三钱

煎大半杯，温服。

【方解】苓桂半夏汤，用于治疗噎膈。方中半夏、生姜化痰降胃，茯苓、泽泻、干姜、甘草暖脾阳而化湿浊，桂枝性湿达肝，芍药味酸养肝而敛肺。诸药合用，中阳振而土湿去，肝木得达，则上焦得通，下焦得畅。

噎病胸膈滞塞，雾气淫蒸而化痰饮。上脘不开，加以痰

涎胶粘，故食阻不下，
法宜重用半夏，以降胃
气。痰盛者，加茯苓、
橘皮，行其瘀浊，生姜
取汁，多用益善。痰饮
极旺，用瓜蒂散，吐其
宿痰，下其停饮。胸膈
洗荡，腐败清空，则饮
食渐下矣。

苓桂半夏汤方阵图

桂枝（柴胡、鳖甲） 芍药（阿胶、当归）	茯苓、泽泻、干姜、甘草（干姜）	半夏、生姜（砂仁）	
	（肉苁蓉、白蜜）		

【语译】噎膈病，病因在于胸膈滞塞，水湿如雾气一样侵淫熏蒸，化为痰饮。上焦不能开发宣通，再加上痰涎胶结黏滞，就会阻碍食物下咽，所以应当重用半夏以降胃气。如果痰湿较盛，加用茯苓、橘皮，以化痰行气。另加姜汁，多多益善。痰饮过盛，就用瓜蒂散，以涌吐宿痰停饮。当胸膈中的痰浊及腐败之物被涤荡一空，则胸中清虚安宁，胃肠就能渐渐容纳饮食了。

胸膈之痞，缘肺胃上逆，浊气不降，而其中全是少阳甲木之邪。盖胃逆则肺胆俱无降路，胆木盘结，不得下行，经气郁迫，是以胸胁痛楚，当以甘草缓其迫急，芍药泻其木邪，柴胡、鳖甲散其结郁。若兼风木枯燥，则加阿胶、当归，滋木清风，其痛自差。

【语译】胸膈痞满，原因在于肺胃之气上逆，浊气不能下降，少阳相火充斥其中。胃气上逆时肺、胆都没有了下降的通道，胆热郁结其中而不能下行，少阳经气郁迫不畅，所以胸胁、少腹等处会出现痛楚，应当以甘草之甘缓解少阳经的急迫，再用芍药之酸敛以泻木气，柴胡、鳖甲疏肝散郁。如果肝血不足，风木枯燥，就可以加用阿胶、当归以滋养肝木而熄风，则痛楚自解。

其大便燥结，粪粒坚硬，缘土湿胃逆，肺郁痰盛，不能化生津液，以滋大肠。大肠以阳明燥金之府，枯槁失滋，自应艰涩。而阴凝气闭，下窍不开，重以饮食非多，消化不速，谷滓有限，未能充满胃肠，顺行而下。盖以肝木郁陷，关窍堵塞，疏泄之令不行，是以便难。此宜以干姜、砂仁，温中破滞，益脾阳而开肠窍，以桂枝达木郁而行疏泄。干涩难下者，重用肉苁蓉，以滑肠窍，白蜜亦佳。木枯血燥，不能疏泄，加阿胶、当归，滋其风木。

【语译】如果大便燥结，粪粒坚硬，多是因为土湿而胃气上逆，肺郁而痰盛，不能生化津液，大肠失去润养，所以大便燥结。大肠本来就主燥，失去濡养而枯槁时，大便自然就会涩滞。此时，上焦浊阴凝滞而气机壅闭，下焦的前后二窍就不能顺利开启，再加上饮食不多，消化缓慢，水谷形成的渣滓、糟粕量少，不能充满胃肠，二便也就不能顺畅排出了。这也和肝木郁滞下陷，人体下窍堵塞不通，疏泄功能不正常有关。

这种情况下，应当用干姜、砂仁温中散寒，行气化湿，则脾阳得振，肠道得通，再加桂枝通达木郁而恢复疏泄。大便干涩难以下行的，就要重用肉苁蓉，以润肠通便，用白蜜也可以。如果肝木因为阴血不足造成疏泄功能减退，就要加阿胶、当归，以滋养肝阴而平其郁滞。

其小便红涩，缘肺郁痰盛，不能生水以渗膀胱，而土湿木郁，疏泄不行，故水道不利。此宜苓、泽、桂枝，泻湿疏木，以通前窍。甚者，用猪苓汤加桂枝，猪、茯、滑、泽，泻湿燥土，桂枝、阿胶，疏木清风，水道自利。噎家痰多溲少，全是土湿。湿土莫运，肝不升达，是以溺癃；肺不降敛，是以痰盛。泻湿以苓、泽为主，佐以利肺疏肝之品，则痰消而溲长矣。

【语译】小便涩滞色红，是因为肺中气郁而痰盛，气不能生水而下渗膀胱，同时土湿木郁，肝木疏泄功能不正常，所以下焦的水道不通，小便因而不能通利。应当用茯苓、泽泻利湿，桂枝疏肝，用来通利小便。严重的话，就用猪苓汤加上桂枝，此方用猪苓、茯苓、滑石、泽泻祛湿利小便，桂枝疏肝气、阿胶养肝血，则肝木得疏，水道通利。噎膈病人往往痰多而小便少，大都是由湿盛所致。湿土不能运转，肝木就不能升达，小便因而不利；肺气不能降敛化水，所以痰气壅盛。泻土湿时，常以茯苓、泽泻为主，再佐以利肺疏肝的药物，痰湿就会慢慢消退而小便逐渐增多。

下窍闭塞，浊无泄路，痞郁胸膈，食自难下。下窍续开，胸膈浊气，渐有去路，上脘自开。再以疏利之品，去其胸中腐败，食无不下之理。而上下之开，总以温中燥土为主。土气温燥，胃不上逆，则肺降而噎开；脾不下陷，则肝升而便利矣。

【语译】同理，下窍小便不利，湿浊没有排泄的通道，上焦胸膈就会痞闷不舒，饮食难下。如果下窍开通，胸膈中的浊气就会有下行的去路，上焦就自然逐渐宣通畅达。再用疏利的药物，祛逐胸中腐败的痰浊，饮食怎么可能不被容纳呢？总体上来说，上下二焦的开通，治疗关键在于温中燥湿，如果脾胃之气能恢复温燥的状态，胃气就不会上逆，肺气得降则上脘开而噎证除；脾气不下陷，则肝气上升，疏泄正常，则二便自然通利。

庸工以为阴虚燥旺，用地黄、牛乳滋润之药，更可诛者，至用大黄。噎病之人，百不一生，尚可寿及一年者，若服汤药，则数月死矣。医法失传，千古不得解人。能悟此理，则病去年增，不得死矣。

【语译】庸医往往固执地认为，所有噎膈证都是阴虚燥热所致，所以常用地黄、牛乳等滋润的药物，甚至用大黄来泄下。噎病本来就是重病难证，百人之中未必有一人能够生存到一年的，如果误服汤药，数月之内就会死亡。医法正道失传已经很久了，千年以来没有人能透彻地理解它。如果能领悟真正的医理，就能去病延年，不至于因病而夭亡了。

反胃根原

反胃者，阳衰土湿，下脘不开也。饮食容纳，赖于胃阴之降，水谷消磨，藉乎脾阳之升。中气健旺，则胃降而善纳，脾升而善磨。水谷化消，关门洞启，精华之上奉者，清空无滞，是以痰涎不生；渣滓之下达者，传送无阻，是以便溺不涩。

【语译】反胃，是由阳衰土湿，下脘不能开通所致。饮食的容纳，依赖于胃中浊阴的下降；水谷的消磨，依赖于脾中清阳的上升。当中气健旺时，胃气和降而善于容纳，脾阳升清而善于消磨。水谷能转化吸收，上脘、下脘正常开启，精华上奉于上焦，胸中清虚无滞，痰涎就不会产生；渣滓下降至下焦，传送过程没有阻碍，二便也就不会涩滞不畅。

湿盛阳亏，中气虚败，戊土偏衰，则能消而不能受；己土偏弱，则能受而不能消。以阳含阴则性降，降则化阴而司受盛，故胃以阳土而主纳；阴含阳则气升，升则化阳而司消腐，故脾以阴土而主磨。阳性开，阴性闭，戊土善纳，则胃阳上盛而窍开；己土不磨，则脾阴下旺而窍闭。水谷善纳，上窍常开，所以能食；饮食不磨，下窍常闭，所以善吐。盖土性回运，气化无停，新故乘除，顷刻莫间。饮食不磨，势难久驻，下行无路，则逆而上涌，自然之理也。

【语译】阳气不足，湿气过多，中气虚败，胃气（戊土）相对虚衰，食物虽能被消化，却不能被容纳于胃中；脾气（己土）相对虚弱，胃中虽能容纳却不能被脾消化。胃属阳，阳中含阴，阳气因而下降转化为阴，所以胃虽属阳而主受盛容纳；脾属阴，阴中含阳，阴气因而上升转化为阳，所以脾虽属阴而主消磨腐熟。阳性喜开，阴性喜闭，阳气旺盛时，戊土（胃）善于容纳而上窍开宣；阴气旺盛时，己土（脾）不能消磨水谷而下窍闭涩。因此，在胃善于受盛水谷时，上窍常处于开宣状态，病人饮食就正常；脾阳虚弱，饮食不能消磨转化，下窍就会经常闭涩，病人就经常呕吐。大体而言，中土枢轴正常，水谷气化就能时刻运转，食物代谢永不停息。饮食若不能消磨，就不能长期停滞而下行，然而下行的通道闭涩，就必然上逆而呕吐，这是很自然的道理。

其便结者，糟粕之传送无多也。隧窍闭涩，而渣滓有限，不能遽行，蓄积既久，而后破溢而下。下而又闭，闭而又下，零星断续，不相联属。及其迟日延时，传诸魄门，则粪粒坚硬，形如弹丸。缘大肠以燥金之府，而肺津化痰，不能下润，故燥涩而艰难也。

【语译】大便结滞不通，是因为糟粕传送过少。排便的窍道闭涩，同时食物所产生的渣滓有限，不能很快排出，蓄积日久，逼迫到一定程度方能排出。如果大便时排时闭，时闭时排，粪团零星排下，不能连续；如果大便长期秘结，粪便传送到肛门时就结聚成团，如同弹丸一样。这是因为大肠为阳明燥金，而且与肺相为表里，肺中气津化痰而不能下润，所以造成大便燥结，排出艰难。

仲景《金匮》于反胃呕吐，垂大半夏之法，补中降逆而润肠燥，反胃之圣方也。若与茯苓四逆合用，其效更神矣。

【语译】张仲景在《金匮要略》中，为后世立下了大半夏汤的法则，该方补中气、降胃逆、润肠燥，实在是反胃病的圣方。该方如果与茯苓四逆汤合用，效果就更神妙了。

姜苓半夏汤

人参三钱　半夏三钱　干姜三钱　茯苓三钱　白蜜半杯

河水扬之二百四十遍，煎大半杯，入白蜜，温服。

反胃与噎膈同理，但上脘不闭耳，全以温中燥湿，降逆开结为主。土燥阳回，饮食消化，自然不吐。谷精下润，渣滓盛满，传送无阻，大便自易。

湿气渗泄，必由便溺，若肝气不能疏泄，加桂枝、阿胶，疏木清风。利水滑肠之法，依噎膈诸方，无有异也。

姜苓半夏汤方阵图

（桂枝）　茯苓、人参、干姜　半夏

（阿胶）

白蜜

【方解】姜苓半夏汤，主治反胃。方中以人参益气健脾，干姜温阳健脾，茯苓健脾祛湿，加半夏降胃气，白蜜润肠通便。诸药合用，以健脾和胃，中气得健，枢机得运，上下之窍开启，则反胃得治。

反胃与噎膈的病机相同，只不过是反胃时上脘没有闭合而已，在治疗时当以温中燥湿，降逆开结为主。脾胃中土湿去阳回，饮食能够消化，自然不会呕吐。水谷的精微能够润泽下焦窍道，同时渣滓盛满充足，传送没有阻碍，大便就自然通畅了。

湿气必然要从小便而出，如果肝气不能疏泄，就要加用桂枝、阿胶以疏利肝气。利水、通便的方法，可以依照上篇噎膈的各个方剂，其间并没有太大的差异。

消渴根原

消渴者，足厥阴之病也。厥阴风木与少阳相火，相为表里。风木之性，专欲疏泄，土湿脾陷，乙木遏抑，疏泄不遂，而强欲疏泄，则相火失其蛰藏。手少阳三焦以相火主令，足少阳胆从相火化气。手少阳陷于膀胱，故下病淋癃；足少阳逆于胸膈，故上病消渴。缘风火合邪，津血耗伤，是以燥渴也。

【语译】消渴，是足厥阴所致的病证。厥阴风木与少阳相火，相为表里，二者在生理和病理上相互影响。风木的属性是疏泄条达，当土湿过盛、脾气下陷时，肝（乙）木受到湿气的郁遏，不能疏泄条达。如果增强疏泄的力量，反而影响相火的下潜、蛰藏。手少阳三焦主持相火，足少阳胆从相火而化，手少阳相火下陷于膀胱时，表现为下焦小便淋沥或癃闭；足少阳胆火上逆于胸膈时，表现为上焦消渴。风气与火气相互作用，津血耗伤，病人就表现为燥渴。

淋因肝脾之陷，消因胆胃之逆。脾陷而乙木不升，是以病淋；胃逆而甲木不降，是以病消。脾陷胃逆，二气不交，则消病于上，而淋病于下。但是脾陷，则淋而不消；但是胃逆，则消而不淋。淋而不消者，水藏而木不能泄也；消而不淋者，木泄而水不能藏也。木不能泄，则肝气抑郁而生热，膀胱热涩，故溲便不通；水不能藏，则肾阳泄露而生寒，肾藏寒滑，故水泉不止。

【语译】淋证是肝脾下陷所致，消渴是胆胃上逆所致。脾虚下陷，肝（乙）木不能上升，所以导致淋证；胃气上逆，胆（甲）木能下降，所以导致消渴。脾气下陷与胃气上逆同时发病，左右的升降之气不能相交，在上就表现为消渴，在下就表现为淋证。如果仅是脾气下陷，病人只会有淋病而无消渴；仅是胃气上逆，病人只会消渴而无淋证。只有淋证而无消渴，是肾水能收藏而木气不能疏泄所致；只消渴而无淋证，是肝木疏泄太过而肾水不能收藏所致。木气不能疏泄时，肝气抑郁于下焦而生热，膀胱就会有热痛涩滞的表现，所以小便不能通利；水气不能收藏，肾阳就会外泄而下焦虚寒，所以小便就表现为频数不禁。

肝木生于肾水而胎心火，火之热者，木之温气所化；木之温者，水之阳根所发。水主蛰藏，木主疏泄，木虚则遏抑子气于母家，故疏泄不行，而病淋涩；木旺则盗泄母气于子家，故蛰藏失政，而善溲溺。

【语译】肝木由肾水化生，又孕育心火，所以说火产生的热，本质上是木的温气所化生；而木的温气，本质上是肾水中蛰伏的阳气演变而来。水主蛰藏，木主疏泄，木虚时疏泄乏力，就会将子气（肝气）遏郁于其母肾水之处，从而出现淋沥涩滞的病证；木气旺盛时，就会盗用母气（肾水）于子家（肝气），所以蛰藏失职而小便增多。

《素问·气厥论》：心移热于肺，肺消。肺消者，饮一溲二，死不治。此上下俱寒，上寒则少饮，下寒则多溲。饮一溲二，是精溺之各半也，是以必死。《金匮》：男子消渴，小便反多，饮一斗，小便一斗。此下寒上热，下寒则善溲，上热则善饮。饮一溲一，是溺多而精少也，则犹可治。渴欲饮水，小便不利者，是消淋之兼病者也。

【语译】《素问·气厥论》中说，心热转入肺中，便会出现肺消之证，肺消如果出现饮一溲二，就会死不治。这是上下二焦虚寒所致，上寒时就会少饮，下寒时就会多尿。"饮一溲二"，表明小便之中尿液与精气各占一半，所以必然为死证。而《金匮要略·消渴小便不利淋病脉证并治》篇中说，男子有消渴证，小便增多，饮一斗水，就会尿出一斗小便。"饮一斗，小便一斗"，表明小便之中尿液多而精气少，所以尚可治疗。渴欲饮水又有小便不利，这属于消渴、淋证兼见的情况。

肾气丸

地黄二两八钱　山萸一两四钱　山药一两四钱　丹皮一
两　茯苓一两　泽泻一两　桂枝三钱五分　附子三钱五分

炼蜜丸，梧子大，酒下十五丸，日再服。不知，渐加。

《金匮》：消渴，饮一斗，小便一斗，上伤燥热，下病湿寒，
燥热在肝肺之经，湿寒在脾肾之藏。肾气丸，茯苓、泽泻，
泻湿燥土，地黄、丹、桂，清风疏木，附子温肾水之寒，薯蓣、
山萸，敛肾精之泄，消渴之神方也。

【方解】《金匮要略·消渴小便不利淋病脉证并治》篇中说，
消渴病出现"饮一斗，小便一斗"的情况，可用肾气丸来治
疗。其病机为上焦燥热，下焦湿寒。燥热存在于上焦的肝经
与肺经，湿寒存在于中、下二焦脾肾之间。肾气丸中用茯苓、
泽泻利水湿而燥中土，地黄、丹皮、桂枝，养肝而疏达肝气，
附子能温暖下焦肾水的虚寒，山药、山萸肉能收敛肾精，使
肾精不致脱失。这个方实在是治疗消渴的神方。

肝主疏泄，木愈郁而愈欲泄，泄而不通，则小便不利，
泄而失藏，则水泉不止。肾气丸能缩小便之太过，亦利小便
之不通。《金匮》：小便一斗者主之，小便不利者亦主之，
以其泻湿而燥土，清风而疏木也。

【语译】肝主疏泄，肝气越被郁遏，疏泄的力量就越大，虽然疏泄力强，却又不能畅达，小便就会不通利；疏泄过强，肾水收藏失职，小便就会量多而频数。肾气丸既能治疗小便过多，又能治疗小便不利。《金匮要略·消渴小便不利淋病脉证并治》篇中认为，肾气丸对小便过多的"小便一斗"和"小便不利者"两种情况都能治疗，这是因为该方具有泻湿而燥脾土，养肝又能疏肝的作用。

猪苓汤

猪苓三钱　茯苓三钱　泽泻三钱　滑石三钱，研　阿胶三钱

煎大半杯，入阿胶，消化，温服。

治上消下淋者。

上渴而下淋者，土湿木郁而生风燥。猪、茯、滑、泽，泻湿燥土，阿胶滋木清风，解渴通淋之良法也。若木郁不能疏泄，宜加桂枝，以达木气。若消淋兼作而发热脉浮者，是土湿木郁而感风邪，当以五苓发其汗也。

【方解】上焦消渴兼有下焦淋证，这是土湿过盛，木气被郁而产生的风燥所致。猪苓汤中猪苓、茯苓、滑石、泽泻能利水而燥脾土，阿胶滋养肝木而能止肝风疏泄太过，是一个解消渴、通淋证的良方。如果木郁不能疏泄，宜加桂枝来通达木气。如果消渴、淋证同时发作，见到脉浮发热，这是

土湿木郁又感风邪，应当以五苓散来发汗、利小便。

桂附苓乌汤

茯苓三钱　　泽泻三钱　　桂枝三钱　　干姜三钱　　附子三钱
龙骨三钱，煅，研　　牡蛎三钱，煅，研　　首乌三钱，蒸

煎大半杯，温服。

治饮一溲二者。

《素问》饮一溲二，水寒土湿，木气疏泄，宜苓、泽，泻湿燥土，姜、附，暖水温中，桂枝、首乌，达木荣肝，龙骨、牡蛎，敛精摄溺。病之初起，可以救药，久则不治。

桂附苓乌汤方阵图

桂枝　首乌

茯苓、泽泻、干姜

附子

龙骨、牡蛎

【方解】桂附苓乌汤治疗《素问·气厥论》中所讲"饮一溲二"的消渴证。此证水寒而土湿，木气因郁而疏泄太过。方用茯苓、泽泻祛湿而燥脾土，干姜、附子暖肾水而温脾阳，又用桂枝、首乌养肝疏肝，龙骨、牡蛎敛精而收涩小便。诸药合用，湿寒去，木气畅，收藏行，以冀消渴得解、小便得摄。若病情初起时尚可救治，病久则难以治疗了。

癫狂根原

癫狂者，即惊悸之重病也。肝为木，其气风，其志怒，其声呼。心为火，其气热，其志喜，其声言。肺为金，其气燥，其志悲，其声哭。肾为水，其气寒，其志恐，其声呻。脾为土，其气湿，其志忧，其声歌。气之方升而未升则怒，已升则为喜，气之方降而未降则悲，已降则为恐。盖陷于重渊之下，志意幽沦，是以恐作。方其半陷，则凄凉而为悲，悲者，恐之先机也。升于九天之上，神气畅达，是以喜生。方其半升，则拂郁而为怒，怒者，喜之未遂也。

【语译】癫狂病，其实是惊悸病的重证，两者病机相同。肝在五行属木，六气为风，在志为怒，在声为呼。心在五行为火，六气为热，在志为喜，在声为言。肺在五行属金，六气为燥，在志为悲，在声为哭。肾在五行为水，六气属寒，在志为恐，在声为呻。脾在五行属土，六气属湿，在志为忧，在声为歌。

人体上升的气机在上升时但又受阻不能上升，在情志上就表现为怒，若能上升顺利，情志上就表现为喜，在消沉时气机下降却未能完全下降，就表现为悲，完全沉沦就表现为恐。这是因为气机完全沉陷于下部时，人的情绪、志意深深沦丧，就表现为恐；当情绪尚未彻底沦丧时，就表现为凄凉而悲伤，悲伤实际上是恐惧的先兆；气机上升于人体最高位，则神气顺遂而畅达，就表现为喜；当气机上升至一半时，因为受阻而不顺遂，就表现为怒，所以说，怒是喜悦未能顺遂所致。

凡人一脏之气偏盛，则一脏之志偏见，而一脏之声偏发。癫病者，安静而多悲恐，肺肾之气旺也；狂病者，躁动而多喜怒，肝心之气旺也。肺肾为阴，肝心为阳，二十难曰：重阴者癫，重阳者狂，正此义也。而金水之阴旺，则因于阳明之湿寒；木火之阳盛，则因于太阴之湿热。缘胃土右降，金水所从而下行，湿则不降，金水右滞而生寒，金旺则其志悲，水旺则其志恐也。脾土左升，木火所从而上行，湿则不升，木火左郁而生热，木旺则其志怒，火旺则其志喜也。湿寒动则寝食皆废，悲恐俱作，面目黄瘦，腿膝清凉，身静而神迷，便坚而溺涩，此皆金水之旺也。湿热动则眠食皆善，喜怒兼生，面目红肥，臂肘温暖，身动而神慧，便调而水利，此皆木火之旺也。

【语译】但凡某一脏的气机偏于旺盛，这一脏所主的情绪就会相对多见，在声音上也会有所体现。就癫病而言，病人多安静而悲伤恐惧，这是肺肾二脏敛降的气机偏旺所致。狂病的病人，多表现为烦躁而多怒，这是心肝二脏升发的气机偏亢所致。肺与肾均属阴，肝与心均属阳，所以《难经·二十难》说"重阴者癫，重阳者狂"，说的就是这个道理。

然而，人体金水（肺肾）所主的阴气偏旺，多因胃中的寒湿导致；木火（肝心）所主的阳气偏亢，多因脾中湿热导致。这是因为胃土右降时，金水随之下行，但若胃中有湿而不能和降，金水二气就停滞于右方而生阴寒，此时肺金过凉则见悲伤，肾水过寒则见恐惧。同理，脾土左旋时，木火二气随之上升，若脾中有湿则木火不能上行，就会郁而化热，此时肝木过旺就表现为怒，心火过旺就表现为喜。

在湿寒过盛时，病人表现为入睡困难和饮食减退，悲伤、恐惧并见，面目发黄消瘦，下肢腿膝部位清冷，行动虽然安静，但神志迷茫，大便干结而小便涩滞，这都是金水二气过于旺盛的表现。同理，在温热过盛时，病人能食能睡，但时喜时怒，面目色红而肥胖，上肢温暖，形体多动而精神慧爽，大便调和，小便通利，这都是木火二气过于旺盛的表现。

癫缘于阴旺，狂缘于阳旺。阴阳相判，本不同气，而癫者历时而小狂，狂者积日而微癫。阳胜则狂生，阴复则癫作，胜复相乘而颠狂迭见，此其阴阳之俱偏者也。

【语译】癫证多因阴气过旺，狂证多因阳气偏亢。阴阳相互区分，两者性质本不相同，但是在临床上癫证日久，偶尔表现出轻微的狂证，狂证日积月累也偶见癫证。这是因为阳盛生狂，阴气反复就生癫，阴阳相互乘克变化，癫证与狂证就会反复出现。这种情况在本质上属于阴阳俱偏。

苓甘姜附龙骨汤

半夏三钱　甘草二钱　干姜三钱　附子三钱　茯苓三钱　麦冬三钱,去心　龙骨三钱　牡蛎三钱

煎大半杯,温服。

有痰者,加蜀漆。

治癫病悲恐失正者。

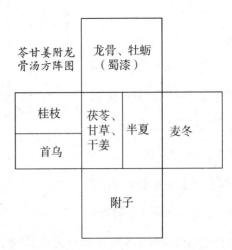

【方解】苓甘姜附龙骨汤,治疗癫病过于悲伤恐惧者。方用附子散肾寒,干姜暖肺寒,使金水二气不致偏旺;又加茯苓、甘草以祛寒湿,加半夏和降胃气,胃气降则寒湿得降,阴邪可解。加龙骨、牡蛎以重镇安神,又能治寒湿之上逆。用麦冬之寒凉以清心安神,又防干姜、附子过于燥热而伤阴。诸药合用,可逐金水二气之寒湿,降胃而安神。若病人痰盛,则加蜀漆以祛痰开窍。

丹皮柴胡犀角汤

丹皮三钱　柴胡三钱　犀角一钱,研汁　生地三钱　芍药三钱　茯苓三钱　甘草二钱,炙

煎大半杯,温服。

有痰者，加蜀漆。

治狂病喜怒乖常者。

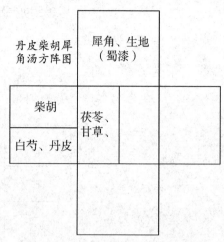

丹皮柴胡犀角汤方阵图

	犀角、生地（蜀漆）
柴胡	茯苓、甘草、
白芍、丹皮	

【方解】丹皮柴胡犀角汤治疗狂病而喜怒无常的病证。方用茯苓、甘草以健脾除湿，柴胡、白芍、丹皮养肝疏肝清肝，犀角、生地清心解毒。诸药合用，脾湿得除，心肝之火得清，则狂证自解。有痰的病人加用蜀漆以涤痰开窍。

劳伤中气，土湿木郁，则生惊悸。湿旺痰生，迷其神智，喜怒悲恐，缘情而发，动而失节，乃病癫狂。癫狂之家，必有停痰。痰者，癫狂之标，湿者，癫狂之本。癫起于惊，狂生于悸，拔本塞原之法，不在痰。若宿痰胶固，以瓜蒂散上下涌泄，令脏腑上下清空，然后燥土泻湿，以拔其本。

【语译】劳倦内伤，中气不足，导致土湿木郁，出现惊悸之证。湿气过旺就会生痰，痰蒙心窍，神志不清，喜怒悲恐等情志受情绪波动而触发，往往失去控制，就表现为癫狂之病。所以说，癫狂的病人，必然会有痰邪停滞，痰邪是癫狂病的"标"，湿邪是癫狂病的"本"。癫证起于惊，狂证起于悸，治疗这些病证的根本方法，不在祛痰而在除湿。如果病人长期有老痰停滞，胶固难除，用瓜蒂散以涌泄之法治疗，使脏腑上下通畅，然后用燥土泻湿的方法，来治此类疾病。

痰饮根原

痰饮者，肺肾之病也，而根原于土湿。肺肾为痰饮之标，脾胃乃痰饮之本。盖肺主藏气，肺气清降则化水；肾主藏水，肾水温升则化气。阳衰土湿，则肺气壅滞，不能化水，肾水凝瘀，不能化气。气不化水，则郁蒸于上而为痰；水不化气，则停积于下而为饮。大凡阳虚土败，金水埋菀，无不有宿痰留饮之疾。

【语译】痰饮，是肺、肾二脏所致的病证，但根源还在于土湿。肺、肾是痰饮的"标"，脾、胃是痰饮产生的"本"。因为肺主藏气，肺气清凉肃降，气就转化为水；肾主藏水，肾水温暖升腾，水就转化为气。当阳气不足，土湿过盛时，肺气壅滞而不能化水，肾水凝瘀而不能化气。气不能转化为水，就会郁蒸于上焦而化为痰；水不能转化为气，就会停积于下焦而化为饮。多数情况下，阳虚而脾胃败坏，金、水二气（肺肾）郁窒不通，都会产生宿痰、留饮这一类病变。

清道堵塞，肺气不布，由是壅嗽发喘，息短胸盛，眠食非旧，喜怒乖常。盖痰饮伏留，腐败壅阻，碍气血环周之路，格精神交济之关，诸病皆起，变化无恒，随其本气所亏而发，而总由脾阳之败。缘足太阴脾以湿土主令，手太阴肺从湿土化气，湿旺脾亏，水谷消迟，脾肺之气，郁而不宣，淫生痰涎。岁月增加，久而一身精气，尽化败浊，微阳绝根，则人死矣。

【语译】上焦清虚之处被痰饮堵塞，肺气不能宣发输布，痰壅喘嗽因此发作，气短、胸满、睡眠、饮食减退，情绪上喜怒无常。大体而言，痰饮停滞，腐败而壅阻气机，阻碍气血的循环和精神的交济，各种病证因此发作，并随各处的亏虚而变化多端，这些情况都是由脾阳败坏所导致的。这是因为足太阴脾主湿，手太阴肺从湿而化，当脾虚湿盛时，水谷消化能力减弱，脾肺之气郁滞而不宣畅，就会慢慢地产生痰涎。随着时间的增加，全身的精气逐渐化为痰浊腐败之物。微弱的阳气突然断绝根本，病人很快就会死亡了。

高年之人，平素阳虚，一旦昏愦痰鸣，垂头闭目，二三日即死。此阳气败脱，痰证之无医者也。其余百病，未至于此。悉宜燥土泻湿，绝其淫泆生化之源，去其瘀塞停滞之物，使之精气播宣，津液流畅，乃可扶衰起危，长生不死耳。

【语译】年纪大的人，平时阳气亏虚，一旦出现昏迷、痰鸣，头部低垂，两目紧闭，往往在两三日之内就会死亡。

这就是阳气败坏亡脱，痰证中不可救药的情况。其他病证，未必严重到这种地步。应当燥土泻湿，以断绝痰饮化生的本源，祛逐瘀滞停塞的腐败之物，使精气重新播布宣通，津液流畅。只有这样，才能挽回健康。

姜苓半夏汤

茯苓三钱　泽泻三钱　甘草二钱　半夏三钱　橘皮三钱
生姜三钱

煎大半杯，温服。

【方解】姜苓半夏汤用以化痰饮，方用茯苓、泽泻、甘草培土祛湿，半夏、生姜理气化痰和胃，橘皮理肺气，诸药合用，以健脾和胃，祛湿化痰，中气得运，肺中痰饮得除。

姜苓半夏汤方阵图

	（知母、石膏）	
	茯苓、泽泻、甘草	半夏、生姜
	（干姜、附子）	

橘皮（枳实）

百病之生，悉由土湿，是以多有痰证，而鼓胀、噎膈、虚劳、吐衄、嗽喘、惊悸之家更甚。原因土湿阳虚，气滞津凝。法宜燥土泻湿，利气行郁，小半夏加茯苓、橘皮，是定法也。

【语译】多数疾病都由土湿所致，所以痰证在临床多见。

像鼓胀、噎膈、虚劳、吐血、衄血、咳嗽、气喘、惊悸这类疾病，痰饮问题更加突出。这是阳虚土湿，气滞后津液凝结所致的。应当采用燥土泻湿，利气行郁之法治疗，即小半夏汤加茯苓、橘皮，这是确定不移的方法。

在上之痰，半成湿热，在下之饮，纯属湿寒。上下殊方，温清异制，大要以温燥水土为主。上热者，加知母、石膏；下寒者，佐干姜、附子；痰之陈宿缠绵，胶固难行者，加枳实开之。饮之停瘀脏腑者，上在胸膈，用十枣汤泻其气分；下在脐腹，用猪苓汤泻于水道。流溢经络者，用五苓散泻之汗孔；上脘之痰，可从吐出；中脘之痰，可从便下。若经络之饮，非使之化气成津，泻于汗尿，别无去路也。一切痰饮，用瓜蒂散吐下之，功效最捷。续随子仁，驱逐痰饮，亦良物也。

【语译】在上焦的痰饮，多半化热而成湿热，而下焦的痰饮就完全寒化而成寒湿了。上焦、下焦位置不同，治法上温法、清法也要区分，但大体上仍然要以温燥水土为主。上焦有热，加用知母、石膏以清热；下焦有寒，当佐用干姜、附子以温化水饮；老痰、顽痰胶结难行，加枳实以破结祛痰。饮邪停留阻滞脏腑，若在胸膈间，用十枣汤攻逐而宣畅气机；停留于脐腹，就用猪苓汤通利小便。如果饮邪流溢于经络，就用五苓散来发汗利水；上脘部位的痰邪，可以涌吐；中脘的痰，可以从大便泻下。

经络中的饮邪，必须用发汗、利小便的方法排出，舍此就别无出路了。所有的痰饮，用瓜蒂散涌吐效果最好。续随子仁有驱逐痰饮的功效，也是比较好的药物。

咳嗽根原

咳嗽者，肺胃之病也。胃土右转，肺金顺下，雾气降洒，津液流通，是以无痰；呼吸安静，上下无阻，是以不嗽。胃土上逆，肺无降路，雾气堙塞，故痰涎淫生，呼吸壅碍，则咳嗽发作。其多作于秋冬者，风寒外闭，里气愈郁故也。

【语译】咳嗽，属于肺胃引起的病证。胃土右转时，肺金之气随之下降，肺气如同雾露一样下降，转化为津液，流行于周身，就不会有痰产生。呼吸顺畅，肺气宣发与下降没有阻碍，就不会咳嗽。胃气上逆时，肺没有下降的道路，肺气就会如同雾气一样阻塞于上焦，产生痰涎，呼吸不畅，自然会有咳嗽发作。咳嗽多发于秋冬寒凉季节，这是因为风寒之邪闭束皮毛，肺胃之气更加郁闭所致。

而胃之所以不降，全缘阳明之阳虚。太阴以己土而生湿，阳明从庚金而化燥。燥敌其湿，则胃降而脾升；湿夺其燥，则脾陷而胃逆。以燥为阳而湿为阴，阳性运而阴性滞，理自然也。

【语译】胃气之所以不能和降，多是因为阳明胃经阳气不足。足太阴脾属己土而主湿气，足阳明胃属土从庚金燥气而化。正常生理状态下，燥气与湿气相互平衡，胃气和降而脾有所上升；病理状态下，湿气过盛，燥气不足，则脾气下陷，胃气上逆。燥属阳，湿属阴，阳性主动，阴性主静，动静相制，所以才会出现上述的情况。

《素问·咳论》：其寒饮食入胃，从肺脉上至于肺则肺寒，肺寒则外内合邪，因而客之，则为肺咳。是咳嗽之证，因于胃逆而肺寒，故仲景治咳，必用干姜、细辛。

【语译】《素问·咳论》中说，寒凉的饮食进入胃中，因为肺脉起源于胃，所以饮食中的寒气就会循肺脉而上行入肺，肺气变寒，若再因外感寒邪束缚肌表，寒气就会停留肺中，从而造成咳嗽。所以咳嗽一病，是胃逆肺寒所致，张仲景治疗咳嗽时，多用干姜、细辛，就是基于这个道理。

其燥热为嗽者，金燥而火炎也。手阳明以燥金主令，燥气旺则手太阴化气于庚金而不化气于湿土，一当胃逆胆升，刑以相火，则壅嗽生焉。然上虽燥热，而下则依旧湿寒也。盖肺胃顺降，则相火蛰藏而下温；肺胃逆升，则相火浮动而上热；上热则下寒，以其火升而不降也。

【语译】燥热咳嗽，是肺金燥热、火热上炎所致。手阳明大肠主燥气，肺与大肠相表里，燥气过旺，手太阴肺就会从燥金而化，不从太阴脾湿。当胃气上逆时，胆木不能下降，相火就会上炎而刑肺金，从而产生热壅咳嗽之证。但是，即使上焦有热，下焦却仍然多寒湿，这是因为肺胃顺利和降，相火就能下潜于肾水而温暖下焦；肺胃之气上逆，则相火上炎，上热则必然下寒，这是因为火气上炎而不能下潜。

缘足太阴之湿盛，则辛金从令而化湿，是生湿嗽；手阳明之燥盛，则戊土从令而化燥，是生燥咳。燥则上热，湿则下寒。究之，湿为本而燥为标，寒为原而热为委。悟先圣咳嗽之义，自得之矣。

【语译】足太阴湿气过盛，太阴肺金就从太阴而化湿，表现为湿性咳嗽；手阳明燥气过盛，则足阳明胃就从阳明而化燥，表现为燥咳。燥气盛则上焦热，湿气盛则下焦寒。总体而言，湿邪多为咳嗽之本，燥邪多为咳嗽之标，寒邪多为咳嗽之因，热邪多因寒湿而化。如果医者领悟到先贤对咳嗽的认识，治疗效果自然好了。

姜苓五味细辛汤

茯苓三钱　甘草二钱　干姜三钱　半夏三钱　细辛三钱
五味一钱，研

煎大半杯，温服。

【方解】姜苓五味细辛汤，即《金匮要略》中的苓甘五味姜辛汤，方中干姜温脾，细辛温肺肾，阳气复则寒去；茯苓、甘草健脾渗湿，半夏和胃降气，中气升降得复；五味子敛肺。诸药合用，寒湿得去，肺胃得顺，咳嗽自愈。

姜苓五味细辛汤方阵图

（生姜、苏叶）	茯苓、甘草、干姜	半夏	五味子（麦冬、石膏）（芍药、贝母）（柏叶）
			（橘皮、杏仁）
	细辛		

咳证缘土湿胃逆，肺金不降。气滞痰生，窍隧阻碍，呼吸不得顺布。稍感风寒，闭其皮毛，肺气愈郁，咳嗽必作。其肺家或有上热，而非脾肾湿寒，不成此病。岐伯之论，仲景之法，不可易也。

【语译】咳嗽产生的原因，在于土湿而胃气上逆，肺金不能下降。肺胃气滞，痰湿内生，肺窍宣肃被阻，呼吸不畅。再加上外感风寒，皮毛被闭，肺气郁滞更甚，咳嗽必然发作。肺中如果有热，而且没有脾肾寒湿，就不会产生此种类型的咳嗽。所以说，岐伯、仲景对此的论述，垂法后世，不要轻易去改变。

其甚者，则为齁喘，可加橘皮、杏仁，以利肺气。若肺郁生热，加麦冬、石膏，清其心肺。若胆火刑金，加芍药、贝母，以清胆肺。劳嗽吐血，加柏叶，以敛肺气。若感冒风寒，嚏喷流涕，头痛恶寒，加生姜、苏叶，以解表邪。

【语译】更为严重的病变，就表现为齁喘，可以在方中加用橘皮、杏仁以利肺气。如果肺气郁而生热，就加用麦冬、石膏以清心肺之热。如果胆火上炎而刑肺金，则加白芍、贝母以清胆肺之火。虚劳咳嗽而吐血，则加侧柏叶以敛肺气。如果是感冒风寒，表现为嚏喷流涕，头痛恶寒，加用生姜、苏叶以解散表寒。

肺痈根原

肺痈者，湿热之郁蒸也。阳衰土湿，肺胃不降，气滞痰生，胸膈瘀塞，湿郁为热，淫泆熏蒸，浊瘀臭败，腐而为脓。始萌尚可救药，脓成肺败则死。此缘湿旺肺郁，风闭皮毛，卫气收敛，营郁为热，热邪内闭，蒸其痰涎而化痈脓故也。

【语译】肺痈，是湿热郁蒸肺部所致。阳气虚衰、土湿过盛时，肺胃之气不能下降，则气机阻滞而生痰，瘀塞于胸膈，痰湿郁而化热，浸淫熏蒸，浊邪瘀热就会变为臭秽腐败之物，化为脓血。肺痈初期尚有药可救，脓成以后，肺气败坏则必死无疑。此病病因在于，湿气旺盛而肺气被郁，加之外感风寒闭塞皮毛，卫气收敛，营血郁而化热，热邪内闭不得外出，邪热熏蒸痰涎，化腐成脓。

盖风中于表，则腠理疏泄而汗出；热蒸于里，则经阳遏闭而恶寒。卫阳外敛，呼气有出而不入；营阴内遏，吸气有入而不出。营卫不交，风热兼作。风邪外伤其皮毛。皮毛者，肺之合也。湿土郁满，肺气不降，而风袭皮毛，泄其卫气，卫气愈泄而愈敛，皮毛始开而终闭。肺气壅塞，内外不得泄路，瘀闷喘促，痰嗽弥增。口干咽燥，而不作渴，少饮汤水，则津液沸腾，多吐浊沫。热邪内伤其津血，津血与痰涎郁蒸，腐化脓秽，吐如米粥。久而肺藏溃烂，是以死也。

【语译】大体而言，风邪中表后，腠理疏泄而汗出；热邪熏蒸于里，经中阳气被闭不能外达，则体表恶寒。卫阳被敛时，呼气时能出而不能入；营阴内遏时，吸气能入而不能出。营卫二气不能相交，风热共同为病。风邪外伤皮毛，皮毛为肺所主，土湿旺盛，郁滞不通，则肺气不能下降。加之风邪侵袭皮毛，卫气外泄。卫气因风而外泄，但卫气自身固敛的作用同时增强，因此皮毛起始开泄，最终反而闭遏。肺气壅塞，内外没有出路，就表现为瘀闷喘促，咳嗽、吐痰症状加重。病人虽然口干咽燥，但并不口渴，不欲多饮汤水，此时津液沸腾，大量吐出浊唾涎沫。热邪耗伤津液气血，津液、血液与痰涎郁蒸，化腐生脓，就会吐脓如同米粥一样。病程日久，肺脏溃烂，就演变成死证了。

病生肺部，而根原于胃逆，其胸膈之痛，则是胆木之邪。以胃土不降，肺胆俱无下行之路，胆以甲木而化相火，甲木克戊土，则膈上作疼，相火刑辛金，则胸中生热。是宜并治其标本也。

【语译】肺痈虽然病位在肺，但是根源却是胃气上逆，胸膈中的疼痛，则是胆木横逆所致。胃气不能下降，肺与胆均失去了下行的通路，胆（甲）虽属木却从少阳相火而化，当胆木克伐胃（戊）土时，就表现为膈上疼痛；相火刑克肺金时，胸中就会生热。因此，本病应当标本同治。

苏叶橘甘桔汤

苏叶三钱　甘草二钱　桔梗三钱　杏仁三钱　茯苓三钱
贝母三钱　橘皮三钱　生姜三钱

煎大半杯，温服。

胃逆胸满重，加半夏。

【方解】方用苏叶宣利肺气而化湿，并能解表祛风；杏仁利肺气，陈皮、茯苓、生姜祛湿而和胃止呕，贝母、桔梗、甘草利湿排脓。诸药合用，以宣利肺胃之气，祛肺胃之湿，

以治肺痈之本。如果胃气上逆而胸满较为严重，可以加半夏
和胃止呕。

肺痈，胸膈湿热，郁蒸痰涎，而化痈脓。痰盛宜逐，脓
成当泻。胶痰堵塞，以甘遂、葶苈之属驱之，脓血腐瘀，以丹皮、
桃仁之类排之。剧者用仲景二白散，吐下脓秽，以救脏真，
胜于养痈遗害者也。

二白散

桔梗三分　贝母三分　巴豆一分，去皮，炒，研如脂

为末，饮服半钱匕。虚者减之。

脓在膈上则吐，在膈下则泄。下多，饮冷水一杯，则止。

葶苈大枣泻肺汤

葶苈炒黄，研，弹子大　大枣十二枚

水三杯，煮枣，取二杯，去枣，入葶苈，煮取一杯，顿服。

脓未成则痰下，脓已成则脓下。

【方解】肺痈一病，缘于胸中湿热与痰涎郁蒸，化腐成
痈化脓。痰涎旺盛时应当逐痰，化脓后应当泻脓。痰涎胶结
堵塞，可以用甘遂、葶苈之类的药物攻逐痰涎；脓血腐烂瘀滞，
可以用丹皮、桃仁等化瘀排脓。严重的病人可以用张仲景的
二白散，以吐下脓血秽浊之物，救助肺脏真气，这种方法胜
过养痈的贻害。

二白散用桔梗入肺，解毒排脓；贝母化痰散结；巴豆攻逐痰邪。服用此方，脓在胸膈以上就可吐出，脓在胸膈以下就会泄泻。如果腹泻过于剧烈，可以饮用冷水一杯，可以止泻。

如果肺痈尚未成脓，服用葶苈大枣泻肺汤，可以化痰下痰，如果脓已成，可以起到排脓的效果。

四圣心源卷六

杂病解中

腹痛根原

腹痛者，土湿而木贼之也。乙木升于己土，甲木降于戊土，肝脾左旋，胆胃右转，土气回运而木气条达，故不痛也。水寒土湿，脾气陷而胃气逆，肝胆郁遏，是以痛作。

【语译】腹痛，是因为土湿而木气为害。正常情况下，乙木（肝）在左方和己土（脾）一起上升，甲木（胆）在右方和戊土（胃）一起下降，所以中焦脾胃（土气）若运转正常，则肝胆之气条达舒畅，就不会腹痛。当水寒土湿之时，脾气下陷而胃气上逆，肝胆受寒水土湿之郁遏而攻冲，就会造成腹痛。

盖乙木上升，是为枝叶，甲木下降，是为根本。脾陷则乙木之枝叶不能上发，横塞地下而克己土，故痛在少腹；胃逆则甲木之根本不能下培，盘郁地上而克戊土，故痛在心胸。

【语译】乙木（肝气）的上升，如同树木上部的枝叶向上的伸展条畅，甲木（胆火）下降，如同树木根部接受上部的滋养。脾湿下陷，则乙木（肝气）不能上升条畅，横塞于地下，克伐己土（脾气），就会出现少腹部位疼痛；胃气上逆则甲木（胆火）难降，甲木的根本得不到滋养，盘郁于地面之上而克戊土（胃气），所以疼痛的部位在心胸。

肝胆之经，旁循胁肋，左右并行，而三阳之病，则外归于经，三阴之病，则内归于脏，以阴盛于内而阳盛于外，故痛在脏腑者，厥阴之邪，痛在胁肋者，少阳之邪也。至于中气颓败，木邪内侵，则不上不下，非左非右，而痛在当脐，更为剧也。

【语译】肝胆二经循行于人体左右，分布于胁肋；阴气盛于内部，阳气盛于外部，所以三阳经的病位多归于外，三阴经的病位多归于五脏。因此腹部疼痛，通常是脏腑部位所致，多归于厥阴肝脏；疼痛在胁肋，则多归于少阳胆经。此外，脾胃中气败坏时，木气内侵，则疼痛部位不上不下、不左不右，而在于肚脐部位，疼痛就更加剧烈了。

此其中间，有木郁而生风热者。肝以风木主令，胆从相火化气，下痛者，风多而热少，上痛者，热多而风少。而究其根原，总属湿寒。

【语译】腹痛患者中，有木气郁而转化为风热的情况，这是因为肝属木主风，胆从少阳相火而化，肝木所致的下部腹痛，风多而热少；上部的疼痛，热多而风少。但是从根本上来讲，都是由水寒土湿所致。

　　若有水谷停瘀，当以温药下之，仲景大黄附子汤，最善之制也。若宿物留滞，而生郁热，则厚朴七物汤，是良法也。如其瘀血堙塞，气道梗阻，而生痛者，则以破结行瘀之品利之，桂枝茯苓丸、下瘀血汤，酌其寒热而选用焉。若无宿物，法宜培土疏木、温寒去湿之剂，大建中、附子粳米、乌头赤石脂三方，实诸痛证之准绳也。

　　【语译】如果伴有水谷停滞，就要用温热药物攻下之法来治疗，张仲景的大黄附子汤最为合适。如果是宿食停滞，郁而化热，厚朴七物汤是治疗此病的良法。瘀血阻塞，气血不畅者，选用破结逐瘀的药物，比如桂枝茯苓丸、下瘀血汤，可以根据病情而斟酌使用。如果宿食停滞，治法上就应当培土疏木、温寒祛湿，大建中汤、附子粳米汤、乌头赤石脂汤三方就是治疗各种寒湿腹痛的良方。

姜苓桂枝汤

桂枝三钱　芍药三钱　甘草二钱　茯苓三钱　干姜三钱

煎大半杯，温服。

治脾肝下陷，痛在少腹者。

　　【方解】姜苓桂枝汤治疗肝脾下陷而致的少腹疼痛。少腹痛多因肝木为寒湿所郁，肝气郁滞于下，攻冲少腹所致。方用桂枝暖肝通经，芍药养肝血而护脾止痛，茯苓健脾祛湿，干姜湿中散寒，甘草补益中气，诸药合用，中土寒湿得去，肝木得畅，无攻冲作痛之虞，则腹痛自止。

姜苓桂枝汤方阵图

桂枝	茯苓、甘草、干姜	
芍药		

柴胡桂枝鳖甲汤

柴胡三钱　鳖甲三钱，醋炙　甘草二钱　桂枝三钱　半夏三钱　芍药三钱　茯苓三钱

煎大半杯，温服。

治胃胆上逆，痛在心胸者。

胃寒，加干姜、蜀椒、附子。

柴胡桂枝鳖甲汤方阵图

柴胡、桂枝	甘草、茯苓（干姜、蜀椒）	半夏
芍药、鳖甲		
	（附子）	

【方解】柴胡桂枝鳖甲汤治疗胆胃上逆，

心胸部位疼痛。心胸位于人体上部，为胃气不降，胆火郁滞于上所致。方用甘草补中气，茯苓祛湿，半夏和胃止呕，柴胡性凉而疏肝，桂枝性温而达肝，白芍、鳖甲柔肝而敛胆火，又能止痛。诸药合用，脾湿得去，胃气得降，肝气得畅，胆火下降，心腹之痛自止。

如果胃寒较重，可以加干姜、川椒、附子以温中散寒。

凡心腹疼痛，率因水寒土湿，木气郁冲所致。心腹痛剧欲死，四肢冰冷，唇口指甲青白者，宜姜、椒、附、桂，驱寒邪而达木郁，必重用苓、甘，泻湿培土，而缓其迫急，其痛自止。

【语译】心腹部位的疼痛，多由水寒土湿，木气郁冲所致。心腹疼痛剧烈，发作欲死，四肢冰冷，唇口指甲青白，就要用干姜、川椒、附子、肉桂等物，以驱逐寒邪，肝胆气机自然通达，同时要重用茯苓、甘草，培土而祛湿，并能以甘味缓急止痛，如此则疼痛自止。

肝以风木主令，胆从相火化气，其间木郁风动，火郁热发，亦往往而有，而推其脾肾，无不湿寒之理。即有风热兼作，用芍药、柴、苓，以泻肝胆，而脾肾之药，必宜温燥，此定法也。

【语译】肝属木，主风，胆从相火而化，所以病人有时肝郁化风，胆郁化热。脾肾二脏生寒生湿，是此病发作的根本原因。所以在有风热的情况下，可以斟酌选用芍药、柴胡、黄芩来清泻肝胆。温补脾肾、散寒逐湿的方法，也是必不可少的。

肝主藏血，风动血耗，乙木枯槁，生意不遂，郁怒而贼脾土，则生疼痛。若血枯木燥，宜芍药、阿胶、归、地、首乌之类，以滋风木。木荣风退，即当减去，不可肆用，以败土气。

【语译】肝主藏血，肝木疏泄过度，则易于损耗肝血，肝血不足，乙木枯槁，肝气生长发散的作用就不能发挥，肝气因血虚而生郁怒，克伐脾土，也会导致腹痛。如果肝血不足，就宜选用芍药、阿胶、当归、地黄、首乌之类的药物，以滋养肝血。当肝血充养，虚风消退时，就要减少这些药物，不可以过度使用，否则就会败坏土气。

血郁痛作，或内在脏腑，或外在经络。其证肌肤甲错，两目黯黑，多怒而善忘。以肝窍于目，主藏血而华色，血瘀不能外华，故皮肤粗涩而黑黯也。宜用丹皮、桃仁，破其瘀血。若癥结难开，加䗪虫、蛀虫之类行之。寻常血瘀，五灵脂、山羊血，功力亦良。

【语译】如果有瘀血，不通而致疼痛，或者内发于脏腑，或者外发于经络，可表现为肌肤甲错，两目黯黑，多怒而善忘。这是因为肝开窍于目，又主藏血，能滋养皮肤，血瘀时不能滋养皮肤，故而皮肤粗涩而两目黑黯。可以选用丹皮、桃仁破血逐瘀。如果内在的癥结难以消除，就加用䗪虫、虻虫之类以破瘀血。一般寻常的血瘀，用五灵脂、山羊血，功效亦良。

饮食停滞，土困木郁，以致作痛，用仲景温下之法，大黄、姜、附，泻其食水。剧者，少加巴霜一二厘，扩清陈宿，功效最捷。一切宿物壅阻，并宜此法。

【语译】因饮食停滞、脾胃困顿、木气郁滞而腹痛者，可以用仲景的温下之法来治疗。大黄、干姜、附子可以泻胃肠停滞的水饮与食物。严重者可以用巴豆霜一二厘，巴豆霜攻逐体内陈旧宿邪，功效极为迅猛。长久停滞于体内的宿物壅阻疾病，都可以用这种方法来治疗。

腰痛根原

腰痛者，水寒而木郁也。木生于水，水暖木荣，生发而不郁塞，所以不痛。肾居脊骨七节之中，正在腰间，水寒不能生木，木陷于水，结塞盘郁，是以痛作。木者，水中之生意，水泉温暖，生意升腾，发于东方，是以木气根荄①下萌，正须温养，忽而水结冰凘②，根本失荣，生气抑遏，则病腰痛。

---

①荄（gāi）：草根。
②凘（sī）：水中漂流的冰。

【语译】腰痛病的产生，是因为水寒而木郁。木生于水，水气温暖则木气得以荣养，就能正常生发而不会郁塞，也就不会有疼痛产生。肾脏在体内正对脊椎第七节，位居腰间，在水寒不能生木时，木气内陷于水中，结聚塞滞，盘踞郁闭，不通则痛。木气，是水中的生发的力量，当水温暖如温泉时，生机升腾，就会在东方升发。当木气的根须在向下萌发时，需要一定温度的水来滋养，如果忽然水寒结冰，则树木的根部就会失去荣养，生机被遏制，就会产生腰痛。

腰者，水之所在，腹者，土之所居。土湿而木气不达，则痛在于腹；水寒而木气不生，则痛在于腰。然腰虽水位，而木郁作痛之原，则必兼土病。盖土居水火之中，火旺则土燥，水旺则土湿，太阴脾土之湿，水气之所移也。土燥则木达而阳升，土湿则木郁而阳陷。癸水既寒，脾土必湿，湿旺木郁，肝气必陷，陷而不已，坠于重渊，故腰痛作也。

【语译】腰部是肾水所在的位置，腹部是脾土所在的位置。土湿时木气不能畅达，腹部就会疼痛；水寒而木气不能生发，腰部就会疼痛。腰部虽然是肾水所在的位置，但是木郁作痛的根源，必然兼有土湿为患。这是因为土位于中焦，处于上焦心火与下焦肾水的中间，容易受到火、水二气的影响，当上焦火旺时中土就会生燥，下焦水旺时，土气就生湿，所以说，太阴脾土的湿邪，是下焦肾水上犯中焦而产生的。在土燥的情况下，木气畅达而清阳上升；土湿过盛时，木气被郁而清阳下陷。肾水寒冷，则脾土必然湿盛，湿盛则木气被郁，肝气必然下陷，如果持续下陷，就会下坠于肾水之位，腰痛就会发作了。

色过而腰痛者，精亡而气泄也。精，阴也，而阴中之气，是谓阳根。纵欲伤精，阳根败泄，变温泉而为寒冷之渊，化火井[①]而成冰雪之窟，此木枯土败之原，疼痛所由来也。缘阴阳生长之理，本自循环，木固生火，而火亦生木。少阴之火，升于九天之上者，木之子也；少阳之火，降于九地之下者，木之母也。其生于水者，实生于水中之火。水中之阳，四象之根也，《难经》所谓肾间动气，生气之原也[②]。

【语译】纵欲过度所产生的腰痛，是肾中精气亡失而阳气外泄所致。肾精属阴，肾精中的阳气就是全身阳气的根本。纵欲过度，肾精损伤，阳气根本败泄，那么下焦温暖的肾水就会变成寒冷的深渊，如同温泉变成充满冰雪的洞窟。这才是木枯土败的根本原因，也是疼痛产生的主要原因。这是因为阴阳的生长变化，是一种持续循环的过程，木虽然能生火，

---

①火井：温泉井。北周王褒《温汤碑》："火井飞泉，垂天远扇。焦源沸水，冲流迸集。"
②肾间动气，生气之原也：语出《难经·八难》："所谓生气之原者，谓十二经之根本也，谓肾间动气也，此五脏六腑之本，十二经脉之根，呼吸之门，三焦之原，一名守邪之神。"

火的温暖状态反过来也能生木。少阴君火上在于心，如同位于九天之上，是木所化生的火；少阳相火，从上焦下降于九地之下，潜藏于下焦寒水之中，又可以进一步化生为木。虽然水能生木，但实际上木却是水中潜藏的火产生的。水中的阳气，是木、火、金、水四象的根本，也就是《难经》中所说的"肾间动气""生气之原"。

桂枝姜附阿胶汤

茯苓三钱　桂枝三钱　甘草二钱　干姜三钱　附子三钱

阿胶三钱，炒，研

煎大半杯，温服。

【方解】桂枝姜附阿胶汤治疗脾肾阳虚、寒湿过盛、肝气郁滞所致的腰痛。方用附子温肾水；甘草、茯苓、干姜暖脾而祛湿；桂枝暖肝，阿胶养肝阴，使肝木条畅。诸药合用，脾肾得温，寒湿得去，肝气畅达，则腰痛自止。

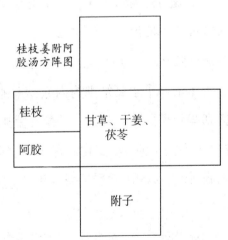

桂枝姜附阿胶汤方阵图

桂枝	甘草、干姜、茯苓
阿胶	
	附子

癀疝根原

癀疝者，肾肝之积也。木生于水，水之为性，得阳和而冰泮①，遭阴肃而冻合，冰泮则木荣，冻合则木枯。肾水渐寒，木气菀遏，拥肿②结硬，根于少腹而盘于阴丸，是谓寒疝。

【语译】癀疝是肝肾积结所致。水能生木，寒水在阳气的温煦下，能使冰消雪融，寒水遭受阴寒就会冻结，冰消水暖就能生木，水寒冻结木气就会枯萎。肾水寒冷，木气因而郁遏不畅，就会肿大结硬，根植于少腹，盘踞于睾丸，这就是寒疝的病机。

水凝则结而为内寒，木郁则发而为外热。内寒盛则牢坚而不出，外热作则奔突③而不入。大小无常，动止莫测，病发则痛楚欲死，性命攸关，非细故也。

【语译】水凝结则为内寒，木郁则发而为外热。内部寒盛则坚硬牢固不能外散，外部热盛则冲撞运行于外而不能入内。脉象时大时小，变化没有规律，病情时动时止，不能预测，发病时疼痛欲死，严重时危及生命，这可不是一般的小病啊。

此肾肝之邪，而实原于任脉。《素问·骨空论》：任脉为病，

---

① 泮（pàn）：散解。
② 拥肿：同"痈肿"。
③ 奔突：横冲直撞。

男子内结七疝①，女子带下瘕聚。任者，诸阴之统任；少阴厥阴之气，总原于任脉。肾中阳秘，则冰消冻释，任中无固结之邪；肾中阳泄，水寒木郁，阴气凝滞，乃成疝瘕带下之疾。肾性蛰藏，肝性疏泄，水气旺则结而为疝瘕，木气旺则流而为带下，无二理也。任为阴而督为阳，男则督旺，女则任旺，故男子之疝气犹少，而女子之瘕带最多。

【语译】本病是肾肝二脏、木水之气为患，实际病因在于任脉。《素问·骨空论》说，任脉为病，在男子表现为内结的七种疝病，在女子表现为妇科的带下瘕聚。任脉统领所有阴经，而少阴肾经、厥阴肝经都来源于任脉。当肾中阳气秘藏时，就能消融冰雪，任脉中没有凝结的病邪；肾中阳气外泄，水寒而木郁，阴气凝滞，结聚而成疝瘕带下之类的疾病。肾的本性是蛰伏内藏，肝的本性是疏泄外达，所以，水寒之气过旺则结聚为疝瘕之病，木气过旺则流动而为带下之病。任脉属阴，督脉属阳，男子大多督脉旺盛，女子大多任脉旺盛，所以男子疝气之类的病变相对较少，而女子瘕聚带下之类的病变较为常见。

法宜温水木之寒，散肾肝之结。结寒温散，瘕疝自消。仲景大乌头煎、乌头桂枝二方，乃此病之良法也。

---

① 七疝：指冲疝、狐疝、（癫）疝、厥疝、瘕疝、（㿉）疝、癃疝等七种疝病。

【语译】本病在治法上，应当温水木之寒，以解决肾肝二脏的结聚，寒结得温散而消融，则瘕疝自然消除。张仲景的大乌头煎、乌头桂枝汤两个方剂，就是治疗此病的良方良法。

肾囊偏坠者，谓之（癫）疝，是肝木之郁陷，拥肿硬大，常出而不入者。其时时上下者，谓之狐疝，言如狐狸之出没无常也。

【语译】一侧睾丸下坠于阴囊，称之为"癫疝"，肝木下陷而郁滞于下焦，使睾丸痛肿硬大，陷于阴囊中不能再回入腹中。如果能时上时下，就称之为"狐疝"，意思是像狐狸一样出没无常。

茱萸泽泻乌头桂枝汤

吴茱萸三钱，炮　泽泻三钱　乌头三钱，炮　桂枝三钱

芍药三钱　甘草二钱

生姜三钱　大枣四枚

煎大半杯，温服。

仲景乌头桂枝汤，用乌头汤一杯，桂枝汤半杯，合煎，取一杯，分五服。不知，再服。其知者，如醉状，得吐

茱萸泽泻乌头桂枝汤方阵图		
吴茱萸、桂枝、乌头	甘草、生姜、大枣	
芍药		
	泽泻	

为中病。今加茱萸、泽泻，去其寒湿，以绝疝瘕之根。

　　其拥肿偏坠者，用此药汤热洗之，或用药末，盛袋中热熨之，日作数次，令其囊消而止。

　　【语译】茱萸泽泻乌头桂枝汤，由张仲景的乌头桂枝汤变化而来。仲景的乌头桂枝汤用乌头汤一杯，桂枝汤半杯，合煎为一杯，分五次服用，如果服后没有反应，再服用一遍。有反应的表现，就像喝醉酒一样，如果能够呕吐，就代表药物起作用了。茱萸泽泻乌头桂枝汤是在乌头桂枝汤的基础上，加上吴茱萸以温散肝经之寒，泽泻以祛水湿，以此来断绝疝瘕的病因。

　　阴囊痛肿一侧下坠，就用本方煎汤外洗，或者用药末放入袋中热熨，每日数次，直到阴囊恢复正常。

　　其狐疝之偏有大小，时时上下者，仲景用蜘蛛散，亦良。

蜘蛛散

蜘蛛十四枚，炒焦　　桂枝五分

研末，取八分一匕，饮和，日再服。蜜丸亦可。

　　【方解】病人狐疝时大时小，时上时下，张仲景用蜘蛛散治疗，效果也很好。方用蜘蛛十四只，炒焦，桂枝五分，一起研末，每次取八分，用水饮下，每日两次。本方做成蜜丸也可以。

积聚根原

积聚者，气血之凝瘀也。血积为癥，气积为瘕。

【语译】积聚，是气血凝结瘀滞所致。血瘀积滞为癥，气滞积结为瘕。

《金匮》：妇人宿有癥病，经断未及三月，而得漏下不止，胎动在脐上者，此为癥痼害，所以血不止者，其癥不去故也。缘瘀血癥聚，不在子宫，三月胎长，与癥痼相碍，故血阻而下，是癥病之为血也。

【语译】《金匮要略·妇人妊娠病脉证并治》篇中说，妇人平素就有癥病，孕后经断，还不到三个月，突然下血淋沥不止，并且在肚脐以上有胎动感觉，这是被腹内的癥积痞块影响而致；之所以下血不止，是因为癥积痞块未被消除。瘀血所致的癥聚并不在子宫，怀孕三个月，胎儿渐渐长大，就会受癥积痞块的妨碍，气血受阻而下血，所以说癥病是血分的病变。

《伤寒》：阳明病，若中寒，不能食，小便不利，手足濈然汗出，此欲作痼瘕，必大便初硬后溏。所以然者，以胃中冷，水谷不别故也。缘寒气凝结，水谷不消，则大便泄利，《难经》谓之"大瘕泄①"，是瘕病之为气也。

【语译】《伤寒论·阳明病脉证并治》说，阳明病，如果是因胃中寒所致，就会出现不能饮食、小便不利、手足濈然汗出等症，这是要出现痼瘕的表现，病人大便必然会初硬后溏；之所以会出现这种情况，是因为胃中冷，水谷不能分别。寒气凝结，水谷不能消化，大便就会泄利。这就是《难经》所说的"大瘕泄"①。《伤寒论》的这段条文说明了瘕病的产生是因为气滞而聚。

　　癥瘕之病，多见寒热。以气血积聚，阳不外达，故内郁而发热；阴不内敛，故外束而恶寒。气统于肺，血藏于肝，气聚者，多下寒，血积者，多上热。盖离阴右降而化金水，及其成水，而又抱阳气，故下焦不寒。气聚则金水失其收藏，阳不下蛰，是以寒生。坎阳左升而化木火，及其成火，而又含阴精，故上焦不热。血积则木火失其生长，阴不上根，是以热作。

　　【语译】癥瘕之病，多伴寒热。这是因为气血积聚，阳气就不能外达，内郁而发热；阴气不能内敛，束缚于体表而见恶寒。气为肺所主，血为肝所藏，气机郁滞就多见下寒，血瘀多见上热。这是因为在正常情况下，心（离）火从右方下降，从而产生金与水，当化水时，水中又要包含阳气，所

以下焦就不会寒冷。当气滞时，金、水二气不能收藏，阳气因此不能蛰伏于下焦，下焦因而生寒。同理，肾（坎）阳要在左方上升而化为木、火二气，当化火时，火中又要含有阴精，所以上焦就不会过热。当血瘀不行时，木、火二气不能生长，阴精就不能上济，所以就会产生上热。

血性温暖而左升，至右降于金水，则化而为清凉。血之左积者，木之不温也；血之右积者，金之不凉也。气性清凉而右降，至左升于木火，则化而为温暖。气之右聚者，金之不清也；气之左聚者，木之不暖也。而溯其原本，总原于土。己土不升，则木陷而血积；戊土不降，则金逆而气聚。中气健运而金木旋转，积聚不生，癥瘕弗病也。

【语译】血性温暖，从左方上升，运行至右方则从金水而降，就会转化为清凉之气。血积瘀于左方，木气就不能温暖；如果积瘀于右方，金气就不能清凉。气性清凉而能右降，运行至左方就上升为木、火二气，就转化为温暖。气如果积滞于右方，金气就不能清凉；如果积聚于左方，木气就不能温暖。从根本上说，气血的积滞，是因为中焦土气升降失常。己土（脾气）不能左升，木气就会下陷而成血积；戊土（胃气）不能右降，金气就会上逆而气聚。如果中气健运正常，金、木二气左右旋转，积聚癥瘕就不会产生了。

化坚丸

甘草二两　丹皮三两　橘皮三两　桃仁三两　杏仁三两
桂枝三两

炼蜜、陈醋丸，酸枣大，米饮下三五丸，日二次。

若癥瘕结硬难消，须用破坚化癖之品。内寒加巴豆、川椒，内热加芒硝、大黄。

化坚丸方阵图		
桂枝	甘草	杏仁、橘皮
丹皮、桃仁		

【方解】化坚丸主治癥瘕，方用桂枝温通血脉，丹皮化瘀清热，桃仁化瘀散结；杏仁利肺气，橘皮行滞气；甘草补脾气而调和诸药。诸药合用，共奏化瘀行气之效。

如果癥瘕结聚而成硬块，难以消除，就必须用破坚化癖的药物。如果属于内寒，就加巴豆、川椒以温里行滞；如果属于内热，就加芒硝、大黄以清热软坚而消积。

积聚之病，不过气血。左积者，血多而气少，加鳖甲、牡蛎；右聚者，气多而血少，加枳实、厚朴。总之，气不得血则不行，血不得气则不运。气聚者，血无有不积，血积者，气无有不聚，但有微甚之分耳。其内在脏腑者，可以丸愈，外在经络者，以膏药消之。

【语译】积聚之类的病变，不外气、血两个方面。积结在左边，郁结的情况属血多而气少，可以加鳖甲、牡蛎以软坚散结；如果积结在右边，属气结多而血结少，加用枳实、厚朴以行气消积。总之，气不得血则不能行，血不得气则不能运。气聚时，血必然也会有积滞；血积时，气也会聚结，只不过有轻有重而已。积聚如果内在脏腑，可以用丸药治愈，如果外在经络，就以膏药外用来消散。

化坚膏

归尾四钱　鳖甲八钱　巴豆四钱，研　黄连四钱　三棱四钱　莪术四钱　穿山甲一两二钱　筋余一钱

以上八味，用芝麻油一斤、净丹八两，熬膏。

硼砂四钱　硇砂四钱　阿魏六钱，炒，研　麝香二钱人参四钱　三七四钱　山羊血四钱　肉桂四钱

以上八味，研细，入膏，火化，搅匀。稍冷，倾入水盆，浸二三日，罐收，狗皮摊。

皮硝水热洗皮肤，令透，拭干，生姜切搽数十次，贴膏。一切癖块积聚，轻者一贴，重者两贴，全消。渐贴渐小，膏渐离皮，未消之处，则膏粘不脱。

忌一切发病诸物，唯猪、犬、鸭、凫、有鳞河鱼、菘、韭、

米、面不忌。其余海味、鸡、羊、黄瓜，凡有宿根之物，皆忌。若无鳞鱼、天鹅肉、母猪、荞麦、马齿苋，则忌之终身。犯之，病根立发。若癖块重发，则不可救矣。

【方解】化坚膏为外用贴敷之方。方用当归尾活血化瘀，巴豆、三棱、莪术破气消积，鳖甲、穿山甲、指甲（筋余）软坚化瘀消积，黄连清解热毒。以上八味药物，加用芝麻油、黄丹熬膏。

硼砂、硇砂、阿魏、麝香、肉桂、三七、山羊血以散瘀消肿散结，人参益气，这八味药研细入上膏，以火熔化，搅匀，稍冷却后倒入水盆中，浸泡两三日，以罐收储，用时摊在狗皮上。

使用时，先用皮硝热洗皮肤，要洗透，擦干，再用生姜切片搽数十次，然后将膏贴敷。所有的癖块积聚，轻的话只需一贴，重的话要两贴，就能完全消除。在贴敷时，癖块逐渐变小，膏药就会慢慢离皮。癖块没有消散的地方，则膏药会粘连不脱。

忌一切发物，但是猪、狗、鸭、野鸭、有鳞的河鱼、白菜、韭菜、大米、面类不在禁忌之中。其余的如海味、鸡、羊、黄瓜，以及一切有宿根的食材，都不能食用，比如无鳞的鱼类、天鹅肉、母猪肉、荞麦、马齿苋，就要终身忌用。一旦犯了禁忌，病根就会立即发作，如果癖块再次发作，就不可救药了。

奔豚根原

奔豚者，肾家之积也。平人君火上升而相火下蛰，火分君相，其实同气。君相皆蛰，则肾水不寒。火之下蛰，实赖土气，胃气右降，金水收藏，则二火沉潜而不飞扬。土败胃逆，二火不降，寒水渐洹，阴气凝聚，久而坚实牢硬，结于少腹，是谓奔豚。《难经》：肾之积，曰奔豚是也。

【语译】奔豚病，是肾水病变所产生的积聚。正常情况下，君火上升、相火下降，藏于肾中。火虽分君、相二种，本质上属于同一种气。君火、相火两者均蛰藏于下焦，那么肾水就不会寒冷。但火气的蛰伏，要依赖于土气的正常功能，如胃气右降，金气收藏，君、相二火就能够沉潜而不飞扬于上。若土气败坏而胃气上逆，君、相二火不能下降沉潜，则下焦寒水就会渐渐冻结，阴气凝聚，时间久了就会坚实牢固，结聚于少腹部位，最终形成奔豚病。《难经》说的肾脏积聚的是奔豚，讲的就是这种情况。

水邪既聚，逢郁则发，奔腾逆上，势如惊豚，腹胁心胸，诸病皆作。气冲咽喉，七窍火发，危困欲死，不可支也。及其气衰而还，诸证乃止。病势之凶，无如此甚。

【语译】水邪结聚于下焦，每逢郁迫就会发作，奔腾上逆，如同受惊的小猪奔冲一样，上至胸胁心胸部位，表现为各种症状。如气逆上冲于咽喉，头面七窍中火邪就会发作，病势危重，病人难以支撑。等到上冲的邪气衰竭下来，各种症状就会缓解。病势的凶险，没有比这更严重的了。

然积则水邪，而发则木气。其未发也，心下先悸，至其将发，则脐下悸作。以水寒木郁，则生振摇，枝叶不宁，则悸在心下；根本不安，则悸在脐间。脐上悸生者，是风木根摇，故发奔豚。

【语译】虽然本病积聚的本质属水寒之邪，但发作时上冲之势却是肝木的作用。未发作时，病人心下部位先悸动不安，将发之时，肚脐下则会悸动。因为水寒而木郁，肝木就如同树木一样就会动摇振动。若是枝叶动摇不定，就发作为心下悸动；若树的根本不稳，悸动就发作于肚脐部位。脐上部位的悸动，就是树木根本及枝干均动摇所致，这就发作为奔豚病了。

仲景霍乱：若脐上筑者，肾气动也。肾气者，风木摇撼之根，而论其发作，实是木邪。木邪一发，寒水上陵，木则克土，而水则刑火。火土双败，正气贼伤，此奔豚所以危剧也。

【语译】仲景霍乱病篇说，脐上部位坚硬，这是肾气不安定的表现。肾气不安是风木撼动的原因，最终表现为风木上冲。木邪发作则带动肾中寒水上冲。因木克土、水克火，故本病心火与脾土均受克而败坏，这也是奔豚病危重的主要原因。

悸者，风木之郁冲，惊者，相火之浮宕。火不胜水，五行之常，所恃者，子土温燥，制伏阴邪，培植阳根，蛰于坎府，根本不拔，则胆壮而神谧。土湿阳衰，不能降蛰相火，阳根泄露，飘越无依，寒水下凝，阴邪无制，巨寇在侧，而身临败地，故动悸荒悬，迄无宁宇。凡惊悸一生，即为奔豚欲发之兆，不可忽也。

【语译】动悸，是风木郁冲所致；惊惕，是相火浮越动荡所致。火不能胜水，是五行关系的常态。在正常情况下，心火之子脾土处于温燥状态，就能制约水中阴寒之邪，使之不能上凌心火，肾水中潜藏的阳气之根本也能得到培植，使之伏藏于肾水之中，如是则肝木的根本就会坚固不拔，胆气壮而神气安谧。反过来，脾土湿盛而阳气衰败，使相火降伏不畅，肾中阳气之根泄露于外，寒水因而凝结于下，最终身体处于败坏境地，故而悸动惊惕，身体不得安宁。惊惕之症，是奔豚病发作的先兆，所以不要对此忽视。

茯苓桂枝甘草大枣汤

茯苓一两　桂枝四钱　甘草二钱　大枣十五枚

甘澜水四杯，先煎茯苓，减二杯，入诸药，煎大半杯，温服，日三剂。

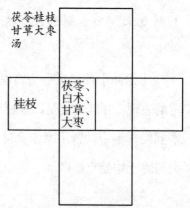

作甘澜水法：大盆置水，以勺扬之千百遍，令水珠散乱，千颗相逐，乃取用之。

治汗后亡阳，脐下悸动，奔豚欲作者。

【语译】茯苓桂枝甘草大枣汤，治疗发汗后心阳不振，肚脐下悸动，奔豚病将要发作的情况。

桂枝加桂汤

桂 枝 五 钱　芍 药 三
钱　甘 草 二 钱　生 姜 三
钱　大 枣 四 枚

煎大半杯，温服。

治奔豚方作，气从少腹上冲心部者。

【语译】桂枝加桂汤，治疗奔豚病刚发作时，有气从小腹部位上冲心脏的情况。

桂枝加桂汤			
桂枝	甘草、大枣	生姜	白芍

奔豚汤

甘草二钱　半夏四钱　芍药二钱　当归二钱　黄芩二钱
生姜四钱　芎藭二钱　生葛五钱　甘李根白皮三钱

煎大半杯，温服。

治奔豚盛作,气上冲胸,头疼腹痛,往来寒热者。

【语译】奔豚汤,主治奔豚病发作严重,邪气上冲于胸部,头痛,腹痛,往来寒热。

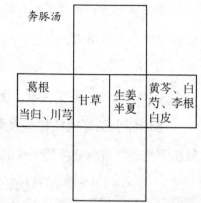

奔豚汤			
葛根	甘草	生姜、半夏	黄芩、白芍、李根白皮
当归、川芎			

奔豚之生,相火升泄,肾水下寒,不能生木。风木郁冲,相火愈逆,故七窍皆热。少阳经气,被阴邪郁迫,故有往来寒热之证。芎、归疏肝而滋风木,芩、芍泻胆而清相火,奔豚既发,风热上隆,法应先清其上。

【语译】奔豚病的产生,是因为相火上升外泄,下部肾水寒冷,不能使肝木温煦生长,风木之气郁滞而冲逆,相火更加上逆,所以七窍之间热邪严重。少阳的经气被寒气郁迫,就会产生寒热往来的症状。川芎、当归可以疏肝养肝而息风,黄芩、白芍能清相火,这是因为奔豚发作后风热上壅,故以之清热祛风。

龙珠膏

川椒五钱　附子五钱　乌头五钱　巴豆三钱,研,去油
桂枝五钱　茯苓八钱　牡蛎五钱　鳖甲五钱

芝麻油、黄丹熬膏,加麝香、阿魏,研细,布摊,贴病块。

奔豚已结，气块坚硬，本属寒积。但阴邪已盛，稍服附子温下，寒邪不伏，奔豚必发。以邪深药微，非附子之过也。不治，则半年一载之间，必至殒命。此宜温燥脾胃，去其中焦湿寒。土燥阳回，力能制水，然后以

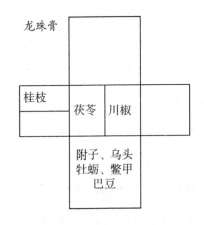

此膏贴之。寒消块化，悉从大便而出，滑白黏联，状如凝脂。浊瘀后泄，少腹松软，重用附子暖水，然后乃受。

【语译】奔豚病的寒积形成以后，积块坚硬。因为病邪属阴，故稍稍服用附子来温通，反而导致奔豚病的发作。这是因为邪重药轻的缘故，而非附子本身的过错。如果不积极治疗，那么在一年半载之内，病人可能会因此发病死亡。本病应当温燥脾胃，去除中焦的寒湿。当土干燥、阳气恢复时，脾土就能制约寒水，然后再用本方（龙珠膏）贴在病位，寒块就会消解溶化，从大便排出，大便质地滑黏色白，如同凝结的脂肪一样。浊邪瘀结从大便排出后，小肚子就会变得松软。在治疗中必须大量使用附子，才能使奔豚寒积得以消溶。

蛔虫根原

蛔虫者，厥阴肝木之病也。木郁则蠹①生，肝郁则虫化。木以水为母而火为子，乙木升于己土，胎于癸水而生君火，水升而化清阳，是以火不上热；甲木降于戊土，胎于壬水而生相火，火降而化浊阴，是以水不下寒。肝升而胆降，火清而水暖，木气温畅，故蠹蛔不生，以其土运而木荣也。

【语译】蛔虫代表着厥阴肝木的病变。这是因为树木不畅达就会生蛀虫，肝气郁就会化生虫类。从整体来看，木以水为母，以火为子，乙木（肝）随己土（脾）在左方上升，故而乙木胎育于癸水（肾），又能化生君火（心），这个过程可以使水气转化为清阳而上升，上焦就不会过于炎热；甲木（胆）从戊土（胃）在右方下降，故而胆火胎育于壬水（膀胱）又化生相火，相火下降而产生浊阴，所以下焦水气就不至于过寒。在这个过程中，肝升胆降，火气清凉而水气温暖，木气温畅，如此蛀虫和蛔虫就不会产生了，只有土气正常运转，木气才能得以滋荣遂畅。

土湿脾陷，不能荣达肝木，子母分离，寒热不交。木以水火中气，埋于湿土，不得上下调济，由是寒热相逼，温气中郁，生意盘塞，腐蠹朽烂而蛔虫生焉。

---

①蠹（dù）：《说文》："蠹，木中虫。"《吕氏春秋·达郁》："树郁则为蠹。"

【语译】土气过湿，脾气就下陷，不能滋养肝木，肝木不能畅达，则肝木之母（肾水）与肝之子（心火）相互隔离，下焦水气与上焦火气就不能相互交通。木气是水火二气的中间状态，如果木气为中部的湿土所埋郁，不能调济上下，寒、热二气就会相互侵逼，木气所主的温气被郁于中焦，生机就会被阻塞而不能畅达。在腐朽蠹烂的状态下，蛔虫因而化生。

凡物湿而得温，覆盖不发，则郁蒸而虫化，或热或寒，不能生也。故虫不生于寒冰热火之中，而独生于湿木者，以木得五行之温气也。温气中郁，下寒上热，故仲景乌梅丸方，连、柏与姜、附并用，所以清子气之上热，温母气之下寒也。不去中下之湿寒，而但事杀蛔，土败木枯，则蛔愈杀而生愈繁。此当温燥水土，以畅肝木，则蛔虫扫迹①而去矣。医书杀虫之方，百试不效者也。

【语译】物品往往因湿而生温，湿气被覆盖而不能发越，就会郁蒸而化虫，但如果处于过寒或过热的状态，就不会化生虫类。所以虫类不可能化生于过量冰与火热之中，只会在湿木中化生，这是因为木气主五行中的温暖之气。温气郁于中焦，上焦过热，下焦过寒，于是张仲景创立乌梅丸，用苦寒清热的黄柏、黄连，以及辛热的干姜、附子，既能清除肝

---

①扫迹：指绝迹。宋代陆游《山园杂咏》："俗客年来真扫迹，清樽日暮独忘归。"

木之子心火的上热，又能温肝母肾水的下寒。如果不消除中下二焦的湿、寒二气，只用杀蛔虫的方法，就会导致土败木枯，蛔虫反而愈杀愈多。此病应当温燥水、土二气，以畅达肝木，蛔虫就会灭绝。一些医书上记载的杀蛔虫的方子，百试不效，就是因为没有遵循这个治法。

乌苓丸

乌梅百枚，米蒸，捣膏　人参二两　桂枝二两　干姜二两　附子二两　川椒二两，去目，炒　当归二两　茯苓三两

炼蜜同乌梅膏，丸梧子大，每服三十丸，日二次。

若虫积繁盛者，加大黄二两，巴霜二钱，下尽为佳。

【方解】乌苓丸主治蛔虫，方用人参、茯苓、川椒以温土健脾祛湿，附子、干姜暖下寒，桂枝暖肝气，乌梅、当归养肝血。中焦脾胃无湿，下焦无寒，则肝木温暖而畅达，乌梅、川椒能杀虫，则蛔虫得去而不复生。

如果虫积过多，加大黄二两，巴豆霜二钱，以攻下虫积，最好能下尽蛔虫。

乌苓丸方阵图		
桂枝（升麻）	人参、茯苓、川椒	（杏仁、陈皮）
乌梅、当归		（大黄、巴豆霜）
	干姜、附子	

蛔虫生化，原于土

湿木郁，法以燥土疏木为主。线白虫证，是肝木陷于大肠，木郁不达，是以肛门作痒。虫生大肠之位，从庚金化形，故其色白。而木陷之根，总由土湿，当于燥土疏木之中，重用杏仁、橘皮，以泻大肠滞气，佐以升麻，升提手阳明经之坠陷也。

【语译】蛔虫的化生，根本原因在于土湿木郁，治法当以燥土疏木为主。线白虫证，则是因为肝木下陷于大肠之中，木气郁而不达，表现为肛门作痒。虫生于大肠部位，就会从大肠庚金而化，所以线白虫颜色为白色。木气下陷的根本原因在于中焦土湿，用药时可以在燥土疏木之中，重用杏仁、橘皮，以降泻大肠的郁滞，再佐以升麻，升提手阳明大肠经的下坠、下陷。

便坚根原

便坚者，手足阳明之病也。手阳明以燥金主令，足阳明从燥金化气，故手足阳明，其气皆燥。然手阳明，燥金也，戊土从令而化燥；足太阴，湿土也，辛金从令而化湿。土湿者，能化戊土而为湿，不能变庚金之燥；金燥者，能化辛金而为燥，不能变己土之湿。以从令者易化，而主令者难变也。故伤寒阳明之便结，肠胃之燥者也；反胃噎膈之便结，胃湿而肠燥者也。伤寒阳明之便结，肠胃之热燥者也；反胃噎膈之便结，胃之寒湿，而肠之寒燥者也。

【语译】大便坚硬难解，属于手足阳明经的病变。手阳明大肠经以燥金为其主令，足阳明胃经则从燥金之气而化燥，所以手足阳明经所主之气都为燥气。然而手阳明大肠经属燥金，胃气（戊土）不从湿而从燥；足太阴脾本司湿土之令，手太阴肺（辛金）不从燥金而从湿化。土湿过旺时，能化胃气（戊土）之燥而成湿，但不能改变大肠（庚金）燥的状态；燥金过旺，能使肺气（辛金）之湿化燥，但改变不了脾气（己土）湿的状态。这是因为从化之气易于改变，而主令之气往往不变。

伤寒时阳明病的大便干结，是肠胃干燥所致；反胃噎膈时的大便干结，却是因为胃中有湿而大肠干燥。伤寒阳明病的大便干结，肠胃因热而生燥；反胃噎膈的大便干结，却是因为胃中寒湿，肠中因寒而生燥。

以阳主开，阴主阖，阳盛则隧窍开通而便坚，阴盛则关门闭涩而便结。凡粪若羊矢者，皆阴盛而肠结，非关火旺也。盖肾司二便，而传送之职，则在庚金，疏泄之权，则在乙木。阴盛土湿，乙木郁陷，传送之窍既塞，疏泄之令不行。大肠以燥金之府，闭涩不开，是以糟粕零下而不粘连，道路梗阻而不滑利，积日延久，约而为丸。其色黑而不黄者，水气旺而土气衰也。此证仲景谓之脾约，脾约者，阳衰湿盛，脾气郁结，不能腐化水谷，使渣滓顺下于大肠也。误用清润之剂，脾阳愈败，则祸变生矣。

【语译】阳主外开，阴主内闭，阳气强盛，大便坚硬，但能排出；阴气强盛，谷道关闭，大便不通。但凡大便结聚如同羊屎，都属于阴盛而肠道秘结，和火热并没有关系。虽然肾司二便，但是转输大便的功能，归于大肠（庚金），疏泄排出的关键，又在于肝（乙木）。当阴盛土湿之时，肝气（乙木）因而郁滞沉陷，失去疏泄功能，大便就不能正常排出。大肠主司燥金之气，若闭敛涩滞太过而不能开通，则糟粕零星结聚而不粘连，大肠因而梗阻而不滑利，时间久了，就会积约成团丸之状，颜色黑而不黄，这是因为水气旺而土气不足。色黑属肾表明肾气收藏敛聚能力过于强盛。这就是张仲景所说的脾约证，脾约的原因，在于阳气衰而湿气盛，脾气郁结而不能腐化输布水谷，糟粕渣滓不能顺利下于大肠。如果将病因归于火旺生燥，而用清凉滋润药物，则脾阳更加衰败，灾祸因此而产生了。

阿胶麻仁汤

生地三钱　当归三钱　阿胶三钱，研　麻仁三钱，研

煎一杯，去渣，入阿胶，火化，温服。

治阳盛土燥，大便坚硬者。

结甚，加白蜜半杯。胃热，加芒硝、大黄。精液枯槁，

加天冬、龟胶。

【方解】阿胶麻仁汤治疗阳气旺盛、胃肠燥热、大便干结坚硬。方用生地、当归、阿胶养阴生血而润燥，麻仁润肠通便。如果结聚严重，加白蜜半杯以润肠；若胃热过甚，加大黄、

	阿胶麻仁汤 方阵图		
当归、阿胶		（芒硝、大黄）	生地、麻仁（天冬）
	（龟胶）		

芒硝以泻热通便；若热甚而肺肾精液枯槁，加天冬、龟胶以补肺肾之阴精。

肉苁蓉汤

肉苁蓉三钱　麻仁三钱　茯苓三钱　半夏三钱　甘草二钱　桂枝三钱

煎一杯，温服。

治阳衰土湿，粪如羊矢者。

凡内伤杂病，粪若羊矢，结涩难下，甚或半月一行，虽系肝与大肠之燥，而根缘土湿。

	肉苁蓉汤 方阵图		
桂枝	茯苓甘草	半夏	麻仁
肉苁蓉			

以脾不消磨，谷精埂郁而化痰涎，肝肠失滋，郁陷而生风燥故也。法宜肉苁蓉滋肝润肠，以滑大便。一切硝、黄、归、地、阿胶、龟板、天冬之类，寒胃滑肠，切不可用。

【方解】肉苁蓉汤治疗阳衰土湿、大便如同羊屎结聚者。方用肉苁蓉滋肝而润肠，辅以麻仁润肠通便；茯苓健脾祛湿，半夏燥湿降浊，甘草助脾气，三药合用以祛脾湿，土湿去则风气清，肝木不陷；加用桂枝以通达肝木，则肝气疏泄得行，破逐结聚，大便得通。

但凡内伤杂病，若见大便结如羊屎，涩滞难出，严重者可见半月一排。此病虽多因肝气不能疏泄、大肠燥结敛聚，但根本上在于土湿太盛。脾不消磨水谷，则水谷之精沉郁化痰生涎，肝与大肠不得滋养，郁陷而生风燥。治疗上应当以肉苁蓉滋肝而润肠，以通利大便。其他一切芒硝、大黄、当归、地黄、阿胶、龟板、天冬之类的药物，能寒胃而滑肠，一定不要使用。

泄利根原

泄利者，肝脾之陷下也。谷入于胃，脾阳升磨，精华归于五脏而化气血，糟粕传于大肠而为大便。水入于胃，脾阳消克，化为雾气，上归于肺，肺气降洒，化而为水，注于膀胱而为小便。水入膀胱而不入大肠，而后糟粕之后传者，不至于滑泄。水之消化，较难于谷，阳衰土湿，脾阳陷败，不能蒸水化气，则水谷混合，下趋二肠，而为泄利。

【语译】泄利是肝脾下陷所致的病证。食物进入胃中，在脾阳的作用下消磨升清，其中的精华归于五脏，转化为气血，糟粕下传于大肠形成大便。水饮入胃后，在脾阳的消化作用下，转化为雾气，上归于肺，而成肺气，肺气敛降洒落，转化为水，水注于膀胱形成小便。如果水进入膀胱而不入大肠，则糟粕下传，大便不至于滑泄。水的消化，相较于食物的消化较为困难，所以在阳衰土湿时，脾阳下陷，功能衰弱，不能蒸水化气，水谷就会混合而下走大小肠，从而形成泄利。

谷贮于大肠，水渗于膀胱，而其疏泄之权，则在于肝。今水入二肠而不入膀胱，则乙木疏泄之令，不行于膀胱而行于大肠，是以泄而不藏也。盖木生于水而长于土，水寒则生气不旺，而湿土郁陷，又复遏其发育之机，生长之意不遂，怒而生风，愈欲疏泄。膀胱空虚，既无可泄之物，大肠盈满，水谷停积，故乙木后泄而为下利。缘木气抑遏，郁极而发，为湿土所限，不能上达，势必下行，行则水谷摧注而下故也。其发之过激，冲突脏腑，则生疼痛。奔冲抵触，而不得上达，盘郁结塞，则生胀满。其一切诸证，皆缘土败而木贼也。

【语译】水谷的糟粕，分别储存于大肠、膀胱之中，而疏泄的功能则在于肝。如果水气进入大小肠而不入膀胱，那么肝气（乙木）疏泄的能力就不能作用于膀胱而只作用于大肠，所以大肠只能下泄而不能敛聚。因为木生于水而成长于脾土，那么水寒时肝木就不会旺盛，再加上湿土郁滞下陷，遏制肝木的生长发育，肝木的生长必然很难，就会怒而生风，疏泄的力量就会因此而加强。膀胱之中无水气，变得空虚，无物可泄，而大肠中盈满充盛，水谷一起停聚其中，所以肝气就会从后阴而疏泄，表现为泄利。这是因为肝木被抑制郁遏，郁遏到极点就会爆发，但被中焦的湿土所限制，不能上达，只有下行，下行就会推动大肠中的水谷下注。如果发作激烈，就会冲击脏腑，从而让人感到疼痛。肝气奔冲抵触，但又不能上达，就会盘结郁塞，从而让人感到胀满。泄利的一切症状表现，都是因为土败木贼。

苓蔻人参汤

人参二钱　甘草二钱　白术三钱　干姜三钱　茯苓三钱

肉蔻一钱，煨，研　桂枝三钱

煎大半杯，温服。

大便寒滑不收，小便热涩不利，加石脂以固大肠，粳米以通水道。

泄利缘肠胃寒滑，法以仲景理中为主，而加茯苓燥土，肉蔻敛肠，桂枝疏木，泄利自止。若滑泄不禁，则用桃花汤，干姜温其湿寒，石脂固其滑脱，粳米益其中气而通水道，无有不愈也。

【语译】苓蔻人参汤治疗土湿木郁之泄利。大便若虚寒滑泄，小便热赤涩痛，加赤石脂以涩肠,粳米以通利水道。泄利是因为肠胃虚寒而滑泄，治法上应当以张仲景的理中丸为主，加

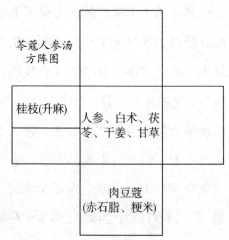

苓蔻人参汤方阵图

桂枝(升麻)

人参、白术、茯苓、干姜、甘草

肉豆蔻
(赤石脂、粳米)

茯苓以燥湿健脾，肉豆蔻敛肠止泻，桂枝疏利肝气，如此则土燥湿去，肝气得畅。

如果滑泄失禁，可以选用桃花汤，以干姜温胃肠中寒湿，赤石脂涩肠固脱，粳米补益中气而通利水道，则此病可愈。

泄利之原，率因脾肾寒湿，法宜温燥。间有木郁而生风热者,投以温燥，泄利愈加。然乙木虽为风热，而己土则是湿寒，宜清润其肝而温燥其脾。仲景乌梅丸方，连、柏与椒、姜、桂、附并用，治蛔厥而兼久利，最善之方也。

【语译】泄利的原因，大多在于脾肾寒湿，治法上应当温燥。个别有木郁生风生热者，如果投用温燥药物，泄利反而加重。然而肝木（乙木）虽然郁为风热，但脾土（己土）

中却是湿寒状态，应当清肝润肝而温燥脾土。仲景的乌梅丸，方中运用苦寒的黄连、黄柏及温热的蜀椒、干姜、桂枝、附子，寒温并用，治疗蛔厥兼有久利，是最合适的方法。

《伤寒》：太阳与少阳合病，自下利者，与黄芩汤；若呕者，与黄芩加半夏生姜汤①。以少阳甲木从相火化气，其经本随阳明下降，甲木不降，上逆而克戊土，戊土壅遏，水谷盛满莫容，于是吐利皆作。胆胃郁迫，相火升炎而生燥热。此黄芩汤证也。

【语译】《伤寒论》指出，太阳与少阳合病，自下利者，可服用黄芩汤；若呕吐者，可服用黄芩加半夏生姜汤。这是因为少阳甲木（胆）从相火化气，足少阳胆经相火要随足阳明胃经而下降，如果甲木（胆热）不能下降，就会上逆而克伐戊土（胃），戊土（胃）因而壅遏，水谷盛满不能容纳，所以出现呕吐下利。胆胃相互郁迫，相火因此上炎而生燥热。这就是黄芩汤的主要病机证治。

《伤寒》：厥阴之为病，消渴，气上冲心，心中疼热，饥而不欲食，食则吐蛔，下之利不止②。缘厥阴之经，木郁风

---

① 语出《伤寒论·太阳病脉证并治》：太阳与少阳合病，自下利者，与黄芩汤；若呕者，黄芩加半夏生姜汤主之。
② 语出《伤寒论·厥阴病脉证并治》：厥阴之为病，消渴，气上撞心，心中疼热，饥而不欲食，食则吐蛔，下之利不止。

动，津液耗损，故见消渴。风木郁冲，故心中疼热。下泄脾阳，乙木愈郁，己土被贼，故下利不止。此乌梅丸证也。

【语译】《伤寒论》中说：厥阴之为病，消渴，气上冲心，心中疼热，饥而不欲食，食则吐蛔，下之利不止。这是因为厥阴肝木郁而生风，津液耗损，所以症见消渴。风木郁而攻冲，所以心中会疼热。用下法就会损伤脾阳，肝木（乙木）更加郁滞，脾土（己土）被肝木所贼克，就会下利不止。这就是乌梅丸证的病机。

少阳之利，但有上热，故第用芩、芍以清胆火；厥阴之利，兼有下寒，故以连、柏清上，而并以姜、附温下。此虽伤寒之病，而亦杂证所时有，凡泄利之不受温燥者，皆此证也。杂证湿寒者多，燥热者少，千百之中，偶尔见之，不得与伤寒少阳之利同法治也。

【语译】少阳病的下利，只是上焦郁热，所以只用黄芩、白芍以清降胆火；厥阴病的下利，兼有下焦虚寒，所以用黄连、黄柏以清上热，并用干姜、附子温暖下焦。这两者虽然是伤寒时出现的病证，但是杂症也时常见到，但凡泄利不能耐受温燥药物的，都属于这种情况。杂症之中，寒湿较多，燥热较少，燥热泄利非常罕见，所以寒湿证的泄利就不能与伤寒中的少阳下利用相同的治法了。

泄利之家，肝脾下陷，则肺胃必上逆。胃逆不能降摄甲木，肺逆不能收敛相火，相火上炎，多生上热。久泄不已，相火郁升，往往喉舌生疮。疮愈则利作，利止则疮发。口疮者，胆胃之逆甚，下利者，肝脾之陷剧也，迭为盛衰，累年不愈。是宜温燥水土，驱其湿寒，下利既瘳，口疮亦平。庸工见其口疮而清上热，则脾阳益泄，利愈加而疮愈增矣。

【语译】泄利的病人，肝脾气机下陷，那么肺胃的气机必然上逆。胃气上逆就不能降摄胆热（甲木），肺气上逆就不能收敛相火，相火上炎，就会在上焦生热。久泄不止，相火因郁而上炎，往往可见喉舌生疮。往往口舌疮疡治愈又出现下利，下利止后又口舌生疮。因为口疮是胆胃之火上逆严重的表现，下利则是肝脾下陷剧烈的特征，两者盛衰交替，常年不愈，所以应当温燥水土，驱逐寒湿，下利治愈则口疮很快也会痊愈。庸医见口疮而清上热，结果脾阳更加衰弱，下利更加严重，同时口疮也会加重。

痢疾根原

痢疾者，庚金乙木之郁陷也。金主气而木主血，金生于土，木生于水，水温土燥，则金融而气调，木荣而血畅。水寒土湿，不能升庚金而达乙木，则金木俱陷。

【语译】痢疾，是庚金（肺气）与乙木（肝气）共同郁陷所致。肺金主气，肝木主血，金生于土，木生于水，当水温土燥之时，肺金就能保持暖融而气调，肝木就能得到滋荣而血气通畅。反过来，水寒土湿，不能上升庚金（肺气），也不能通畅乙木（肝气），就会使金、木（肺、肝）一起下陷。

　　魄门[1]者，肾之所司，而阳明燥金之腑也。金性敛而木性泄，其出而不至于遗矢者，庚金敛之也；其藏而不至于闭结者，乙木泄之也。湿土与金木俱陷，则金愈郁而愈欲敛，木愈郁而愈欲泄。金愈欲敛，故气滞而不通，木愈欲泄，故血脱而不藏。

　　【语译】魄门为肾所司，又属于阳明燥金（大肠）之腑。金性收敛，木性疏泄，大便之所以能排泄而不至于失禁，就是因为庚金大肠收敛的作用；肾主藏而不至于使大便闭结，是因为肝木疏泄的作用。当湿土与金木全部下陷时，金气就会更加郁闭而敛聚加重，木气也会因为郁滞而欲加疏泄。金气越收敛，气滞就会更加不通；木气越疏泄，血液就会脱失而不聚藏。

　　木气疏泄，而金强敛之，隧路梗阻，传送艰难，是以便数而不利。金气凝涩，而木强泄之，滞气缠绵，逼迫而下，

---

[1]魄门：肛门。《素问·五脏别论》："魄门亦为五脏使，水谷不得久藏。"王冰注："谓肛之门也，内通于肺，故曰魄门。"

血液脂膏，剥蚀摧伤，是以肠胃痛切，脓血不止。其滑白而晶莹者，金色之下泄，其后重而腥秽者，金气之脱陷也。久而膏血伤残，脏腑溃败，则绝命而死矣。

【语译】木气要疏泄，而金气强制收敛，于是肛门梗阻，大便传输艰难，以至于大便次数增多而不通利。金气凝聚收涩，但是木气强加疏泄，则缠绵沉滞的气机被逼迫而下，其间的血液、脂膏，被剥离摧伤，所以肠胃疼痛剧烈，脓血不止。大便中滑白而晶莹的，是肺金的颜色，后重而且腥秽的，是肺金之气脱陷所致。病程日久，脂膏血液受到伤残，脏腑因而溃败，病人就会绝命而亡。

此其病湿寒为本，而湿热为标。病在少阴，则始终皆寒，病在厥阴，则中变为热。故仲景于少阴脓血，用桃花汤，于厥阴下重，用白头翁汤。缘水病则生寒，木病则生热，而寒热之原，总归于太阴之湿。盖土湿而水侮之，则郁而为湿寒，土湿而木克之，则郁而为湿热之故也。

【语译】此病以湿寒为本，湿热为标。如果在少阴肾经，则病程始终皆寒。如果病在厥阴肝经，则中期转变为热证。因此，张仲景对于少阴病的下利脓血证，用桃花汤治疗；对于厥阴病下利后重，就用白头翁汤治疗。这是因为水病就会生寒，木病就会生热，但是寒热的根本，总要归因于太阴湿邪。

在土湿之时，肾中寒水就会反侮脾土，中焦就会郁滞而为寒湿，此时肝木来克，就会因郁而成湿热了。

桂枝苁蓉汤

　　甘草二钱　桂枝三钱　芍药三钱　丹皮三钱　茯苓三钱
泽泻三钱　橘皮三钱　肉
苁蓉三钱

　　煎大半杯，温服。

　　湿寒加干姜，湿热加黄芩，后重加升麻。

【方解】桂枝苁蓉汤，治疗肝肺沉陷所致的痢疾。方用肉苁蓉以温补肝肾之阳而滑利大肠，桂

桂枝苁蓉汤方阵图

桂枝（升麻）芍药、丹皮、肉苁蓉	茯苓、泽泻、甘草（干姜）	橘皮	（黄芩）

枝温暖畅达肝气，芍药、丹皮清郁火而疏肝木，芍药能敛肺气而止痢；甘草健脾气，茯苓、泽泻利水湿，橘皮燥湿并能理肺胃之气滞。诸药合用，则湿去而肝气得畅，金气得养而不沉陷。病人若脾肾湿寒则加干姜，湿热则加黄芩，后重则加升麻以升举清阳。

　　痢家肝脾湿陷，脂血郁腐，法当燥湿疏木，而以苁蓉滋肝滑肠，尽行腐瘀为善。若结涩难下，须用重剂苁蓉，荡涤陈宿，

使滞开痢止，然后调其肝脾。其脾肾寒湿，则用桃花汤温燥己土。其木郁生热，则用白头翁凉泻肝脾，湿热自当应药而瘳也。

【语译】痢疾病机在于肝脾因湿而陷，脂膏、血气郁滞而腐烂，治法上应当燥湿而疏木，又以肉苁蓉滋肝而滑肠，排出瘀血腐败之物，此法甚妙。如果大便结聚涩滞难下，则要重用肉苁蓉，以荡涤陈旧宿物，排逐停滞而痢止，然后调理肝脾。如果脾肾寒湿，则用桃花汤湿燥脾土（己土）。若木郁生热，则用白头翁汤以凉肝泻脾，湿热自当药下而解。

淋沥根原

淋沥者，乙木之陷于壬水也。膀胱为太阳寒水之府，少阳相火随太阳而下行，络膀胱而约下焦，实则闭癃，虚则遗溺。相火在下，逢水则藏，遇木则泄。癸水藏之，故泄而不至于遗溺；乙木泄之，故藏而不至于闭癃，此水道所以调也。

【语译】淋沥一病，是肝气（乙木）陷于膀胱（壬水）所致。膀胱为太阳寒水之腑，少阳相火要随足太阳膀胱经而下行，在经络上，三焦之脉循膀胱经下行而络膀胱，又约束下焦，病变为实证时则出现小便闭癃，虚证时则出现遗尿。当相火下潜后，逢水就会潜藏，遇木就会排泄。相火因肾水（癸水）的作用而收藏，所以木虽疏泄而不至于遗尿；又因受肝木的疏泄，则肾水收藏而不至于闭癃。

水之能藏，赖戊土之降，降则气聚也；木之能泄，赖己土之升，升则气达也。胃逆而水不能藏，是以遗溺；脾陷而木不能泄，是以闭癃。淋者，藏不能藏，既病遗溺，泄不能泄，又苦闭癃。

【语译】肾水之所以能藏相火，依赖于胃气（戊土）的和降，胃气和降则气能敛聚；肝木之所以能上升，依赖于脾气（己土）的上升，脾气上升则气能上达。当胃气上逆时，水不能藏于下而遗尿；脾气下陷则肝木不能疏泄，肝木不疏则水不能泄，则表现为闭癃。淋沥一病，表现为不能收藏而遗尿失禁，然而遗尿失禁后，在肝木疏泄时又不能疏泄，则又表现为闭癃。

水欲藏而木泄之，故频数而不收；木欲泄而水藏之，故梗涩而不利。木欲泄而不能泄，则溲溺不通；水欲藏而不能藏，则精血不秘。缘木不能泄，生气幽郁而为热，溲溺所以结涩；水不能藏，阳根泄露而生寒，精血所以流溢。

【语译】肾水要蛰藏，肝木却要疏泄，所以此时小便就会频数而失禁；肝木要疏泄但又因肾水收藏而不能泄，小便就表现为癃闭不通；肾水要收藏而不能藏，则精血不能被内秘收藏。因为木气不能疏泄畅达，则生机幽禁郁滞而化热，小便因此而结聚涩滞；肾水不能收藏，则阳气的根本就会外泄而生寒，精血因此而从小便流溢脱失。

而其寒热之机，悉由于太阴之湿。湿则土陷而木遏，疏泄不行，淋痢皆作。淋痢一理，悉由木陷，乙木后郁于谷道则为痢，前郁于水府则为淋。其法总宜燥土疏木，土燥而木达，则疏泄之令畅矣。

【语译】寒热的关键，在于太阴脾土的湿邪。湿气盛则脾土下陷，肝气受遏，气机不能疏泄，淋证、痢疾就会发作。淋证、痢疾都是因为木气下陷，肝木（乙木）下郁于肛门就形成痢疾，前郁于尿道就会成为淋证。所以治法上总应燥土疏木，脾土干燥则木气畅达，疏泄的作用就恢复正常了。

桂枝苓泽汤

茯苓三钱　泽泻三钱　甘草三钱，生　桂枝三钱　芍药三钱

煎大半杯，热服。

肝燥发渴，加阿胶。

脾为湿土，凡病则湿，肝为风木，凡病则燥。淋家土湿脾陷，抑遏乙木发生之气，疏泄不畅，故病淋涩。木郁风动，津液耗损，必生消渴。其脾土全是湿邪，而其肝木则属风燥。血藏于肝，风动则血消，此木燥之原也。苓、泽、甘草，培土而泻湿，

四圣心源卷六

桂枝、芍药,疏木而清风,
此是定法。土愈湿则木
愈燥,若风木枯燥之至,
芍药不能清润,必用阿
胶。仲景猪苓汤善利小
便,茯苓、猪苓、泽泻、
滑石,利水而泻湿,阿
胶清风而润燥也。

桂枝苓泽汤
方阵图

桂枝	茯苓、泽泻、甘草
芍药（阿胶）	
	（栀子、黄柏）

【语译】脾在六气

主湿,但凡有病则生湿邪。肝在六气主风,有病时则表现为
因风而生燥。淋证病人脾土因湿下陷,就会抑遏肝木（乙木）
生发的气机,疏泄不能畅达,因而导致小便淋沥涩滞。肝木
被郁就会生风,津液因此而耗损,就会有消渴的表现。此时
脾土之中全是湿邪,而肝木之中则为风燥。血藏于肝,风气
内动就会耗血伤血,这就是木气生燥的原因。

桂枝苓泽汤中,用茯苓、泽泻、甘草以培土而泻湿,桂
枝、芍药疏木而清肝风,这是固定的治法。脾土中湿气越大,
肝木就会越干燥,如果肝木枯燥到了极点,芍药的清润作用
就不够了,必须用阿胶。张仲景的猪苓汤擅长通利小便,方
中用茯苓、猪苓、泽泻、滑石利水泻湿,又用阿胶以清风润燥,
就是这个道理。

水性蛰藏，木性疏泄。乙木生于癸水，相火封藏，癸水温暖，温气左升，则化乙木。生气畅茂，乙木发达，疏泄之令既遂，则水道清通而相火必秘。土陷木遏，疏泄不遂，而愈欲疏泄，则相火泄露而膀胱热涩。膀胱之热涩者，风木相火之双陷于膀胱也。足少阳甲木化气于相火，与手少阳三焦并温水脏。手少阳之相火泄，则下陷于膀胱而病淋；足少阳之相火泄，则上逆于胸膈而病消。其原总由于乙木之郁也。膀胱热涩之极者，加栀子、黄柏，以清三焦之陷，则水府清矣。

【语译】水性蛰藏，木性疏泄。肝木（乙木）产生于肾水（癸水）之中，若相火被封藏，则肾水就会温暖，此时温暖之气在左方上升，就转化为肝木（乙木）。如果生气畅达而茂盛，肝木就会疏发畅达，疏泄正常，水道排泄就会通利，相火因之固秘。当脾土下陷，肝气郁遏之时，肝木就不能疏泄，肝木被郁则疏泄力量增强，相火就会泄漏，而膀胱有热，小便涩滞。膀胱热涩，原因就在于风木与相火共同下陷于膀胱之中。足少阳胆（甲木）化气为相火，与手少阳三焦一起下行而温暖下焦水脏。如果手少阳三焦所主的相火不能蛰藏而下陷于膀胱，就会表现为淋证；足少阳相火外泄，就会上逆于胸膈之中而表现为消渴之证。但本病整体上是因为肝木郁滞所致。对于膀胱热涩极为严重的病人，在上方中加入栀子、黄柏，就可以清泄三焦相火的下陷，膀胱就会清利了。

乙木之温，生化君火，木郁阳陷，温气抑遏，合之膀胱沦陷之相火，故生下热。然热在肝与膀胱，而脾则是湿，肾则是寒。寒水侮土，移于脾宫，则脾不但湿，而亦且病寒。其肝与膀胱之热，不得不清，而脾土湿寒，则宜温燥，是宜并用干姜，以温己土。若过清肝热，而败脾阳，则木火增其陷泄，膀胱热涩，永无止期矣。惟温肾之药，不宜早用，恐助膀胱之热。若膀胱热退，则宜附子暖水，以补肝木发生之根也。

【语译】温暖的肝木，可以化生君火，当木气被郁时，阳气下陷，温暖之气就会被抑遏，此气与下陷的相火相合于膀胱，就会产生下焦火热。然而膀胱与肝中有火热，而脾中却只是湿气，肾中则为寒气。肾中寒水反过来侮脾土，寒邪上乘于脾中，则脾中不但病湿，而且有寒。此时肝与膀胱中的火热不得不清，而脾土中的湿寒之邪，就应当温之燥之，可以同时使用干姜来温暖脾土。如果清肝火过甚，就会败坏脾阳，肝、心二脏之火就会更加下陷外泄，膀胱中的热涩之证永远没有机会解除。但是温肾的药物，不宜过早使用，恐怕会增加膀胱中的火热。若膀胱中火热消退，则可以用附子温暖肾水，补益肝木生发的根本。

　　肾主藏精，肝主藏血，木欲疏泄，而水莫蛰藏，则精血皆下。其精液流溢，宜薯蓣、山茱以敛之。其血块注泄，宜丹皮、桃仁以行之。

　　淋家或下砂石，或下白物。砂石者，膀胱热癃，溲溺煎熬所结。水曰润下，润下作咸，溲溺之咸者，水之润下而成也。百川下流，则归于海，海水熬炼，则结盐块。膀胱即人身之海，砂石即海水之盐也。

　　白物者，脾肺湿淫所化。湿旺津凝，则生痰涎，在脾则克其所胜，在肺则传其所生，皆入膀胱。膀胱湿盛，而下无泄窍，湿气淫泆，化为带浊。白物黏连，成块而下，即带浊之凝聚者也。与脾肺生痰，其理相同。淋家下见白物，上必多痰。泻湿宜重用苓、泽，若其痰多，用仲景小半夏加茯苓、橘皮以泻之。

　　【语译】肾主藏精，肝主藏血，肝木要疏泄，但肾水此时却不能蛰藏，小便时精血就会随小便而出。病人若精液流溢，就可以加山药、山茱萸以敛涩精血。如果血块状下注泄出，则又当用活血的丹皮、桃仁以化瘀行血。

　　长期淋证的病人，有的会有砂石样或白浊样物质随小便而出。砂石是膀胱热盛而闭癃，小便被火热所煎熬结聚的生成物。"水曰润下"，"润下作咸"，小便之所以是咸的，就是因为水气润下。百川下流而归于大海，海水熬炼就会结聚盐块。膀胱就是人体的大海，砂石就是海水熬炼所形成的盐块。

如果小便中见到白色的物质，这是脾肺湿浊所化生。湿气过旺，津液就会凝结而成痰涎。痰邪在脾，就会克伐其所胜的脏腑，在肺就会传病于所生的脏腑，因此两者都会将病邪下传于膀胱。膀胱湿气过盛，但又不能从小便排出，湿气旺盛而肆虐，就转化为白带白浊，白浊黏连，成块而下，就是白带白浊凝结的现象。此病与脾肺生痰是同一个道理。淋证病人如果前阴见到白浊，上焦则必然多痰。泻湿就应当重用茯苓、泽泻，如果痰多，就用张仲景的小半夏汤加茯苓、橘皮以泻其痰浊。

女子带浊崩漏，与男子白浊血淋同理，皆湿旺木郁之证。内伤百病，大率由于土湿，往往兼病淋涩，而鼓胀、噎膈、消渴、黄疸之家更甚。是缘阳虚土败，金木双郁。燥土温中，辅以清金疏木之品，淋涩自开。庸工见其下热，乃以大黄，益败脾阳，谬妄极矣！淋家下热之至，但有栀子、黄柏证，无有大黄、芒硝证，其热不在脾胃也。

【语译】女性的带下、白浊、崩漏等病，与男性的白浊、血淋属同一个情况，都是湿旺木郁所致。内伤百病，多因为土湿，往往兼有小便淋涩，鼓胀、噎膈、消渴、黄疸病人更加明显。这是因为阳虚土败，金、木二气皆被郁滞。治法上要用燥土温中的方法，辅以清金疏木，淋沥涩滞的症状自然解除。庸医见病人下焦有热，就用大黄，这样会更加败坏脾阳，实在是错谬到了极点。淋证病人下焦虽然有火热，但是只有栀子、黄柏所治之证，而没有大黄、芒硝之证，因为病人的热不在脾胃，用大黄、芒硝是错误的。

一切带浊、崩漏、鼓胀、黄疸，凡是小便淋涩，悉宜熏法。用土茯苓、茵陈蒿、栀子、泽泻、桂枝，研末布包，热熨小腹，外以手炉烘之，热气透彻，小便即行，最妙之法。

【语译】对于一切白带、白浊、崩漏、鼓胀、黄疸，此类病中凡是见到小便淋沥涩滞，都可以用熏法治疗。方用土茯苓、茵陈蒿、栀子、泽泻、桂枝，研末包布，热熨小腹部，上面要用手炉烘热，热气透彻后，小便就会通畅，此方为非常巧妙的方法。

四圣心源卷七

杂病解下

中风根原

中风者，土湿阳衰，四肢失秉而外感风邪者也。四肢者，诸阳之本，营卫之所起止，而追其根原，实秉气于脾胃。脾土左旋，水升而化血，胃土右转，火降而化气。血藏于肝，气统于肺，而行于经络，则曰营卫。四肢之轻健而柔和者，营卫之滋荣，而即脾胃之灌注也。

【语译】中风，是土湿阳衰，四肢失去滋养而感受风邪所致。四肢为人体阳气的根本，是营、卫二气起止的部位，但其根源来自于脾胃。脾土在左方向上运转，下焦之水因之上升而化为血；胃土在右方向下运转，上焦的火下降而化为气。血藏于肝，气统于肺，运行于经络的，被称为营卫。四肢之所以能轻健柔和，就是靠营、卫二气的滋养，根源上说就是脾胃的灌注作用。

阳亏土湿，中气不能四达，四肢经络，凝涩不运，卫气阻梗，则生麻木。麻木者，肺气之郁，肺主皮毛，卫气郁遏，不能煦濡皮毛，故皮肤枯槁而顽废也。诸筋者，司于肝而会于节，土湿木郁，风动血耗，筋脉结涩，故肢节枯硬。一日七情郁伤，八风感袭，闭其皮毛而郁其经脏，经络之燥盛，则筋脉急挛，肢节挛缩，屈而不伸，痹而不仁也；脏腑之湿盛，则化生败浊，堵塞清道，神迷言拙，顽昧不灵也。人身之气，愈郁则愈盛，皮毛被感，孔窍不开，郁其筋节之燥，故成瘫痪，郁其心肺之湿，故作痴癔。

【语译】阳虚土湿，中气就不能到达四肢，四肢的经络气血就凝涩不行，卫气阻滞，就会产生麻木的症状。麻木是肺气郁滞所致，因为肺主皮毛，卫气郁遏，不能温煦滋养皮毛，皮肤就表现为枯槁而麻木。人体所有的筋都为肝所统主，汇集于各个关节。当土湿木郁之时，风动而肝血损耗，筋脉的气血就会结聚涩滞，所以肢节就会干枯硬化。一旦人体为七情所郁伤，八风外邪侵袭，皮毛被郁闭，脏腑经络郁滞，气血枯燥，就会出现筋脉拘急痉挛，肢体关节挛缩，屈曲而不能伸展，皮肤麻痹不仁。脏腑之中湿邪旺盛，就会化生败坏的浊邪，堵塞心肺清阳的通道，神志就会迷蒙，语言就会笨拙，表现得如同顽昧不灵一样。人体的气机，往往越郁滞疏泄之力越强，此时皮毛被外感所侵，孔窍不能开通，就会加重关节枯燥而致的郁闭，会变成瘫痪，同时郁闭了心肺，使湿邪不能宣达，就表现为痴呆与语言蹇涩。

脏腑者，肢节之根本，肢节者，脏腑之枝叶。根本既拔，枝叶必瘁，非尽关风邪之为害也。风者，百病之长，变无常态，实以病家本气之不一，因人而变，而风未尝变。风无刻而不扬，人有时而病作，风同而人异也。此与外感风伤卫气之风，原无悬殊，粗工不解，谬分西北东南，真假是非之名，以误千古，良可伤也。

【语译】脏腑，是肢节的根本，肢节是脏腑的枝叶。根本被拔，枝叶就表现为枯瘁，所以中风并非全是风邪为害所致。风为百病之长，变化无常，这是因为病人本身的气血状态各不相同，因人而变，但风邪本身并没有变化。风无时无刻不鼓荡吹动，病人发病，风邪会根据人体状态而表现不同。中风一病与外感风邪伤卫之风，是同一个风，粗工庸医不能理解这个病因，错误地认为风分东南西北四方之风，从而创造一些真中风、假中风等名称，误导后世，实在令人伤心啊。

桂枝乌苓汤

桂枝三钱　芍药三钱　甘草二钱　首乌三钱　茯苓三钱
砂仁一钱

煎大半杯，温服。

治左半偏枯者。

中下寒，加干姜、附子。

【方解】桂枝乌苓汤治疗左半身偏枯者，左半身偏枯病在血。方用桂枝温通肝木，芍药、首乌以养血而清风，茯苓、砂仁、甘草健脾祛湿。如果中下焦有寒，则加干姜、附子温脾肾之湿寒。

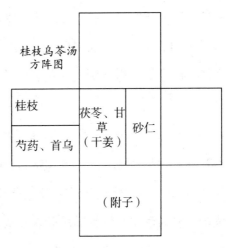

桂枝乌苓汤方阵图

| 桂枝 | 茯苓、甘草（干姜） | 砂仁 |
| 芍药、首乌 | | |

（附子）

黄芪姜苓汤

黄芪三钱　人参三钱　甘草二钱　茯苓三钱　半夏三钱　生姜三钱

煎大半杯，温服。

治右半偏枯者。

中下寒，加干姜、附子。病重者，黄芪、生姜可用一二两。

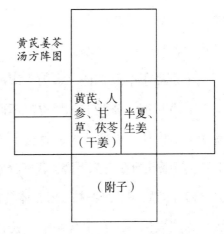

黄芪姜苓汤方阵图

| 黄芪、人参、甘草、茯苓（干姜） | 半夏、生姜 |

（附子）

【方解】黄芪姜苓汤治疗右半身偏枯者，右半身偏枯病在气。方用黄芪、人参补肺脾之气，甘草、茯苓健脾祛湿，半夏、生姜和胃降气。诸药配伍，则湿去而土燥，胃气得降，肺气足而充养经络。若中下焦有寒，则加用干姜、附子以温脾肾之湿寒；病重的则将黄芪、生姜加至一二两。

中风之证，因于土湿，土湿之故，原于水寒。寒水侮土，土败不能行气于四肢，一当七情内伤，八风外袭，则病中风。肝藏血而左升，肺藏气而右降。气分偏虚，则病于右，血分偏虚，则病于左，随其所虚而病枯槁，故曰偏枯。左半偏枯，应病在足大指，足厥阴肝经行于足大指也。若手大指亦病拳曲，则是血中之气滞也。右半偏枯，应病在手大指，手太阴肺经行于手大指也。若足大指亦病拳曲，则是气中之血枯也。究之左右偏枯，足大指无不病者，以足太阴脾行足大指，太阴脾土之湿，乃左右偏枯之原也。

【语译】中风一证，多因土湿所致，土湿的原因在于水寒。下焦寒水上侮湿土，脾胃败坏而不能行气于四肢，一旦遭受七情内伤，外感八风，就会形成中风。肝藏血而在左方上升，肺藏气而在右方下降。若气分偏虚，则病在于右侧偏枯，血分偏虚则病在左侧偏枯，故肢体枯槁会随气血之虚而致病，故称为"偏枯"。左半身偏枯，就会表现在足大趾失常，这是因为足厥阴肝主藏血，其经脉起始于足大趾。如果手大指也表现为拳曲不伸，就表示血中之气出现郁滞。右半身偏枯，病情应表现在手大指失常，这是因为手太阴肺主气，其经脉运行于手大指。如果足大趾也出现了拳曲，就表明气中的血出现了干枯。但是不论左侧还是右侧的偏枯，足大趾都会出现问题，这是因为足太阴脾经循行于足大趾，而太阴脾土的湿邪，是左右侧偏枯的根本原因。

　　土湿则肾水必寒，其中亦有湿郁而生热者。然热在上而不在下，热在肝胆而不在脾肾。而肝胆之燥热，究不及脾肾寒湿者之多，总宜温燥水土，以达肝木之郁。风袭于表，郁其肝木，木郁风生，耗伤津血，故病挛缩。木达风息，血复筋柔，则挛缩自伸。其血枯筋燥，未尝不宜阿胶、首乌之类，要当适可而止，过用则滋湿而败脾阳，不可不慎。

　　【语译】土湿时肾水必然有寒，但其间也会有湿郁而肝木生热的情况。但是热在上焦而不在下焦，在肝胆而不在脾肾。而且肝胆的燥热，总体上没有脾肾的寒湿旺盛。所以在治疗时就应当温燥脾肾的湿寒，以此来畅达肝木的郁滞。这是因为，外感风邪，则风邪郁于体表，肝木不得发散而生郁，肝郁则生内风，内风耗伤津液与阴血，肢节就表现为挛急紧缩。当肝木畅达，内外风熄，血气恢复，筋脉柔顺时，肢节挛缩的情况就会解除，手足就能正常伸展。在病人血枯筋燥之时，未尝不可以使用阿胶、首乌这类滋润的药物，但是要适可而止，过于使用这些药物就会增加湿邪而败坏脾阳，不可以不慎重啊。

风家肢节挛缩，莫妙于熨法。右半偏枯，用黄芪、茯苓、生姜、附子，左半偏枯，用首乌、茯苓、桂枝、附子，研末布包，热熨病处关节。药气透彻，则寒湿消散，筋脉和柔，拳曲自松。药用布巾缚住，外以火炉温之。三四次后，气味稍减，另易新者。久而经络温畅，发出臭汗一身，气息非常，胶黏如饴，则肢体活软，屈伸如意矣。

【语译】风证的病人如果肢节挛缩，最巧妙的方法莫过于熨法。如果右半身偏枯，就用黄芪、茯苓、生姜、附子；左半身偏枯，就用首乌、茯苓、桂枝、附子。将药物研末，用布包，热熨病处的关节。当药气透彻时，寒湿就会消散，筋脉就会柔顺，拳曲的肢节就会松软。具体方法是：将药物用布巾包裹扎紧，外面再用火炉靠紧加热。三四次后，药物的气味会有所减弱，此时再换新药。热熨到一定程度，经络会得温热而通达，病人发一身臭汗，气味异常，汗液胶黏如同麦芽糖一样，此时肢体就变得柔顺，活动自如了。

其神迷不清者，胃土之逆也；其舌强不语者，脾土之陷也。以胃土上逆，浊气郁蒸，化生痰涎，心窍迷塞，故昏愦不知人事；

脾土下陷，筋脉紧急，牵引舌本，短缩不舒，故蹇涩不能言语。此总由湿气之盛也。仲景《金匮》："邪入于腑，即不识人，邪入于脏，舌即难言"者，风邪外袭，郁其脏腑之气，非风邪之内入于脏腑也。一切羌、独、艽、防驱风之法，皆庸工之妄作，切不可服！惟经脏病轻，但是鼻口偏斜，可以解表。用茯苓、桂枝、甘草、生姜、浮萍，略取微汗，偏斜即止。

【语译】中风病人如果神志昏迷不醒，这是胃中浊气上逆所致；病人如果舌体强硬不能言语，这是脾中清气下陷所致。胃土上逆，浊气就会郁蒸而化生痰涎，痰蒙心窍，病人就会昏愦而不省人事。脾中清气下陷而不能充养筋脉，筋脉失养而紧急，牵引舌体，舌体短缩不能舒展，病人语言蹇涩。中风整体上是湿气过盛导致的。张仲景在《金匮要略·中风历节病脉证并治》中说"邪入于腑，即不识人，邪入于脏，舌即难言"，其原意是指风邪外袭，郁闭脏腑的气机，而不是指风邪内袭于脏腑，所以凡用羌活、独活、秦艽、防风之类的祛风药，都是庸医所为，千万不可采用。只有经络病情较轻时，口眼偏斜，才可以用类似的解表之法。比如茯苓、桂枝、甘草、生姜、浮萍等药，稍稍取汗，口眼偏斜的症状自然就会恢复正常了。

其大便结燥，缘于风动血耗，而风动之由，则因土湿而木郁。法宜阿胶、苁蓉，清风润燥，以滑大肠。结甚者，重用苁蓉，滋其枯槁。龟板、地黄、天冬之类，滋湿伐阳，慎不可用，中气一败，则大事去矣。庸工至用大黄，可恨之极！

【语译】如果大便燥结，那是因为肝风内耗阴血所致，但内风产生的原因，在于土湿木郁，治法上应当用阿胶、肉苁蓉，以清肝风而润肝燥，从而滑利大肠。如果干结比较严重，就要重用肉苁蓉，以滋润枯槁的肝木。龟板、地黄、天冬之类的药物，过于滋腻会增湿而败坏脾阳，一定不要使用，否则会使中气败坏，从而出现危重的情况。一些庸医甚至使用大黄来泄下通便，实在是可恨之极！

其痰涎胶塞，迷惑不清者，用葶苈散下之，痰去则神清。

葶苈散

葶苈三钱　白芥子三钱　甘遂一钱

研细，每服五分。宿痰即从便下。

葶苈散 方阵图	葶苈子、白芥子、甘遂

【语译】如果中风病人因为痰涎胶滞而堵塞心窍，出现神志不清，可以用葶苈散来下痰，

痰邪被祛，神志就会清醒。葶苈散中用葶苈子以化痰下气，白芥子搜剔痰浊，甘遂攻逐痰饮，三药合用，虽痰涎之胶黏亦可得除。

历节根原

历节者，风寒湿之邪，伤于筋骨者也。膝踝乃众水之溪壑①，诸筋之节奏，寒则凝冱①于溪谷②之中，湿则淫泆于关节之内，故历节病焉。

【语译】历节病是风寒湿三邪侵犯损伤筋骨所致的病证。人体的膝关节和踝关节是水气津液流动的地方，如同自然界的小溪和沟壑，也是筋脉聚集的关键部位。当寒邪侵犯时，气血津液就会冻结于肉与肉之间的空隙，湿邪就会弥漫于关节之内，就会出现历节疼痛之病。

足之三阴，起于足下，内循踝膝，而上胸中。而少厥水木之升，随乎太阴之土，土湿而不升，则水木俱陷，于是癸水之寒生，乙木之风起。肉主于脾，骨属于肾，筋司于肝，湿淫则肉伤，寒淫则骨伤，风淫则筋伤。筋骨疼痛而肌肉壅肿者，风寒湿之邪，合伤于足三阴之经也。

【语译】足三阴经起始于足下，在下肢内侧循足踝的膝

---

① 凝冱（hù）：冻结，凝结。
② 溪谷：指肢体、肌肉之间相互接触的缝隙或凹陷部位。大的缝处称谷或大谷，小的凹陷处称溪或小溪。《素问·气穴论》："肉之大会为谷，肉之小会为溪。"

部，上至胸中。其中足厥阴肝经与少阴肾经的上升，要随足太阴脾经土气的上升。当脾土湿气过盛，清阳不升时，肝、肾二经所主的水气与木气就会下陷，所以下焦肾水（癸水）就会生寒，肝木（乙木）就会生风。人体肌肉为脾所主，骨为肾所主，筋为肝所主，故湿盛就会伤肉，寒盛就会伤骨，风盛就会伤筋。临床上出现的筋骨疼痛而肌肉壅肿的情况，就是风寒湿三邪一起损伤足三阴经所致的。

其病成则内因于主气，其病作则外因于客邪。汗孔开张，临风入水，水湿内传，风寒外闭，经热郁发，肿痛如折。虽原于客邪之侵陵，实由于主气之感召，久而壅肿卷曲，跛蹇疲癃[1]。此亦中风之类也，而伤偏在足。盖以清邪居上，浊邪居下[2]，寒湿，地下之浊邪，同气相感，故伤在膝踝。诸如膝风、脚气，色目非一，而究其根原，正自相同。

【语译】历节病的形成，内因在于人体的主气，外因则是外来的客邪。病人若处于汗孔开张的状态，又突然遭受风吹或进入水中，水湿就会从毛孔而入，传入体内。此时风寒闭束于外，经络郁闭而化热，关节就会肿痛如同被折断一样。虽然与外因客邪有关，但是本质上外邪却是被人体主气感召

---

① 癃（lóng）：此处指足不能行。
② 清邪居上，浊邪居下：语出《金匮要略·脏腑经络先后病脉证并治》。

而来。病情日久，表现为关节壅肿变形而卷曲不伸，行走时跛躄不便，足软无力。此病的病机和中风相同，但病位偏在于下肢。可能是因为像风邪之类的清邪常居于人体上部，像湿邪、寒邪之类的浊邪常作用于人体下部的原因吧。寒湿之邪属在下的浊邪，同气相感，所以损伤就会在膝踝部位。其他疾病比如膝风、脚气，名称上虽不相同，但在病机上是相同的。

凡腿上诸病，虽或木郁而生下热，然热在经络，不在骨髓，其骨髓之中，则是湿寒，必无湿热之理。《金匮》义精而法良，当思味而会其神妙也。

【语译】但凡下肢的病变，虽然可能是由于肝木郁而生下热所致，但热在于经络而不在于骨髓。因为病人骨髓之中的病邪是以湿寒为主，而不可能有湿热存在。《金匮要略》中关于此病的论述义理精详，治法与方药精良，应当好好思索、体味其中的神妙之处。

桂枝芍药知母汤

桂枝四钱　芍药三钱　甘草二钱　白术二钱　附子二钱

知母四钱　防风四钱　麻黄二钱　生姜五钱

煎大半杯，温服。

历节风证，肢节疼痛，足肿头眩，短气欲吐，身羸发热，黄汗沾衣，色如柏汁。

此缘饮酒汗出，当风取凉，酒气在经，为风所闭，湿邪淫泆，伤于筋骨。湿旺土郁，汗从土化，是以色黄。其经络之中，则是湿热，其骨髓之内，则是湿寒。法宜术、甘培土，麻、桂

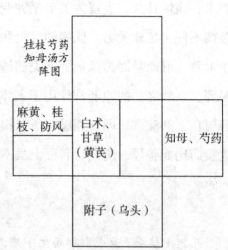

桂枝芍药知母汤方阵图

麻黄、桂枝、防风

白术、甘草（黄芪）

知母、芍药

附子（乌头）

通经，知母、芍药，泻热而清风，防风、附子，去湿而温寒。湿寒内消，湿热外除，肿痛自平。若其病剧，不能捷效，加黄芪以行经络，乌头以驱湿寒，无有不愈。一切膝风、脚气诸证，不外此法。

【语译】历节风这一疾病，表现为肢节疼痛，足肿，头眩，身体羸弱，发热，黄汗沾衣，颜色如同黄柏的汁液。这是因为饮酒后出汗，毛孔开泄，又乘风取凉，此时酒气在于经络之中，被风邪郁闭而不能外散，转化为湿邪，酒湿充斥，四处布散，就会侵犯损伤筋骨。湿邪旺盛，土气被郁，汗液从土而化黄色，所以表现为黄汗。在经络之中，全是湿热，而骨髓之内则是湿寒。治法上应当用白术、甘草培土健脾，麻黄、桂枝温通经络，知母、芍药泻郁热而清肝风，防风、附子以

祛湿浊而温寒。湿寒之邪一旦消除，肿痛自然平息。如果病情严重，此方不能迅速取效，可以加黄芪以补气而行经络，乌头大辛大热可驱逐湿寒，如此则没有不可治愈的。其他类似的疾病比如膝风、脚气等，治法也是如此。

痉病根原

痉病者，汗亡津血而感风寒也。太阳之脉，自头下项，行身之背。发汗太多，伤其津血，筋脉失滋，复感风寒，筋脉挛缩，故颈项强急，头摇口噤，脊背反折也。《素问·诊要经终论》：太阳之脉，其终也，戴眼，反折，瘛疭，即痉病之谓。以背脊之筋，枯硬而紧急故也。

【语译】痉病，是由于发汗太过，津液亡失，复感风寒所致。足太阳经的循行，从头部下行至项部、背部。如果发汗太多而伤人体津液与气血，筋脉失去滋养，再加上外感风寒，筋脉挛缩拘急，就表现为颈项强急，头部动摇，牙关紧闭，脊背反张。《素问·诊要经终论》说，太阳经脉的危重表现是，目睛上视，角弓反张，全身抽搐。指的就是痉病的表现。痉病就是背部脊柱两侧的筋脉，因为干枯变硬而出现的急性疾病。

太阳以寒水主令，而实化于丙火。盖阴阳之理，彼此互根，清阳左旋，则癸水上升而化君火；浊阴右转，则丙火下

四圣心源卷七

降而化寒水。汗亡津血，阴虚燥动，则丙火不化寒水而生上热，是以身首发热而面目皆赤也。寒水绝其上源，故小便不利。背者，胸中之府，肺位于胸，壬水生化之源也。肺气清降，氤氲和洽，蒸为雨露，自太阳之经注于膀胱，则胸膈清空而不滞。太阳不降，肺气壅郁，故浊气上冲于胸膈也。太阳之经，兼统营卫，风寒伤人，营卫攸分。其发热汗出，不恶寒者，名曰柔痉，风伤卫也。其发热无汗，反恶寒者，名曰刚痉，寒伤营也。

【语译】太阳主司寒水之令，但根源上却来自丙火（小肠火）。因为阴阳的关系，彼此互为根本，清阳要在左方上升，肾水（癸水）就上升而化为君火。浊阴在右方下降，丙火（小肠火）随之下降而化为寒水。如果汗多而亡失津血，阴虚而生燥，丙火（小肠火）不能下降，不能转化为下焦的寒水，反而在上部化热，所以病人出现上身与头面部发热、目赤。下焦寒水没有来源，所以小便不利。背为胸之府，肺位于胸中，是下焦膀胱寒水（壬水）的来源，肺气能够清肃下降，胸中之气就能氤氲雾化，蒸腾后转化为雨露，从太阳经下注于膀胱，这样的话，胸膈就会清净空虚而不郁滞。如果太阳经气不能下降，肺气就会因此而壅滞，浊气上冲于胸膈。足太阳经能同时统领营、卫二气，风寒外侵之后，营、卫二气就会分别为病。如果病人表现为发热、汗出、恶寒，则称之为柔痉，

这是风邪伤卫的表现；如果发热无汗，反而恶寒怕冷，则称
为刚痉，这是寒邪伤营的表现。

病得于亡汗失血之后，固属风燥，而汗血外亡，温气脱泄，
实是阳虚，滋润清凉之药，未可肆用也。

【语译】痉病是因为亡汗失血之后所致，与内在的风燥
有关。但是汗出、亡血、卫阳脱失，本质上属于阳虚。所以
滋润清凉的药物，不可以肆意使用。

栝楼桂枝汤

栝楼根四钱　桂枝
三钱　芍药三钱　甘草
二钱　生姜三钱　大枣
四枚

煎大半杯，热服。
覆衣,饮热稀粥,取微汗。

治风伤卫气，发热
汗出者。

栝楼桂枝汤方阵图

| 桂枝 | 生姜、甘草、大枣 | 栝楼 |
| 芍药 | | |

【方解】栝楼桂枝
汤治疗风邪伤卫，发热汗出的柔痉。方用桂枝辛温祛风，并
能温通阳气；芍药清肝风而养肝血，栝楼根补津液而柔筋；
生姜、甘草、大枣补养脾胃津液而布散之。诸药合用，有祛

风补液调营卫之功效。

葛根汤

葛根四钱　麻黄三
钱，先煎，去沫　桂枝
二钱　芍药二钱　甘草
二钱　生姜三钱　大枣
四枚

煎大半杯，热服。
覆衣，取微汗。

治寒伤营血，发热
无汗者。

葛根汤
方阵图

葛根、麻黄、桂枝 芍药	生姜、甘草、大枣

【方解】葛根汤主
治寒邪伤营，营血凝滞，发热无汗的刚痉。方用葛根，既能
合麻黄、桂枝解表散寒，又能合芍药生津舒筋，再用生姜、
甘草、大枣以补脾胃而化津液。诸药相合，则解表散寒，太
阳得开，胸膈得畅，津液得生，故痉病自止。

痉病是太阳证，亦有在阳明经者。若胸满口噤，卧不着席，
脚挛齿龂者，胃土燥热，筋脉枯焦之故。宜重用清凉滋润之味，
不可拘太阳经法。甚者，宜大承气汤，泻其胃热乃愈。

【语译】痉病本属太阳病，但也有在阳明经的。比如见

到病人胸满口噤，角弓反张，背部不能着床，脚挛急，咬牙，这是因为胃中（阳明）燥热太盛，筋脉焦枯所致。此时当用清凉滋润的药物，不能局限于太阳病的治法。严重的情况下，可以用大承气汤清泻胃热方能治愈。

湿病根原

湿病者，太阴湿旺而感风寒也。太阴以湿土主令，肺以辛金而化湿，阳明以燥金主令，胃以戊土而化燥，燥湿相敌，是以不病。人之衰也，湿气渐长而燥气渐消，及其病也，湿盛者不止十九，燥盛者未能十一。阴易盛而阳易衰，阳盛则壮，阴盛则病，理固然也。

【语译】湿病，是太阴湿气过于旺盛，又感风寒所致的疾病。太阴主湿土之令，手太阴肺在五行属金，但却从足太阴脾而化湿；阳明主燥，足阳明胃在五行属土，但从手阳明大肠而化燥。脾胃的湿与燥相互作用而保持平衡，就不会生病。当人体正气不足时，湿气就会逐渐旺盛而燥气消退，当生病时，湿气过盛的超过十分之九，燥盛的病人不超过十分之一。人体阴气易盛而阳气易衰，阳盛则身体强壮，阴盛则多疾病，这是很浅显的道理。

膀胱者，津液之府，气化则能出。肺气化水，渗于膀胱，故小便清长。土湿则肺气埋郁，不能化水，膀胱闭癃，湿气浸淫，因而弥漫于周身。湿为阴邪，其性亲下，虽周遍一身，无处不到，究竟膝踝关节之地，承受为多。一遇风寒感冒，闭其皮毛，通身经络之气，壅滞不行，则疼痛热烦而皮肤熏黄。湿凌上焦，则痛在头目；湿淫下部，则痛在膝踝；湿侵肝肾，则痛在腰腹。湿遍一身，上下表里，无地不疼，而关窍骨节，更为剧焉。

【语译】膀胱为津液之府，气化时水液能够排出。肺主气，气转化为水，下渗于膀胱，所以小便正常而清长。当土湿过盛之时，肺气被郁塞，气不能化水，膀胱闭癃不通，湿气因而弥漫于全身。湿为阴邪，性喜下行，所以即便是全身弥漫，无处不到，但总以下肢膝踝关节处更甚。一旦遭遇风寒外感，皮毛被闭，全身经络中的气机，因而壅滞不行，病人全身疼痛而皮肤熏黄。湿邪侵犯上焦，疼痛就在头目部位；湿邪浸淫于下焦，疼痛就在膝踝关节；湿邪侵犯肝肾，疼痛就会在腰腹部位。湿邪遍布全身，上下表里，无处不痛，但是以关节部位更为严重。

其火盛者，郁蒸而为湿热；其水盛者，淫泆而为湿寒，而总之悉本于阳虚。法当内通其膀胱，外开其汗孔，使之表里双泄也。

【语泽】如果病人素体火盛，火与湿相互郁蒸，就发展为湿热；如果病人素体寒盛，与湿相合，就会充斥弥漫而成湿寒，但总体上属于阳虚。治法上应当内通膀胱阳气，外开汗孔，使湿邪从表、里两个途径得以排泄。

茵陈五苓散

白术　桂枝　茯苓　猪苓　泽泻

等分，为散，每用五钱，调茵陈蒿末一两，和匀，空腹米饮调服一汤匙，日三服。多饮热汤，取汗。

湿家日晡烦疼，以土旺午后申前，时临未支，湿邪旺盛也。若发热恶寒，是表邪闭固，加紫苏、青浮萍，以发其汗。

```
                ┌─────────────┐
                │             │
茵陈五苓        │             │
散方阵图        │             │
          ┌─────┼─────────────┼─────┐
          │桂枝 │             │     │
          ├─────┤  白术、茯苓 │     │
          │茵陈 │             │     │
          └─────┼─────────────┼─────┘
                │             │
                │  泽泻、猪苓 │
                │             │
                └─────────────┘
```

【方解】茵陈五苓散治疗阳虚生湿而化湿热者。方用五苓散加茵陈，方中泽泻、猪苓、茯苓淡渗利湿，白术健脾培土制湿，桂枝发汗解表，又能温暖膀胱助阳化气，复加茵陈清热利湿。

长期患湿的病人，如果在日晡时出现关节烦痛，那是因为土气旺盛于未时，处于午时之后，申时之前，这是湿邪旺盛的一个典型特征。如果病人发热恶寒，这是体表阳气为邪气所郁闭，应当加紫苏、青浮萍，以增强发汗利水的作用。

元滑苓甘散

元明粉　滑石　茯苓　甘草

等分，为末，大麦粥汁和服一汤匙，日三服。湿从大小便去，尿黄粪黑，是其候也。

湿旺脾郁，肺壅而生上热，小便黄涩，法宜清金利水，以泻湿热。若湿邪在腹，肺气壅滞，以致头痛鼻塞，声音重

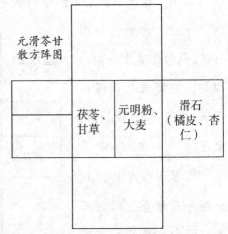

浊，神气郁烦，当于发汗利水之中，加橘皮、杏仁，以泻肺气。

【方解】元滑苓甘散，主治湿气旺，脾气被郁，肺气因而壅滞而生上热，表现为小便色黄涩滞，治法上应当清肺金而利水湿，以清泻湿热。方用元明粉咸寒而涤荡实热，滑石清热而利尿，茯苓淡渗利湿，甘草健脾调和，大麦和胃利水。如果病人用药后小便黄、大便黑，表明湿热从大小便排出。

如果湿邪在腹部，致使肺气壅滞，表现为头痛、鼻塞、声音重浊，精神郁滞烦闷，治疗上就应当在发汗利水的同时，加上橘皮、杏仁以理肺降气。

苓甘栀子茵陈汤

茵陈蒿三钱　栀子二钱　甘草二钱，生　茯苓三钱

煎大半杯，热服。

治小便黄涩，少腹满胀者。服此小便当利，尿如皂角汁状，其色正赤。一宿腹减，湿从小便去矣。

湿家腹满尿涩，是木郁而生下热，法当利水泻湿，而加栀子，以清膀胱。若湿热在脾，当加大黄、芒硝。如湿热但在肝家，而脾肾寒湿，当加干姜、附子。若膀胱无热，但用猪苓汤，利其小便可也。

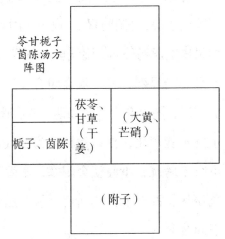

苓甘栀子茵陈汤方阵图

栀子、茵陈	茯苓、甘草（干姜）	（大黄、芒硝）
	（附子）	

【方解】苓甘栀子茵陈汤，治疗小便色黄涩滞，少腹胀满。肝气因湿而郁，郁而化热于下焦膀胱。治疗时应当用茯苓利水泻湿，再加栀子、茵陈清膀胱之湿热，甘草补脾而调和诸药。

如果湿热在脾，就应当加用大黄、芒硝，以清泄实火。如果湿热在肝，但脾肾有湿寒，则应当加用干姜、附子以温寒燥湿。如果膀胱中没有热证，只用猪苓汤利小便即可。

黄疸根原

黄疸者，土湿而感风邪也。太阴湿土主令，以阳明戊土之燥，亦化而为太阴之湿。设使皮毛通畅，湿气淫蒸，犹得外泄。一感风邪，卫气闭阖，湿淫不得外达，脾土堙郁，遏其肝木。肝脾双陷，水谷不消，谷气瘀浊，化而为热。瘀热前行，下流膀胱，小便闭涩，水道不利。膀胱瘀热，下无泄路，熏蒸淫泆，传于周身，于是黄疸成焉。

【语译】黄疸，是土湿而又感受风邪所致的疾病。足太阴脾土主湿，足阳明胃土（戊土）主燥，黄疸时胃土也从化为湿。如果皮毛通畅外达，湿气虽然熏蒸，但仍能从皮毛得汗而解。一旦感受风邪，卫气就会闭合，湿邪不能外达，脾土之湿因而郁遏，同时肝木不能畅达。肝、脾二脏气机下陷不能上升，水谷不能消化，食物就转化为浊气，郁腐而化为浊热。瘀热下行于膀胱，小便就会闭塞，水湿下行的通道因而不畅。膀胱瘀热，没有下行的通道，就会熏蒸而弥漫全身，所以就会引起黄疸。

其病起于湿土，而成于风木。以黄为土色，而色司于木，木邪传于湿土，则见黄色也。或伤于饮食，或伤于酒色，病因不同，总由于阳衰而土湿。湿在上者，阳郁而为湿热，湿在下者，阴郁而为湿寒。乙木下陷而阳遏阴分，亦化为湿热；

甲木上逆而阴旺阳分，亦化为湿寒。视其本气之衰旺，无一定也。

【语译】黄疸的起始因素是湿土，而最终形成于风木。黄色属于脾土，但主宰在于肝木，当肝木中的邪气传病于湿土，就表现为黄色。病人或因为饮食而受伤，或因为酒色而受伤，病因虽不相同，但都是阳衰而土湿所致。如果湿在于上焦，阳气郁结而化为湿热；如果湿邪在于下焦，则阴寒郁结成为湿寒。当肝木下陷时，阳气被郁遏于下焦阴分，也会转化为湿热；胆木（甲木）上逆而阴气旺于上焦阳分，也可以转化为湿寒。这主要取决于病人体质上哪一气占主导地位。

其游溢于经络，则散之于汗孔；其停瘀于膀胱，则泄之于水道。近在胸膈，则涌吐其腐败；远在肠胃，则推荡其陈宿。酌其温凉寒热，四路涤清，则证有变状而邪无遁所，凡诸疸病，莫不应手消除也。

【语译】在治法上，如果瘀热游溢于经络，就可以通过汗孔发法而解；如果停滞于膀胱，就可通利小便而排出；如果停滞于上焦胸膈，就可以涌吐之法吐之；如果在于下焦肠胃，就要用下法以泄陈旧积滞。同时要斟酌病性的温凉与寒热，结合以上四种治法，即使病情多变，邪气也无所遁逃，可以药到病除了。

谷疸

谷入于胃，脾阳消磨，蒸其精液，化为肺气。肺气宣扬，外发皮毛而为汗，内渗膀胱而为溺。汗溺输泄，土不伤湿，而木气发达，则疸病不作。阳衰土湿，水谷消迟，谷精堙郁，不能化气，陈腐壅遏，阻滞脾土，木气遏陷，土木郁蒸，则病黄疸。

中气不运，升降失职，脾陷则大便滑溏，胃逆则上脘痞闷。浊气熏蒸，恶心欲吐，恶闻谷气。食则中气愈郁，头眩心烦。此当扩清其菀陈，除旧而布新也。

【语译】食物入胃后，经过脾阳消磨，蒸腾其中的精华，上传于肺而化为肺气。肺气宣发布散，外达于皮毛，表现为汗液，内渗于膀胱而转化为尿液。汗液与小便能正常输泄排出，脾胃就不会因为湿浊而损伤，肝木也能正常疏泄，通畅外达，黄疸也就不会产生。当阳气衰弱，脾胃湿盛时，水谷消磨迟缓，食物中的精华不能转化为肺气，反而填塞郁积，陈腐壅遏，使脾土阻滞，肝木郁遏而沉陷，此时土湿与肝风相郁遏熏蒸，谷疸就产生了。

中焦脾胃不能运转，不能主持升降，脾中清阳下陷就会表现为大便稀溏滑泄，胃中浊气上逆就表现为胸脘痞闷。浊气熏蒸于上焦，就表现为恶心欲呕，恶闻食臭。食物入胃，中气就更加郁滞，头晕目眩而心中烦闷。此时应当清除脾胃中郁滞的陈旧浊气，脾胃的清气才能重新得到布散。

酒疸

酒醴^①之性，湿热之媒。其濡润之质，入于脏腑，则生下湿；辛烈之气，腾于经络，则生上热。汗溺流通，湿气下泄而热气上达，可以不病。汗溺闭塞，湿热瘀遏，乃成疸病。

其性嗜热饮者，则濡润之下伤差少，而辛烈之上伤颇重；其性嗜冷饮者，则辛烈之上伤有限，而湿寒之下伤为多。至于醉后发渴，凉饮茶汤，寒湿伤脾者，不可胜数，未可以湿热概论也。

【语译】酒是水谷的精华，也是产生湿热的媒介。酒中富含的营养成分能够濡润，但如果内入于脏腑，就会产生在下的湿浊；而酒中的辛烈之气，上腾于经络而生上热。如果汗出和小便正常，湿气能下泄外达，就不生黄疸。如果汗出和小便均被闭塞，湿热就会被瘀遏于内而生酒疸。

如果病人平时喜好热饮，那么酒中濡润下行的成分对人体损伤就会少一些，酒中辛烈上行的成分损伤人体上部就会严重些。如果平素喜好冷饮，酒中辛烈之气对上部的损伤有限，而濡润之物损伤下部而生湿寒就会严重些。至于一些病人醉后口渴，又饮用凉茶凉汤，致使寒湿伤脾，更是常见，不能全从湿热一概而论了。

---

① 醴（lǐ）：甜酒。

色疸

肾主蛰藏，相火之下秘而不泄者，肾藏之也。精去则火泄而水寒，寒水泛滥，浸淫脾土，脾阳颓败，则湿动而寒生。故好色之家，久而火泄水寒，土湿阳亏，多病虚劳，必然之理也。水土寒湿，不能生长木气，乙木遏陷，则生下热。土木合邪，传于膀胱，此疸病所由生也。

其湿热在于肝胆，湿寒在于脾肾。人知其阴精之失亡，而不知其相火之败泄，重以滋阴助湿之品，败其脾肾微阳，是以十病九死，不可活也。

【语译】肾主蛰藏，相火之所以能被固藏于下焦而不外泄，原因在于肾的收藏作用。如果肾精被耗，相火不能收藏而外泄，下焦水气因此而寒冷，寒水泛滥，上犯脾土，脾中阳气因此颓败，脾虚生湿，湿盛则生虚寒。所以好色之人，房事长久就会使相火外泄而下焦水寒，脾土生湿而阳气衰微，必然会产生虚劳之类的病变。而在水土湿寒的情况下，肝木就不能生长，肝气郁遏于下焦而生下热。脾土与肝木共同为病，将病邪传递给膀胱，膀胱不能通利湿热，这就是色疸病产生的原因。

色疸病的湿热在于肝胆，但湿寒在于脾肾。大家只知道肾中阴精的亡失，而不知道相火的衰败与外泄，用药时只重视滋阴补肾之药，助湿邪而败坏脾肾的阳气，所以治疗时十病九死，不见疗效。

甘草茵陈汤

茵陈三钱　栀子三钱　大黄三钱　甘草三钱，生

煎大半杯，热服。

治谷疸腹满尿涩者。

服后小便当利，尿如皂角汁状，其色正赤。一宿腹减，黄从小便去也。

【方解】甘草茵陈汤治疗谷疸，症见腹满而小便涩滞。

方用茵陈利湿退黄，栀子清肝胆湿热而利小便，大黄清泄胃肠陈久宿积，甘草补脾气而调和诸药。诸药合用，则肠胃瘀积得下，肝胆湿热得除，小便通利，谷疸自解。服用上方后，小便应当通利，颜色如同皂荚汁

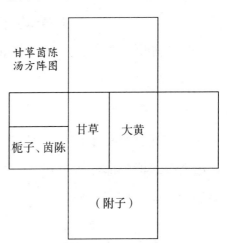

甘草茵陈
汤方阵图

	甘草	大黄
栀子、茵陈		
	（附子）	

一样黄赤。一夜之间腹部胀满得以解除，这是湿热从小便排出的缘故。

茵陈五苓散

白术　桂枝　猪苓　茯苓　泽泻

等分，为散，每用五钱，调茵陈蒿末一两，空腹米饮和服一汤匙，日三服。多饮热汤，取汗。

治日暮寒热者。

【方解】茵陈五苓散，治疗在傍晚发热恶寒的黄疸病人。方中桂枝能解表发汗而通汗孔，猪苓、茯苓、泽泻、白术祛湿利小便，茵陈利湿退黄。诸药合用，能发表而利小便，故能治疗因外感风邪而汗孔被闭、小便不利的黄疸病。（方阵图见"湿病根原"）

硝黄栀子汤

大黄四钱　芒硝三钱　栀子三钱

煎大半杯，热服。

治汗出腹满者。

【方解】硝黄栀子汤，治疗能汗出而腹部胀满的黄疸。方用大黄通泄腹部陈腐瘀积，又能下瘀热；加芒硝助大黄消积通滞，从而治疗胀满；再用栀子清利肝胆湿热，引湿热从小便而解。此证在于二便不通，湿热无下行之通道，故用大黄、

硝黄栀子汤方阵图	
栀子	大黄、芒硝

芒硝通泄大便，栀子通利小便，使湿热从二便解除。

栀子大黄汤

栀子三钱　香豉三钱　大黄三钱　枳实三钱

煎一杯，热分三服。

治酒疸心中懊憹热疼，恶心欲吐者。

【方解】栀子大黄汤，治疗酒疸、心中懊憹、烦闷、热痛、恶心欲吐。酒中辛烈之气上熏于心肺，不得外达汗出，故见心中烦闷热痛；湿热不得下行于小便，郁积于肠胃之间，故见恶心欲呕。故方用香豉以清宣胸膈郁热，栀子清利肝经郁火，大黄、枳实排肠胃积滞，

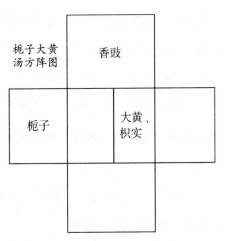

栀子大黄汤方阵图

香豉

栀子

大黄、枳实

则湿热从上下而解，黄疸因此而除。

元滑苓甘散

元明粉　滑石　甘草　茯苓

等分，为末，大麦粥汁和服一汤匙，日三服。

治色疸额黑身黄者。

服后病从大小便去，尿黄粪黑，是其候也。

色疸，日晡发热恶寒，膀胱急，小便利，大便黑溏，五心热，腹胀满，身黄，额黑，此水土瘀浊之证，宜泻水去湿，通其二便。仲景用硝矾散，硝石清热，矾石去湿。此变而为滑石、元明粉，亦即硝矾之意。用者酌量而通融之，不可拘泥。

【方解】元滑苓甘散，治疗色疸而见额头发黑、身目发黄的病人。色疸往往于午后发热恶寒，小腹部膀胱急迫，但小便正常，大便色黑稀溏，五心烦热，腹部胀满，身目发黄，额头发黑，这是因为脾肾中瘀浊郁积所致。应当泻水而祛湿，通利二便。张仲景用硝石矾石散治疗此病，方中硝石清热，矾石祛湿。元滑苓甘散中，变化为滑石、元明粉，与硝石、矾石通利二便的意思相同。使用时可以斟酌用量，不必拘泥。

（方阵图见"湿病根原"）

本方用大麦粥调服，服后会见到小便黄而大便黑，这是湿热从大小便而解的表现。

黄疸之家，脾肾湿寒，无内热者，当用姜、附、茵陈，不可误服硝黄也。

【语译】黄疸病人，在脾肾湿寒没有内热的情况下，应当使用干姜、附子、茵陈以温阳散寒而退黄，就不能误用芒硝、大黄之类的苦寒药物了。

暍病根原

暍病者，暑热而感风寒也。热则伤气，寒则伤形。《素问·通评虚实论》：气盛身寒，得之伤寒；气虚身热，得之伤暑。以寒性敛闭，暑性疏泄，寒闭其形而皮毛不开，是以气盛而身寒；暑泄其气而腠理不阖，是以气虚而身热。暍病则伤于暑，而又伤于寒者也。

【语译】暍病，是伤暑之后又感受风寒所致的疾病。热邪易于伤气，寒邪易于伤形。《素问·通评虚实论》就说，"气盛身寒，得之伤寒；气虚身热，得之伤暑。"这是因为寒性收敛，暑性疏泄，寒邪往往会闭遏体表，使皮毛不能开宣，气机内敛就会气盛而恶寒；暑邪则会使腠理不固而元气外泄，气虚而身热。暍病就是伤暑之后又感受风寒所产生的疾病。

盛暑汗流，元气蒸泄，被清风而浴寒水，玄府骤闭，《素问》：玄府者，汗孔也。里热不宣，故发热恶寒，口渴齿燥，身重而疼痛，脉细而芤迟也。盖气不郁则不病，虽毒热挥汗，表里燔蒸，筋力懈惰，精神委顿，而新秋变序，暑退凉生，肺腑清爽，精力如初，不遇风寒，未尝为病。及热伤于内，寒伤于外，壮火食气，而腠理忽敛，气耗而热郁，于是病作也。

【语译】盛暑季节，人体大量汗出，元气随汗蒸腾而外泄，又因乘凉受风或冷水沐浴，"玄府"因而闭阻。《素问·水热穴论》说，玄府即汗孔。伤暑又受风寒，那么里热就不能外宣，所以表现为发热恶寒，口渴，牙齿干燥，身体沉重而疼痛，脉细芤迟。人体气机若不郁滞就不会生病，即使在酷暑大量汗出的情况下，表里热气燔蒸，筋骨疲惫，精神委顿，但一到秋季，暑热消退，凉气渐生，肺腑清爽，人体精力立刻恢复如初。所以不遭遇风寒，就不会犯病。一旦暑热伤内，风寒伤外，内在的壮火侵蚀元气，体表的腠理又忽然闭敛，就会使元气消耗而热气内郁，暍病就发作了。

汗之愈泄其气，则恶寒益甚。温之愈助其火，则发热倍增。下之愈亡其阳，则湿动木郁，而淋涩弥加。法当补耗散之元气，而不至于助火，清烦郁之暑热，而不至于伐阳。清金而泄热，益气而生津，无如仲景人参白虎之为善也。

【语译】汗出越严重，元气疏泄就越多，病人恶寒的症状就越突出。如果用温药治疗，体内的火就会更加旺盛而使发热更重。如果用下法，就会伤脾胃阳气，湿邪因此而起，肝木因此而郁，病人就会出现小便不利且涩痛。治法上应当补益损耗的元气但又不助火热，清郁滞的火热而又不伤阳气。可以治以清金泄热，益气生津，最好的方莫过于张仲景的人参白虎汤。

人参白虎汤

石膏三钱　知母三钱　甘草二钱　粳米半杯　人参三钱

米熟汤成，取大半杯，热服。

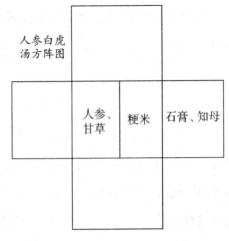

人参白虎汤方阵图

人参、甘草　粳米　石膏、知母

【方解】人参白虎汤中石膏味辛寒而散表寒、清内热，味甘而生津止渴；知母清热润燥，人参大补元气，甘草和中又能益气。以粳米养胃生津，又可防石膏、知母之寒凉伤胃。诸药合用，共奏清热生津之效。

霍乱根原

霍乱者，饮食寒冷而感风寒也。夏秋饮冷食寒，水谷不消，其在上脘则为吐，其在下脘则为泄，或吐或泄，不并作也。一感风寒，皮毛闭塞，而宿物陈菀壅遏，中气盛满莫容，于是吐泄并作。

【语译】霍乱，是因为饮食寒冷又感受风寒所致的疾病。夏秋季节的时候，病人因为饮用冷水，进食冷食，使得脾胃水谷不能消化，如果病位在上脘，就表现为呕吐，如果病位在下脘，就表现为泄泻。或吐或泄，不一定会同时发作。但是同时感受风寒，体表毛窍闭塞，累积的不能消化的陈腐浊物，就会壅遏于胃脘之内，此时中焦充满堵塞，就会表现为上吐下泄了。

其吐者，胃气之上逆，其泄者，脾气之下陷。胃土之逆者，胆木之上逼也，脾土之陷者，肝木之下侵也。盖中气郁塞，脾胃不转，不能升降木气，木气郁迫，而克中宫，刑以胆木则胃逆，贼以肝木则脾陷也。肝胆主筋，水土寒湿，木气不荣，是以筋转。

【语译】呕吐，是胃气上逆；泄泻，是脾气下陷。胃土之所以上逆，是因为胆木向上逼迫；脾土下陷，是因为肝木向下侵犯。中气郁塞之时，脾胃不能升清降浊，枢纽不能转运，木气也会因此而不能正常升降，木气被郁滞逼迫，就会克伐中焦脾胃，如果是胆木侵犯，就表现为胃气上逆，如果是肝木侵犯，就表现为脾气下陷。肝胆主全身的筋，水土湿寒，木气不能滋荣时，就表现为转筋抽搐。

吐泄无余，寒瘀尽去，土气渐回，阳和徐布，中气发扬，表邪自解。若其不解，外有寒热表证，宜以麻桂发之，而温以理中、四逆之辈。表寒既退，而脏腑松缓，痛泄自止。若其不能吐泄，腹痛愈死，可用大黄附子，温药下之，陈宿推荡，立刻轻安。病在火令，全属寒因，是以仲景立法，率主理中、四逆。变通理中、四逆之意，则病有尽而法无穷矣。倘泥时令而用清凉，是粗工之下者也。

【语译】当病人胃中浊物吐泄干净，寒邪与瘀滞全部消退时，脾胃正气就会渐渐恢复，中气开始宣发布散，表邪就会随之解除。如果体表寒邪不能解除，病人就会有发热恶寒的表证，可以用麻黄桂枝汤来发汗解表，同时用理中丸、四逆汤等方药温中散寒。体表寒邪得以解除，体内紊乱的脏腑气机就会松缓，腹痛腹泻就会缓解。如果病人不能上吐下泻而排逐污浊，就会感到疼痛欲死，可以用大黄附子汤温阳泻下，排出陈旧的积滞，病情立即会缓解。此病多发生于暑热当令之时，但从病因上看全属寒邪。所以张仲景立法用药，全用理中丸、四逆汤等温热方药。如果能领会并正确变通这两个方，则会使治法变得无穷无尽了。如果拘泥于暑热季节而用清凉的治法，这种医生就是技术低下的庸医。

桂苓理中汤

人参一钱　茯苓二钱　甘草二钱　干姜三钱　桂枝三钱
白术三钱　砂仁二钱　生姜三钱

煎大半杯，温服。

吐不止，加半夏。泄不止，加肉蔻。外有寒热表证，加麻黄。

转筋痛剧，加附子、泽泻。

【方解】桂苓理中汤，治疗内外皆寒的霍乱证。方用人参、白术、甘草、生姜补中气，使清阳之气上升，又助肝气疏达；桂枝解表，又能温暖肝气而疏畅肝木，则肝气不下迫脾气下陷；干姜温中散寒，

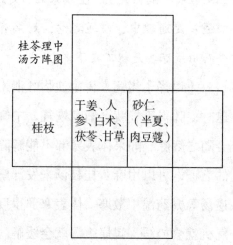

桂苓理中汤方阵图

| 桂枝 | 干姜、人参、白术、茯苓、甘草 | 砂仁（半夏、肉豆蔻） |

茯苓渗湿健脾，砂仁温中化湿而行气，以散脾胃之湿寒，达胆木之郁，则胆不上逆。诸药合用，表寒得解，里寒得除，温浊得化，肝胆得舒，霍乱因此得愈。

如果病人呕吐不止，加半夏以和胃止呕。如果腹泻不止，加肉豆蔻以温中化湿，从而涩肠止泄。体表有发热恶寒，加麻黄以发汗解表。转筋疼痛严重，加附子、泽泻以温阳祛湿。

痎疟[①]根原

痎疟者，阴邪闭束，郁其少阳之卫气也。人之六经，三阴在里，三阳在表，寒邪伤人，同气相感，内舍三阴。少阳之经，在二阳之内，三阴之外，内与邪遇，则相争而病作。

---

①痎（jiē）疟：痎，是指隔日发作的疟疾。痎疟，是疟疾的通称，亦指经久不愈的老疟。

【语译】疟疾，是人体在阴邪闭束的情况下，郁滞少阳气机所致。人体六经中，三阴经在内，三阳经在外，当寒邪侵犯时，因为相同性质的事物会相互感应，寒邪会直接进入并留于人体三阴经。而少阳经位于太阳、阳明之内，太阴、少阴、厥阴三阴之外，就会与内在的三阴寒邪相遇而抗争，疟疾就会发作了。

其初与邪遇，卫气郁阻，不得下行，渐积渐盛。内与阴争，阴邪被逼，外乘阳位，裹束卫气，闭藏而生外寒。卫为阴束，竭力外发，重围莫透，鼓荡不已，则生战慄。少阳甲木从相火化气，及其相火郁隆，内热大作，阴退寒消，则卫气外发而病解焉。

【语译】人体刚与阴邪相遇时，卫气会被体表寒邪所郁阻，不能正常地向下运行，就会逐渐积蓄，导致卫气越来越旺盛，到达一定的程度，郁闭的卫阳就会向内运动而逼迫三阴经的阴邪，阴邪被卫阳所逼，不得不向外运动而侵犯阳位，此时体表的卫气就会被阴邪裹束，卫气被闭就会有外寒的表现。卫气被阴邪束缚，就会竭力挣脱而向外发散，但是阴邪强盛而不能外透，两种力量相互斗争，鼓荡不已，人体就会出现战栗。少阳甲木（胆）顺从相火而化气，当相火郁盛到一定程度时，内热就会爆发，此时阴寒消退，卫气外发，疟疾因此得以外散而解除。

卫气昼行六经二十五周，夜行五脏二十五周。寒邪浅在六经，则昼与卫遇而日发；深在五脏，则夜与卫遇而暮发。卫气离，则病休，卫气集，则病作。缘邪束于外，则恶寒，阳郁于内，则发热。阳旺而发之速，则寒少而热多；阳虚而发之迟，则寒多而热少。阳气日盛，则其作日早；阳气日衰，则其作日晏。阳气退败，不能日与邪争，则间日乃作。

【语译】卫气在白天循人体六经共二十五周，夜间行于五脏二十五周。如果寒邪轻浅在六经，那么就会在白天与卫气相遇、相争，那么疟疾发作于白天。如果寒邪深入五脏，那么就会与卫气在夜间相遇、相争，疟疾就会发作于夜间。在卫气与寒邪相分离时，疟疾就会休止；卫气与寒邪相遇而聚集时，疟疾就会发作。这是因为阴寒之邪束缚于体表，就表现为恶寒，卫阳郁遏于体内就会发热。阳气旺时发散表寒的能力就强而快，病人就表现为恶寒少而发热多；当阳虚时，卫气外散能力就弱而慢，病人就表现为恶寒多而发热少。如果阳气旺盛而蓄积多，那么疟疾发作就会越来越早；如果阳气日渐衰弱而蓄积少，疟疾发作就会逐渐推迟。阳气如果衰败，不能每天都与阴邪相抗争，就会隔日才发作一次。

此以暑蒸汗泄，浴于寒水，寒入汗孔，舍于肠胃之外，经脏之间。秋伤于风，闭其腠理，卫气郁遏，外无泄路，内陷重阴之中，鼓动外发，则成疟病也。

【语译】痎疟一病的原因，在于暑热时炎热蒸腾，汗出而阳气外泄，又突然沐浴于冷水之中，寒邪内入于汗孔，停留于肠胃之外，经络与脏腑之间。当秋季来临时，又感受风寒，使腠理闭合，卫气郁遏，阳气不能从皮毛外泄，反而内陷于下部、内部的阴分部位，邪正抗争，鼓荡而外发于皮毛，就形成了疟疾。

温疟

先伤于寒而后中于风，先寒后热，是谓寒疟；先中于风而后伤于寒，先热后寒，是谓温疟。以冬中风邪，泄其卫气，卫愈泄而愈闭，郁为内热，又伤于寒，束其皮毛，热无出路，内藏骨髓之中。春阳发动，内热外出，而表寒闭束，欲出不能。遇盛暑毒热，或用力烦劳，气蒸汗流，热邪与汗皆出，表里如焚，及其盛极而衰，复反故位，阴气续复，是以寒生也。

【语译】病人如果先受寒邪，后受风邪，表现为先恶寒后发热，称之为"寒疟"；如果先中风邪后伤寒邪，表现为先发热后恶寒，称之为"温疟"。比如在冬季时先受风邪，风性疏泄，卫气随之外泄，但是卫气泄到一定程度就会反过来闭束内敛，所以越泄就越闭，卫气内闭就会生内热；此时如果感伤寒邪，寒性收敛，卫阳就更加不能外散了，阳热没有出路，就会被深藏于骨髓之中。到了春季，自然界与人体的阳气蠢蠢欲动，内热强盛，但是又为体表寒邪所闭束，欲出而不能。到了夏季，天气炎热，或者过于烦劳，热气蒸腾，汗出如流，此时热邪与汗液一起外出，表里之间如同焚烧一般。当阳热外泄到了极点，盛极而衰，就会恢复到原来的状态，阴寒重新敛闭，恶寒怕冷的症状就会再次发作了。

瘅疟

其但热而不寒者，是谓瘅疟。瘅疟即温疟之重者。以其阳盛阴虚，肺火素旺，一当汗出而感风寒，卫郁热发，伤其肺气，手足如烙，烦冤欲呕。阳亢阴枯，是以但热无寒。其热内藏于心，外舍分肉之间，令人神气伤损，肌肉消铄，疟之最剧者也。

【语译】病人只发热而不恶寒，称之为"瘅疟"。瘅疟就是温疟中较为严重的类型。因为病人平素体质阳盛而阴虚、肺火旺盛，一旦汗出受寒，卫气郁蒸而阳热外发，损伤肺气，就会表现为手足发热如同火烙，烦闷欲呕。此时人体阳气亢而阴液干枯，就表现为热而无寒。病人阳热内藏于心，在外停留于肌肉间的缝隙之中，使人精神伤损，肌肉因火热烧烁而消减，所以瘅疟是疟疾中最严重的情况。

牝疟

其寒多而热少者，是谓牝疟。以其阴盛阳虚，卫郁不能透发，故寒多热少。盖疟病之寒，因阴邪之束闭，疟病之热，缘卫阳之郁发。其相火虚亏，郁而不发，则纯寒而无热；相火隆盛，一郁即发，则纯热而无寒。其热多者，由相火之偏胜，其寒多者，因相火之偏虚也。疟在少阳，其脉自弦，弦数者火盛则多热，弦迟者水盛则多寒，理自然耳。

【语译】如果病人寒多热少，称之为"牝疟"。其病机为阴盛阳虚，卫气被郁不能向外透发，所以表现为恶寒多而发热少。因为疟病的恶寒，是由阴寒之气的束缚闭阻所致，发热是卫阳被郁到一定程度后向外发散所致。当相火亏虚时，卫阳不足，虽然郁滞，但力量蓄积不足而不能外散，就表现为纯寒而无热。如果相火旺盛，卫阳一旦蓄积就会发热，表现为纯热而无寒。病人表现为发热多，是因相火偏盛；表现为恶寒多，是因为相火偏虚。疟病邪在少阳，脉象表现为弦脉，弦数代表相火旺盛而发热多，弦迟代表水气旺盛而恶寒多，这是自然而然的道理。

柴胡栝楼干姜汤

柴胡三钱　黄芩三钱　甘草二钱　人参一钱　生姜三钱
大枣三枚　干姜三钱　栝楼三钱

煎大半杯，热服，覆衣。

呕加半夏。

治寒疟先寒后热者。

【方解】柴胡栝楼干姜汤，治疗寒疟中先寒后热的情况。先寒后热，则热在于内，故当以清热为主。方中柴胡辛凉外达而解表散热，黄芩苦寒降泄而清火，两药合用可和解少阳。栝楼清热化痰。相火郁

柴胡栝楼干姜汤方阵图			
柴胡	人参、干姜、甘草、大枣	生姜（半夏）	黄芩
			栝楼

则在于脾胃湿寒而肝胆郁滞，故用干姜以温脾寒而除湿，人参、甘草、大枣补气而助脾升清，生姜温散而和胃降逆，诸药合用，脾胃湿寒去而升降顺，少阳郁火得散、相火得降。如果病人出现呕吐，则加半夏以和胃止呕。

柴胡桂枝干姜汤

柴胡三钱　甘草二钱　人参一钱　茯苓三钱　桂枝三钱　干姜三钱

煎大半杯，热服，覆衣。

治牝疟寒多热少，

柴胡桂枝干姜汤方阵图			
柴胡、桂枝	干姜、甘草、茯苓人参		

或但寒不热者。

【方解】柴胡桂枝干姜汤，治疗牝疟中寒多热少和但寒不热的病人。方用柴胡辛散表热，又用桂枝辛温解肌而祛风寒，则表寒得解，卫阳郁滞得以清散。脾胃枢机不和，则少阳郁，故用干姜、茯苓温脾胃湿寒，人参、甘草补气升清，以助阳气外越。诸药合用，以升清发表为主，能解除阳气虚而阴寒重者之牝疟。

白虎桂枝柴胡汤

石膏三钱　知母三钱　甘草二钱　粳米半杯　桂枝三钱
柴胡三钱

煎大半杯，热服，覆衣。

治温疟先热后寒，热多寒少，或但热不寒者。

【方解】白虎桂枝柴胡汤，治疗温疟中先热后寒、热多寒少，或者但热不寒的病人。温疟主要由人体相火过盛所致，故卫阳易于郁滞化热而外散。方用石膏、知母以清内热，并能生津止渴；桂枝辛温解肌散风寒，以解表寒之郁闭；柴胡清

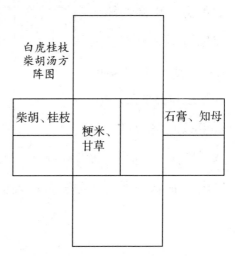

白虎桂枝柴胡汤方阵图

柴胡、桂枝　　粳米、甘草　　石膏、知母

少阳相火，并能辛凉解肌；粳米、甘草以养脾胃中津液。诸药合用，以清解相火之郁滞而养津液，故能治温疟之疾。

减味鳖甲煎丸

鳖甲二两四钱　柴胡一两二钱　黄芩六钱　人参二钱
半夏二钱　甘草二钱　桂枝六钱　芍药一两　丹皮一两　桃仁四钱　阿胶六钱　大黄六钱　干姜六钱　葶苈二钱

为末，用清酒一坛，入灶下灰一升，煮鳖甲，消化，绞汁，去渣，入诸药，煎浓，留药末，调和为丸，如梧子大，空腹服七丸，日三服。

治久疟不愈，结为癥瘕，名曰疟母。

【方解】减味鳖甲煎丸，治疗疟病长期不愈，痰湿、郁血结聚胁下之癥瘕，又称"疟母"。方用柴胡、黄芩以和解少阳之热，鳖甲以软坚散结，桂枝、桃仁、丹皮、大黄以活血化瘀而通利血脉，半夏、葶苈以化痰浊；久病则气血亏虚，故用人参、甘草、干姜以补气温中，

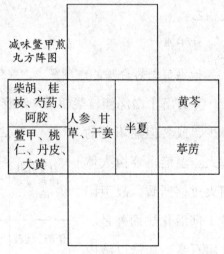

减味鳖甲煎丸方阵图

| 柴胡、桂枝、芍药、阿胶 | 人参、甘草、干姜 | 半夏 | 黄芩 |
| 鳖甲、桃仁、丹皮、大黄 | | | 葶苈 |

芍药、阿胶以养血。诸药合用，补虚而泻实，故能治久病之疟母。

伤风根原

伤风者，中虚而外感也。阳衰土湿，中脘不运，胃土常逆，肺金失降，胸中宗气不得四达，时时郁勃于皮毛之间。遇饮食未消，中气胀满，阻隔金火沉降之路。肺金郁发，蒸泄皮毛，宗气外达，是以不病。一被风寒，闭其皮毛，肺气壅遏，不能外发，故逆循鼻窍，嚏喷而出。湿气淫蒸，清涕流溢，譬之水气蒸腾，滴而为露也。

【语译】伤风是因为中焦亏虚而感受外邪。当阳气不足时，脾胃不能运转，胃土上逆，肺金因此而不能下降，胸中的宗气不能四散外布，水谷精微就会经常郁滞于皮毛之间。一旦遇到饮食不化，中气胀满，阻隔肺金与相火沉降的通路。肺金被郁，郁久就会暴发，热气蒸腾，发泄于皮毛，宗气得以外达，所以就不会生病。一旦遭遇风寒，风寒外闭皮毛，肺气壅遏，不能外散，就会从鼻孔而上逆，通过喷嚏而外出。湿气浸淫蒸腾，就会出现大量清涕，就像水气蒸腾时，凝结滴出而成露水一样。

水生于金，肺气上逆，无以化水，故小便不利。《素问·风论》：劳风法在肺下，巨阳引精者三日，中年者五日，不精者七日，咳出青黄涕，其状如脓，大如弹丸，从口中若鼻中出，不出则伤肺，伤肺则死矣。盖膀胱之水，全是肺气所化，水利则膀胱之郁浊下泄，肺家之壅滞全消。湿去而变燥，故痰涕胶黏，色化青黄，出于口鼻，肺藏不伤也。少年阳衰未极，肺不终郁，则气降而化水，故引精于三日。中年者五日。末年阳衰，不能引精者七日。若其终不能引，久而郁热蒸腐，则肺伤而死矣。

【语译】水液产生于肺金，当肺气上逆时，不能化生水液，所以小便就会不利。《素问·风论》说，劳风一病，病在于肺，足太阳经症状如头项强直、头昏眩而视物不清等，治疗时应当通过发散太阳表邪，使肺气得以宣肃，精气得以布散而转化，如此则体质强壮的青年人三日就可以治愈，中年人五日可以治愈，衰弱的老年人要七天才能治愈；病人从口鼻中咯出青黄色黏痰，像脓液一样，大小如同弹丸；如果不能咯出就会伤肺，肺脏受伤就会成为死证。

膀胱中的水液，根本上来源于肺气化生，水液通利而从膀胱排出郁浊，肺中的壅滞就会因此而消除。肺中湿浊一去，就会从湿变燥，所以痰、涕就会变得黏稠胶结，颜色青黄，若能从口鼻咯出，肺脏就不会损伤。年少病人阳气不至于完全衰弱，肺气也不至于完全壅滞，肺气还可以转化为水液，所以水谷精气三日内就会下降，而中年人就要五日，年老者阳气衰弱，不能使肺气转化为水液下行，就要七日才能恢复。

如果病人一直不能引肺中精气下行，就会使肺中郁热熏蒸而化为腐浊，肺脏受伤而使病人死亡。

太阳引精，赖乎阳明之降。中气运转，阳明右降，则肺金下达而化水尿，积郁始通。阳明不降，肺无下行之路，太阳无引精之权也。法宜泻肺而开皮毛，理中而泻湿郁。湿消而郁散，气通而水调，无余事已。

【语译】从太阳经引导水谷精气布散，取决于阳明的下降。当中气正常运转时，阳明胃气就会从右方和降，肺金之气就会肃降而转化为水液与尿液，肺中的积郁就会开通。阳明胃气如果不能和降，肺气没有下行的通路，太阳也就失去了引导水精上升发散的作用。所以治法上应当降肺气而开散皮毛，理中焦之气而泻湿浊，湿浊得消，郁结就会散开，气机得通而水道通调，这样的话，就没有其他问题了。

紫苏姜苓汤

苏叶三钱　生姜三钱　甘草二钱　茯苓三钱　半夏三钱　橘皮二钱　干姜三钱　砂仁二钱

煎大半杯，热服，覆衣。

紫苏姜苓汤方阵图		
苏叶	干姜、茯苓、甘草	生姜、橘皮、砂仁、半夏

【方解】紫苏姜苓汤，治疗中上二焦不和而中风的情况。方中苏叶既能解表散寒，又能理气化湿；生姜、橘皮、砂仁、半夏化湿和胃，干姜温中散寒，甘草补益脾气，茯苓渗湿，诸药合用，则中焦湿气得除，胃气得降，肺气得降，水湿得利，肺胃和而表邪得解。

齁喘[①]根原

齁喘者，即伤风之重者也。其阳衰土湿，中气不运，较之伤风之家倍甚。脾土常陷，胃土常逆，水谷消迟，浊阴莫降。一遇清风感袭，闭其皮毛，中脘郁满，胃气愈逆。肺脏壅塞，表里不得通达，宗气逆冲，出于喉咙。而气阻喉闭，不得透泄，于是壅闷喘急，不可名状。此齁喘之由来也。

【语译】齁喘，如同伤风的重症，而阳衰土湿、中气不能运转较伤风要严重很多。病人脾土经常下陷，胃土经常上逆，水谷消化缓慢，浊阴不能下降。一旦遭遇风邪，皮毛就会闭塞，胃中水谷及湿浊就会郁滞，胃气上逆会更加严重。肺脏因此而壅塞，表里不能通达，宗气上逆攻冲，上出于喉咙。但是卫气又被郁，咽喉被闭，不能透泄，就表现为壅滞满闷，上气喘急，痛苦得难以形容。这就是齁喘病的机理。

轻则但作于秋冬，是缘风邪之外束，重则兼发于夏暑，

---

①齁（hōu）喘：齁，鼻息声。齁喘，即哮喘。

乃由湿淫之内动。湿居寒热之中，水火逼蒸，则生湿气。湿气在上，则随火而化热；湿气在下，则随水而化寒。火盛则上之湿热为多，水盛则下之湿寒斯甚。此因水火之衰旺不同，故其上下之寒热亦殊。而齁喘之家，则上焦之湿热不敌下焦之湿寒，以其阳衰而阴旺，火败而水胜也。

【语译】本病较轻时，只在秋冬发作，这是风邪外束诱发而致。严重的话在夏季也会发作，这是湿邪在内过盛所致。湿属脾而位于中，上焦为火热，下焦为水寒，当火热蒸腾水寒时，就会产生湿气。湿气向上弥漫，就会随上焦之火而化湿热；湿气下注，就会随寒水而化为湿寒。所以火气盛于上，湿热就会旺盛；寒水盛于下，湿寒就会更加显著。这是因为水火衰旺不同，所以上下寒热也会差别很大。对齁喘的病人而言，上焦的湿热往往抵不过下焦的湿寒，这是因为病人阳气衰弱而阴寒旺盛，火气衰败而水寒旺盛。

此当温中燥土，助其推迁。降戊土于坎中，使浊阴下泄于水道；升己土于离位，使清阳上达于汗孔。中气一转而清浊易位，汗溺一行而郁闷全消，则肺气清降，喘阻不作。若服清润之剂，中脘愈败，肺气更逆，是庸工之下者也。

【语译】治疗本病应当温中而燥土，以帮助脾胃的运转。胃土（戊土）降到下焦水位，使浊阴从小便而解；脾土（己土）

升到上焦火位，使清阳上达通过汗孔而发散。所以中气一旦运转，清浊就会恢复正常的升降，发汗、利小便则郁闭满闷就会消除，此时肺气清凉而肃降，哮喘就不会发作。如果总是用清润滋补的方药，中焦胃气就会更加败坏，肺气更加上逆，只有庸医中的庸医才会这样做。

紫苏姜苓汤

苏叶三钱　杏仁三钱　橘皮三钱　半夏三钱　茯苓三钱

干姜三钱　甘草二钱　砂仁二钱　生姜三钱

煎大半杯，热服，覆衣。

若皮毛闭束，表邪不解，则加麻黄。若言语谵妄，内热不清，则加石膏。

【方解】紫苏姜苓汤，治疗土湿郁滞所致的齁喘病。方用与上文"伤风根原"同名，组成类似，唯多加杏仁一药。本方用紫苏叶以解表散寒，理气化湿；杏仁通利肺气而止喘；橘皮、半夏、砂仁、生姜行气化湿而降胃气；干姜温中散湿寒；茯苓健脾渗湿，甘

紫苏姜苓汤方阵图

苏叶	干姜、茯苓、甘草	生姜、橘皮、砂仁、半夏	杏仁
（麻黄）			（石膏）

草补脾制水。诸药合用，湿浊得化，脾胃枢机得运，肺气得清，则齁喘自止。如果寒邪束表较为严重，皮毛闭束，表邪不能解散，就加麻黄以宣肺解表而开皮毛。如果语言谵妄，这是内热不能清降所致，可加石膏以清宣内热。

四圣心源卷八

七窍解

清阳升露，爰开七窍，精神魂魄之所发，声色臭味之所司也。先圣既没，千载如梦，扶阴抑阳，辞乔入谷，箝娥青之舌，杜仪秦之口，塞瞽旷之耳，胶离朱之目。祸流今古，痛积人神！

【语译】人体清阳之气上升外露，于是就有七窍的功能。七窍是精神魂魄外在的表现，主司声、色、臭、味等感觉。先圣消逝后的千百年间，医道蒙昧如梦，医生妄用抑阳扶阴的方法，使清阳之气下陷，结果伤害五官七窍。这种治法如同钳箝娥青的舌头，断掉张仪、苏秦的嘴巴，塞上瞽叟、师旷的耳朵，粘住离朱的眼睛。这种治法祸害古今，人神共痛伤！

仆也，轻试老拳①，道宗目眇②，略婴利镞，夏侯睛伤③。双睛莫莫，原非大眼将军④，一目眈眈，竟作小冠子夏。渺尔

---

① 老拳：结实有力的拳头。典出《晋书·石勒载记下》："孤往日厌卿老拳，卿亦饱孤毒手"。
② 道宗目眇：道宗指唐初名将李道宗，为尉迟敬德拳殴，差点因此瞎眼。典出《旧唐书·尉迟敬德》："任城王道宗次其下，因解喻之。敬德勃然，拳殴道宗目，几至眇。"
③ 夏侯睛伤：指三国名将夏侯惇左目为箭所伤。典出《三国志魏书夏侯惇传》："太祖自徐州还，惇从征吕布，为流矢所中，伤左目。"
④ 大眼将军：当指南北朝时期北魏孝文帝、宣武帝时名将杨大眼

游魂，不绝如线，操觚含毫，悲愤横集，作七窍解。

【语译】我本人就被庸医此种方法治疗，深受其害，如同李道宗的眼睛为老拳所殴伤，又如同夏侯惇的眼睛被尖锐的箭镞直接射伤。两只眼睛本来就视力不佳，没有大眼将军的眼睛明亮，后来又变成一只眼睛昏花而视物不清，如同子夏一样。现在我的精神如同游魂一样缥缈不定，但还能像风筝一样被线牵引，因此发挥文采，构思作文，饱含悲愤之情，作"七窍解"。

耳目根原

耳目者，清阳之门户也。阴位于下，左升而化清阳，阳位于上，右降而化浊阴。浊阴降泄，则开窍于下，清阳升露，则开窍于上。莫浊于渣滓，故阴窍于二便而传粪溺；莫清于神气，故阳窍于五官而司见闻。清阳上达，则七窍空明，浊阴上逆，则五官晦塞。晦则不睹，塞则不闻，明则善视，空则善听。

【语译】耳目是清阳的门户。阴位于下焦，在左方向上升发而转化为清阳；阳气位于上焦，从右方下降而化为浊阴。浊阴降泄到下焦后，就会开窍于下而排出，清阳上升，就会开窍于上部的头面而显现。浊阴中最污浊的就是水谷的渣滓，所以阴窍下开而排泄粪尿二便；清阳中最清纯的部分，莫过于精神，所以阳窍上开于五官而主司见闻视听。清阳能够上达，七窍就会空灵明亮，浊阴上逆，五官就会闭塞而晦暗。晦暗就不能看，堵塞就不能听，所以清虚就利于视觉，空灵就利于听觉。

木主五色，以血藏于肝，血华则为色也。血，阴也，而阳魂生焉，故血之内华者则为色，而魂之外光者则为视。金主五声，以气藏于肺，气发则为声也。气，阳也，而阴魄生焉，故气之外发者则为声，而魄之内涵者则为闻。

【语译】木主五色，这是因为血藏于肝，血气滋荣人体，就表现为身体的五色。血属于阴，阳魂生于血，所以血在内滋养身体就表现为色，而魂中向外发出光亮的部分就形成视觉。

金主五声，这是因为气藏于肺，宗气外发就表现为声音。气属阳，但是气中又产生了阴魄。所以气在外发时表现为声音，但是魄中内含的部分形成听觉。

木火升清，清升则阳光外发而为两目；金水降浊，浊降则阳体内存而为双耳。盖神明而精暗，气虚而血实，外明乃见，内虚乃闻。木火阴体而阳用，魂中有魄，外明内暗，故能见不能闻；金水阳体而阴用，魄中有魂，内虚外实，故能闻不能见。目以用神，耳以体灵，用神则明，体灵则聪。木火之用，金水之体，皆阳也，体善存而用善发，是以聪明而神灵。

【语译】木、火二气主清阳上升，清气上升，神气内含的阳光就会外发为两目的视觉；金、水二气主浊阴下降，浊阴下降，阳气就会内含其中而使阴阳调和。一般而言，神气明亮，精气暗浊，元气空虚而血液旺实，阳神外发就能视，体内空虚就能听。

木、火二气以阴为体，以阳为用，阳魂中蕴含有阴魄，所以木火能外明而内暗，能外视而不能听闻。金、水二气体阳而用阴，在阴魄中蕴含有阳魂，内虚而外实，所以就能听闻而不能视看。视觉依赖于阳神的功用，听觉依赖于机体的空灵，所以说阳神的功用强视觉就明亮，机体空灵听觉就灵敏。木火的功用，金水的本体，都属于阳，本体善于存养，功用善于外发，就会聪明而神灵。

耳聋者善视，阳体已败，故神于用；目瞽者善听，阳用既废，故灵于体。所谓绝利一源，用师十倍[1]也。清阳一败，体用皆亡，浊阴逆上，孔窍障塞，则熟视不睹泰山，静听不闻雷霆，耳目之官废矣。

【语译】但凡耳聋的人，视力就会更好，更擅长于阳神的功用；眼睛失明的人，听力就会更好，这是因为阳神的功

---

[1] 绝利一源，用师十倍：语出《阴符经》，指封闭了其中一处，集中于另一处，就能使力量加强十倍。

用被废，本体就会更加轻灵。所谓的"绝利一源，用师十倍"就是这个意思。清阳一旦败坏，体用都会消失，浊阴上逆，头面孔窍被障蔽堵塞，就会视泰山而不能见，安静环境下也听不到雷霆之声，耳目五官的功能就废了。

目病根原

目病者，清阳之上衰也。金水为阴，阴降则精盈，木火为阳，阳升则神化。精浊故下暗，神清故上光。而清阳之上发，必由于脉，脉主于心而上络于目，心目者，皆宗脉之所聚也。《内经》：心者，宗脉之所聚也。又曰：目者，宗脉之所聚也。宗脉之阳上达九天，阳气清明，则虚灵而神发，所谓"心藏脉而脉舍神①"也（《灵枢经》语）。神气发现，开双窍而为精明。《素问》：夫精明者，所以别白黑，视长短。目者，神气之所游行而出入也，窍开而光露，是以无微而不烛。一有微阴不降，则云雾暧空，神气障蔽，阳陷而光损矣。

【语译】目病，是清阳衰弱不能上升所致。金、水二气属阴，阴气下降则肾精充盈；木、火二气为阳，阳气上升就转化为神。精气重浊则下焦阴寒而无光明，神气轻清则上部能神光发散。清阳的上升发越，必须通过血脉，而血脉主于心，上络于目，所以心和眼睛都是宗脉聚集的地方。《内经》说，"心者，宗脉之所聚也"，又说："目者，宗脉之所聚也。"

---

① 心藏脉而脉舍神：语出《灵枢·本神》："心舍脉，脉舍神。"

宗脉中运行的阳气上达于头面部，阳气清明，头面部空虚清灵而神气外发，这就是"心藏脉而脉舍神"蕴含的道理。神气外露显现，开两窍于头面而形成眼睛（精明）。《素问·脉要精微论》说，眼睛（精明）的功能是分别黑白，衡量短长。眼睛是神气游行出入的地方，目窍开而神光发散，任何微小的事物都能烛照察觉。一旦人体上部有一丝浊阴不能下降，就会云雾遮蔽，阳气下陷而光照的能力也就受损了。

清升浊降，全赖于土。水木随己土左升，则阴化而为清阳；火金随戊土右降，则阳化而为浊阴。阴暗而阳明，夜晦而昼光，自然之理也。后世庸工，无知妄作，补阴泻阳，避明趋暗，其轻者遂为盲瞽之子，其重者竟成天枉之民。愚谬之恶，决海难流也！慨自师旷哲人，不能回既霍①之目，子夏贤者，不能复已丧之明，况委之愚妄粗工之手，虽有如炬之光，如星之曜，安得不殒灭而亡失乎！

【语译】清阳上升，浊阴下降，依赖于中焦土气枢纽功能正常。下焦的水木之气要随脾土（己土）在左方上升，此时下焦浊阴就会转化为清阳；上焦的火、金二气随胃土（戊土）在右方下降，阳气就会转化为浊阴。阴气晦暗，阳气光明，白天光亮而夜间黑暗，这是自然而然的道理。后世的庸医无知，

①霍：当作"瞿"，使眼睛失明。《史记·荆轲传》："秦始皇惜高渐离善击筑，重赦之，乃瞿其目。"

胡乱治疗，补阴气，泻阳气，逃避光明而追逐黑暗，结果轻则伤人耳目而为瞎聋，重则使人死亡。这些愚昧、荒谬所造成的罪恶，如同海水开决难以流尽。如同师旷这样的哲人，也不能使瞎掉的眼睛复明，子夏这样的贤人，也不能使失明的眼睛恢复视力，更不用说将自己交给愚昧妄为的庸医了，这样的话即使目如星光之亮，也会陨落死亡。

然千古之人，未有如师旷、子夏之明者，所谓盲于目而不盲于心也。古之明者，察于未象，视于无形。夫未象可察，则象为糟粕，无形可视，则形为赘疣①。官骸者，必敝之物，神明者，不朽之灵。达人不用其官用其神，官虽止而神自行，神宇泰而天光发，不饮上池而见垣人，不燃灵犀②而察渊鱼，叶蔽两目而无远弗照，云碍双睛而无幽不烛。如是则听不用耳，视不用目，可以耳视，可以目听。此之谓千古之明者，何事乞照于庸工，希光于下士也！

【语译】然而千百年来，很少有人能像师旷、子夏一样能明察秋毫，因为两人虽眼睛失明，但目盲而心不盲。古代的明哲之士，能观察到没有显露的事情，察觉到无形的事情。没有充分显露就有迹可察，则此形迹就是糟粕，无形的事物

---

① 赘疣：附生在皮肤上的小瘤。比喻多余无用之物。《庄子·骈拇》："附赘悬疣，出乎形哉！而侈于性。"

② 灵犀：古代传说犀牛角有白纹，感应灵敏，所以称犀牛角为"灵犀"。此处指心神。

能被察觉，则此形就是多余的赘疣。人体的五官形骸，是必然要坏掉消失的有形之物，神明无形，则必然不朽。通达的人，不在意五官而在意精神，五官虽然失去功能但精神仍然正常运行。上焦阳神安泰，精神就会像苍天一样光明，不必饮用上池之水就能透视墙外，不用耗心神而能明察深渊之鱼。虽然树叶遮蔽，两目仍然能看到东西，浮云遮晴也能无处不照。这样的话就能听不用耳，视不用目，依然能听能视。这就是千古以来所谓的心神之明，何必乞求庸医下工来恢复光明呢？

疼痛

眼病疼痛，悉由浊气逆冲。目居清阳之位，神气冲和，光彩发露，未有一线浊阴。若使浊气冲逆，遏逼清气，清气升发，而浊气遏之，二气壅迫，两相击撞，是以作疼。而浊气之上逆，全缘辛金之不敛。金收而水藏之，则浊阴归于九地之下，金不能敛，斯水不能藏，故浊阴逆填于清位。金水逆升，浊阴填塞，则甲木不得下行，而冲击于头目。头目之痛者，甲木之邪也。甲木化气于相火，随辛金右转而温水藏。甲木不降，相火上炎而刑肺金，肺金被烁，故白珠红肿而热滞也。

【语译】眼病疼痛，是浊气向上冲逆所致。眼睛位于人体头面部，是清阳聚集的地方，如果阳神纯净平和，就会在眼部发光而为视觉，不会产生任何浊阴而影响视力。如果浊气上逆，就会郁遏逼迫清气，郁遏清气的升发，清浊二气壅滞冲突，就表现为目睛疼痛。

浊气上逆，在于肺金不能收敛肃降，只有在金气收敛、肾气蛰藏的情况下，浊阴才能下降而归于下焦。如果肺金不能收敛，肾水就不能收藏，所以浊阴上逆而填塞上焦清阳之位。金水向上逆冲，浊阴填塞于上焦，那么胆木（甲木）就不能顺畅下潜，反而上冲头面眼部。所以说头面目睛的疼痛，是甲木胆气上冲为患的结果。甲木胆气从相火化气，随辛金肺气右转而下潜入肾水之中，以保持肾水温暖。如果甲木胆气不能下潜，就会化为相火而上刑肺金，肺金被相火烁烧，邪热壅滞目睛，眼部就会表现为白珠红肿。

手足少阳之脉，同起于目锐眦，而手之三阳，阳之清者，足之三阳，阳之浊者，清则上升，浊则下降。手之三阳，自手走头，其气皆升；足之三阳，自头走足，其气皆降。手三阳病则下陷，足三阳病则上逆。凡下热之证，因手少阳三焦之陷；上热之证，因足少阳胆经之逆。故眼病之热赤，独责甲木而不责于三焦也。其疼痛而赤热者，甲木逆而相火旺；其疼痛而不赤热者，甲木逆而相火虚也。

【语译】手少阳三焦经和足少阳胆经都循行到眼外角，但是手三阳经中运行的经气，属于阳气中的清气，而足三阳经中运行的经气则是阳气中的浊气，清气要上升，浊气要下降。

手三阳经从手走向头部，经气是上升的；足三阳经则自头走向足部，经气是下降的。手三阳经的病变，在于清阳的下陷，而足三阳经的病变则在于浊气的上逆。但凡下焦有热的病变，都是因为手少阳三焦经的阳气下陷所致；而上部有热的病变，则是因为足少阳胆经中的浊气上逆所致。眼病之红肿热痛，主要原因在于胆气而不在于三焦。如果表现为疼痛而且目赤发热，这是胆气（甲木）上冲，相火过旺；如果只是疼痛而不表现为目红发热，这是因为胆气（甲木）上逆而相火不足。

赤痛之久，浊阴蒙蔽，清阳不能透露，则云翳生而光华碍。云翳者，浊气之所郁结也。阳气未陷，续自升发，则翳退而明复，阳气一陷，翳障坚老，而精明丧矣。其疼痛者，浊气之冲突。其盲瞽者，清阳陷败而木火不升也。

【语译】目睛赤痛如果病程过长，浊阴就会蒙蔽眼睛，清阳不能外露透发，就会生长云翳，阻碍光华，所以说眼睛中的云翳是浊气郁结所致。如果阳气尚未下陷，还能继续上升，那么云翳就会自动消退。阳气一旦下陷，那么云翳障碍就会变得坚硬老化，眼睛就会彻底失明。眼睛疼痛，是因浊气与清气相互攻击冲突；眼睛失明，是因阳气败坏、清阳下陷，肝木、心火所主持的阳气已经不能上升。

木火之升，机在己土，金水之降，机在戊土。己土左旋，则和煦而化阳神，戊土右转，则凝肃而产阴精。阴精之魄，藏于肺金，精魄重浊，是以沉降；阳神之魂，藏于肝木，神魂轻清，是以浮升。"本乎天者亲上，本乎地者亲下①"，自然之性也。

【语译】木、火二气的上升，关键在于脾土，金、水二气的下降，关键在于胃土。脾土左旋，则阳气和煦而化为阳神；胃土右转，则肺气凝聚肃降而产生阴精。阴精中的魄藏在肺金之中，而精与魄又属阴而重浊，所以能够沉降到下部；阳神中的魂，藏在肝木之中，神、魂属阳而轻清，所以就能浮升至上部。《周易》中讲，性质和天类似的事物就会和上天亲近而向上运动，性质和大地类似的就会和大地亲近而向下运动。这是自然而然的道理。

脾升胃降，则在中气。中气者，脾胃旋转之枢轴，水火升降之关键。偏湿则脾病，偏燥则胃病，偏热则火病，偏寒则水病。济其燥湿寒热之偏，而归于平，则中气治矣。

【语译】脾升胃降，就是中气的运动。中气是脾胃运转的枢轴，水火升降的关键。如果人体湿气偏盛，脾气就会生病；偏于干燥，胃气就会生病；偏于火热，心火就会生病；

---

① 本乎天者亲上，本乎地者亲下：语出《易经·乾卦》。

偏于寒冷，肾水就会生病。纠正人体湿燥寒热的偏盛，恢复正常的平和，中气就会平和了。

柴胡芍药丹皮汤

黄芩三钱，酒炒 柴胡三钱 白芍三钱 甘草二钱 丹皮三钱

煎半杯，热服。

治左目赤痛者。

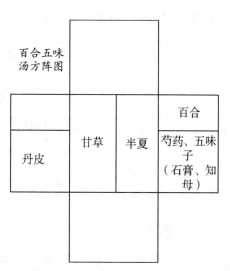

【方解】柴胡芍药丹皮汤，治疗心肝（胆）郁火而致的左目赤痛。方用黄芩清火，可治胆木之火；以柴胡疏肝木而治郁，白芍、丹皮清肝木之火而养血活血，甘草以和脾而升阳。诸药合用，以疏达木气之郁，清降少阳胆气之火，故能治左目之赤痛者。

百合五味汤

百合三钱 五味（子）一钱，研 半夏三钱 甘草二钱 丹皮

三钱　芍药三钱

煎半杯，热服。

治右目赤痛者。

热甚加石膏、知母。

【方解】百合五味汤，治疗右目赤痛。右目赤痛为肺胃不降所致，肺胃不降则肝木不升，肝木郁而化火。方用百合以滋肺胃之阴，阴液充则肺胃阴气可降；白芍、五味子味酸而收敛，增强肺气之敛降能力；用半夏以和胃止呕，胃气降则肺气亦随之而降；牡丹皮辛凉疏利，善化瘀血，与白芍合用，泻郁热而清风燥。诸药合用，以和降肺胃，疏肝达木。如果病人热气旺盛，则加石膏、知母以清热生津。

百合五味姜附汤

百合三钱　五味子一钱　芍药三钱　甘草二钱　茯苓三钱　半夏三钱　干姜三钱　附子三钱

煎大半杯，温服。

治水土寒湿而上热赤痛者。

或不赤不热而作疼痛，是无上热，去百合、芍药，加桂枝。

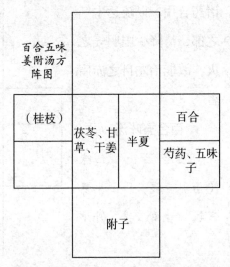

百合五味姜附汤方阵图

【方解】百合五味姜附汤，治疗中下二焦水土湿寒、上焦有热所致的目赤疼痛。方用百合、五味子以养肺胃之阴而清降肺气，干姜、附子以温脾肾之寒，茯苓、甘草以健脾而祛湿，半夏以和降胃气。水土湿寒，肺胃不降，则风木被郁，芍药入足厥阴肝、足少阳胆经，《长沙药解》谓其"入肝家而清风，走胆腑而泻热"。诸药合用，以温寒祛湿，清降肺胃，疏达木郁，故能治上热下寒之目珠肿痛者。如果目珠不红不热而疼痛，表明上热不明显，可以去百合、芍药，加桂枝以温肝气。

苓泽石膏汤

茯苓三钱　泽泻三钱　栀子三钱　甘草二钱　半夏三钱

石膏三钱

煎大半杯，热服。

治湿热熏蒸，目珠黄赤者。

苓泽石膏汤方阵图

石膏、栀子

茯苓、甘草　半夏

泽泻

【方解】苓泽石膏汤，治疗湿热熏蒸所致的目珠黄赤。方用茯苓、泽泻以利湿，石膏、栀子清上焦郁热，甘草培脾气，半夏降胃气，则中气得运。诸药合用，以达到清热利湿的效果。

桂枝丹皮首乌汤

桂枝三钱　丹皮
三钱　首乌三钱　甘
草二钱　茯苓三钱
半夏三钱　干姜三钱
龙眼十个，肉

煎大半杯，热服。

治昏花不明，而
无赤痛者。

桂枝丹皮首乌汤方阵图	龙眼肉	
桂枝	干姜、茯苓、甘草	半夏
首乌、丹皮		

【方解】桂枝丹
皮首乌汤，治疗眼睛昏
花，而不伴有赤痛的情况。方用桂枝以温肝木，肝木温则能
疏畅通达；丹皮凉血活血，疏肝而清郁火；首乌养肝血而治
肝燥。干姜、茯苓、甘草以温中祛湿燥土，半夏以和胃降浊，
则脾胃恢复运转，清浊二气各得其位；龙眼肉以安神养神，
神气足则神采旺。诸药合用，以养肝达肝，湿寒去而清升浊降，
神气得养，故能治因湿寒而肝气不达、神气不足而视物昏花者。

桂枝菖蒲汤

柴胡三钱　桂枝三钱　丹皮三钱　生姜三钱　甘草二钱
菖蒲二钱

煎半杯，热服。

治瞳子缩小者。

【方解】桂枝菖蒲汤，治疗瞳孔缩小。肝开窍于目，瞳孔为神气之外达，瞳孔缩小为肝木郁滞、不能疏达而神窍缩。故用柴胡、桂枝、丹皮以疏达肝木；生姜以和降胃气而散湿浊，甘草以培脾土，则中土得运；菖蒲开窍安神。诸药合用以疏肝开窍，可治瞳孔缩小之症。

桂枝菖蒲汤方阵图

	菖蒲	
柴胡、桂枝 丹皮	甘草	生姜

乌梅山萸汤

五味一钱　乌梅三钱，肉　山萸三钱，肉　甘草二钱　首乌三钱　芍药三钱　龙骨二钱　牡蛎三钱

煎半杯，温服。

治瞳子散大者。

【方解】乌梅山萸

乌梅山萸汤方阵图

	龙骨、牡蛎	
首乌、芍药	甘草	五味子、乌梅、山萸肉

汤，治疗瞳孔散大。瞳孔散大而不能缩小，是肺金不能收敛所致。方用五味子、乌梅、山萸肉三味酸味药物以敛肺金，使气机得收，瞳孔得缩；再以龙骨、牡蛎以重镇安神，使心火下潜而不伤肺气。肺气不降则肝气郁而肝血枯燥，故用首乌、芍药以养肝血而疏肝木，用甘草以培脾土，又能调和诸药。故此方能收敛肺金而治瞳孔散大不收者。

姜桂参苓首乌汤

人参三钱　首乌三钱　桂枝三钱　甘草二钱　茯苓三钱
干姜三钱

煎半杯，温服。

治目珠塌陷者。

【方解】姜桂参苓首乌汤，治疗目珠塌陷。目珠塌陷是清阳不能升散的表现，所以方用人参以健脾而升清阳，桂枝温暖肝木而升肝气，首乌养肝血，则肝之体

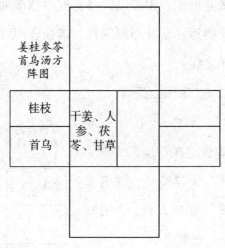

姜桂参苓首乌汤方阵图

| 桂枝 | 干姜、人参、茯苓、甘草 |
| 首乌 | |

用皆得资助而左升；清阳不升，多缘脾寒湿盛，故用干姜以温脾散寒，茯苓以祛湿升清，甘草助人参健脾升清。诸药合用，

则脾中湿寒去而肝木通达，清阳则自左上升，目珠塌陷因此
而解。

芍药枣仁柴胡汤

芍药三钱　甘草三钱　首乌三钱　枣仁三钱，生，研
柴胡三钱　丹皮三钱

煎半杯，热服。

治目珠突出者。

【方解】芍药枣仁
柴胡汤,治疗目珠突出。
目珠突出病因多为木郁
火旺,阳气外发太过。
故方用柴胡清疏肝木之
郁,首乌、芍药以滋养
肝郁之燥,丹皮以清降

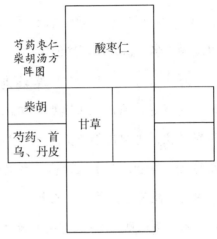

芍药枣仁柴胡汤方阵图

	酸枣仁
柴胡	甘草
芍药、首乌、丹皮	

肝胆之火而活血疏肝,酸枣仁安心神而神安火降,甘草以缓
和诸药。诸药合用,则肝血滋而肝气舒,火气因此而降,目
珠突出因而恢复。

医书自唐以后无通者,而尤不通者,则为眼科。庸妄之徒,
造孽误人,毒流千古,甚可痛恨!谨为洗发原委,略立数法,
以概大意。酌其脏腑燥湿寒热而用之,乃可奏效。若内伤不精,

但以眼科名家，此千古必无之事也。

【语译】医书从唐代以后就没有通达者，其中又以眼科为甚。一些庸俗狂妄的医生，胡作非为，流毒千古，实在令人痛恨。我在此谨清理谬误，发明原委，简略创立以上几个治法，只能表达大概的意思。临床只有斟酌病人脏腑的寒热湿燥，才可以取得疗效。如果对于内伤杂病不能精通，就想以眼科出名，这是不可能的事。

耳病根原

耳病者，浊阴之上填也。阳性虚而阴性实，浊阴下降，耳窍乃虚，虚则清彻而灵通，以其冲而不盈也。目者，木火之终气，耳者，金水之始基。木火外明，故神清而善发，金水内虚，故气空而善内。凡大块之噫气，生物之息吹①，有窍则声入，声入则籁②发，非关声音之钜细也。

【语译】耳病是浊阴上填于清窍所致。阳气本性空虚而阴气易于充实，只有在浊阴下降时，耳窍才能空虚，耳窍空虚就能清澈灵通，就是因为耳窍冲和空虚而不填实。眼睛的视力是木、火二气转化阳神而产生的，耳朵的听力则是金、水二气化生初始所产生的功能。木、火二气外彻明达，则神气清灵而善于外传；金、水二气内敛而空虚，则元气空虚而

---

①大块之噫气，生物之息吹："大块噫气"出自《庄子·齐物论》："夫大块噫气，其名为风。""生物之息吹"出《庄子·逍遥游》："野马也，尘埃也，生物之以息相吹也。"
②籁：孔穴里发出的声音，泛指声响。

善能纳听。在自然界中，大地、生物都会发出各种声响，所以只要有空虚的孔窍，声音就能进入，声音进入就能发出声响，这与孔窍有关，与声音大小无关。

窾①窍空洞，翕②聚而鼓荡之，故声入而响达，譬之空谷传声③，万壑皆振。声不传于崇山，而独振于空谷者，以其虚也。声之入也以其虚，而响之闻也以其灵。声入于听宫，而响达于灵府，是以无微而不闻也。

【语译】各种空洞孔隙聚集在一起，声音传入而鼓荡不已，所以声音就会变得响亮。就像空谷之中传声一样，各种大小的沟壑都会随之振动。声音不在高山中传递，而能在空谷中振动，就是因为山谷是空虚的。声音进入空窍靠的是孔窍的空虚，但声响被听到靠的是神气的灵明。声音进入听宫（耳朵），声响能到达神灵之府，所以即使很微小的声音也能被察觉到。

浊气一升，孔窍堵塞，则声入而不通矣。人之衰者，脾陷胃逆，清气不升，浊气不降，虚灵障蔽，重听不闻。阴日

①窾（kuǎn）：空隙、洞穴。
②翕（xī）：合，聚。
③ 空谷传声：语出梁代萧衍《净业赋》："若空谷之应声，似游形之有影。"指在山谷里叫喊一声，能立刻听到回声，比喻反应极快。

长而阳日消，窍日蔽而聪日损，气化自然之数也。然窍闭于天而灵开于人，达者于是，有却年还聪之术也。

【语译】浊气上升，孔窍就会被堵塞，即使声音传入也不能被听到。人体的衰弱，是脾气下陷、胃气上逆而致，此时虚灵状态就会被障蔽，听力就会下降，甚至耳聋。阴气日渐增长而清阳日渐消弱，孔窍逐渐被障蔽而听力下降，这是气机变化的必然道理。虽然因为客观原因而听力下降，但是人类却能主动去改善，如果能明白这个道理，就能做到延缓衰老而恢复听力了。

疼痛

耳病疼痛，悉由浊气壅塞。耳以冲虚之官，空灵洞彻，万籁毕收，有浊则降，微阴不存。若使浊气升填，结滞壅肿，则生疼痛。久而坚实牢硬，气阻而为热，血郁而化火，肌肉腐溃，则成痛脓。

浊气之上逆，缘于辛金之失敛，甲木之不降。甲木上冲，听宫胀塞，相火郁遏，经气壅迫，是以疼痛而热肿。凡头耳之肿痛，皆甲木之邪也。

【语译】耳部疼痛的病变，都是浊气壅塞所致。耳朵这个听觉器官以空虚平和为特点，空灵通敞，就能接收各种声音，一旦有少许浊气就会降泄，不存留任何阴气。如果浊气上逆而填塞耳窍，就会结滞于局部而产生壅肿疼痛的症状。病程日久，就会变得坚硬牢固，气机阻滞就会发热，血郁就会化火，使肌肉腐烂溃坏，形成痈脓。

浊气上逆，原因在于肺金（辛金）失去收敛的功能，胆木（甲木）不能潜降。如果胆木上逆，耳部就会郁胀壅塞，相火被郁遏，少阳经气被壅滞逼迫，就表现为疼痛热肿。在临床上，凡事关头面耳部肿痛的，都是由胆木上逆所致。

手足少阳之脉，俱络于耳，而少阳一病，则三焦之气善陷，胆经之气善逆。耳病之痛肿，尽甲木之为害，于三焦无关也。甲木逆升，相火郁发，则为热肿；木邪冲突，则为疼痛；木气堵塞，则为重听。仲景《伤寒》：少阳中风，两耳无所闻。太阳伤寒，病人叉手自冒心，师因教试令咳而不咳者，此必两耳无闻也。以重发汗，虚故如此。

【语译】足少阳胆经和手少阳三焦经的经脉，都要联络于耳部，少阳经的病变，一方面在于三焦经经气的下陷，另一方面在于足少阳胆经的上逆。所以耳部的痈肿，属于胆木为患，而与三焦无关。当胆木上逆时，相火不能沉潜而被郁滞，就会成为上炎的火热，病人表现为耳部发热、红肿；胆木攻冲，就表现为疼痛；胆木被堵塞，就表现为重听。所以张仲景在《伤寒论》中说："少阳中风，两耳无所闻"，又说："太阳伤寒，病人叉手自冒心，师因教试令咳而不咳者，此必两耳聋无所闻也。以重发汗，虚故如此。"

耳聋者，手少阳之阳虚，而足少阳之阳败。耳痛者，手少阳之火陷，而足少阳之火逆也。欲升三焦，必升己土，欲降甲木，必降戊土，中气不运，不能使浊降而清升也。

【语译】耳聋的原因，是手少阳三焦阳虚，同时足少阳胆中的阳气败坏。耳部的痛肿，原因则在于手少阳三焦的阳气下陷，而足少阳胆中相火上逆。治疗时如果升举三焦阳气，就要先升举脾土（己土）；如果降泄胆气之上逆，就必须和降胃土（戊土）。因为中气不能运转，人体的气机就不能升清降浊。

柴胡芍药茯苓汤

芍药三钱　柴胡二钱　茯苓三钱　半夏三钱　甘草二钱
桔梗三钱

煎半杯，热服。

治耳内热肿疼痛者。

热甚，加黄芩。脓成，加丹皮、桃仁。

【方解】柴胡芍药茯苓汤，治疗耳内热肿

柴胡芍药茯苓汤方阵图

	柴胡	茯苓、甘草	半夏	桔梗
	芍药（桃仁、丹皮）			（黄芩）

疼痛。方用柴胡入少阳胆经，疏通少阳郁滞，又能降少阳胆火，《长沙药解》认为能"清胆经之郁火"，"降胆胃之逆，升肝脾之陷"；加用芍药以"走胆腑而泻热"，两者合用以清疏木而降胆火。半夏和降胃气，胃气降则相火随之降；相火不降，又因脾湿，故用茯苓、甘草以培土祛湿，脾胃升降正常则胆木得降。复用桔梗以"散结滞而消肿硬，化凝郁而排脓血"，以治耳部痈肿。

如果胆木郁塞严重，相火旺盛，就加黄芩以清相火；痈肿成脓就加桃仁、丹皮以化瘀排脓。

苓泽芍药汤

茯苓三钱　泽泻三钱　半夏三钱　杏仁三钱　柴胡三钱
芍药三钱

煎半杯，热服。

治耳流黄水者。

【方解】苓泽芍药汤，治疗耳朵流黄水。耳流黄水，是由肺金不降，肺气化湿，与相火相合，湿热内盛熏蒸所致。方用茯苓、泽泻以泻水湿；半夏降胃气，杏仁降肺气，两药合用则肺金得降；

苓泽芍药汤方阵图

柴胡	茯苓	半夏	杏仁
芍药			

泽泻

柴胡、芍药以疏胆经而清胆火。诸药合用，肺金、胆木得降，湿热得清，则耳中黄水得除。

参茯五味芍药汤

茯苓三钱　半夏三钱　甘草二钱　人参三钱　橘皮三钱
五味子一钱　芍药三钱

煎半杯，温服。

治耳渐重听者。

【方解】参茯五味芍药汤，治疗逐渐出现重听情况。重听，原因在于手少阳三焦经气下陷，而足少阳相火上逆。

"欲升三焦，必升己土，欲降甲木，必降戊土"，

参茯五味芍药汤方阵图		
		芍药、五味子
茯苓、人参、甘草	半夏、橘皮	

故方用人参、甘草以升脾土清阳，半夏、橘皮降肺胃之浊，茯苓健脾而祛湿，五味子、芍药酸敛肺气，使浊阴、相火敛降。中气得运，则少阳三焦清阳得升，少阳胆经浊气、相火得降，故能治重听一症。

鼻口根原

鼻口者，手足太阴之窍也。脾窍于口而司五味，肺窍于鼻而司五臭。人身之气，阳降而化浊阴，阴升而化清阳，清

则冲虚，浊则滞塞，冲虚则生其清和，滞塞则郁为烦热。上窍冲虚而不滞塞，清和而不烦热者，清气升而浊气降也。浊降而清升，故口知五味而鼻知五臭。

【语译】鼻口，是足太阴脾、手太阴肺的开窍所在。脾开窍于口而主味觉，肺开窍于鼻而主司嗅觉。人体气机转化的规律，就是阳气下降转化为浊阴，阴气上升转化为清阳。气清就表现为平和空虚，气浊就表现为壅滞堵塞，平和空虚就会清静和顺，壅滞堵塞就会郁结而化为烦热。头面部位清阳冲和而不滞塞，清静平和而不烦热，是因为清气能正常上升而浊气能顺利下降，如此，口就能感知味觉而鼻就能司嗅觉了。

而口鼻之司臭味，非第脾肺之能也，其权实由于心。以心窍于舌，心主臭而口主味。鼻之知五臭者，心也；口之知五味者，舌也。心为君火，胆与三焦为相火，三焦升则为清阳，胆木降则为浊阴。三焦陷而胆木逆，清气降而浊气升，则鼻口滞塞而生烦热，臭味不知矣。

【语译】但是口鼻分别能司味觉、嗅觉，并非完全是脾肺的功能，还在于心。心开窍于舌，心能主嗅觉而口主味觉。鼻之所以能司嗅觉，在于心的功能；口之所以能司味觉，在于舌的功能。心在六气中主司君火，胆与三焦主司相火，三焦元气上升就转化为清阳，胆木和降就转化为浊阴，当三焦下陷而胆木上逆时，清气就会随之下陷，浊阴随之上逆，此时鼻、口就会为浊阴壅塞而生烦热，嗅觉和味觉因此而不再正常了。

而清气之升，由鼻而上达，浊气之降，自口而下行。盖鼻窍于喉，口通于咽，鼻者清气之所终，口者浊气之所始也。喉通于脏，咽通于腑，喉者地气之既升，咽者天气之初降也。浊气不降而清气下陷，则病见于口；清气不升而浊气上逆，则病见于鼻。故鼻病者，升其清而并降其浊；口病者，降其浊而兼升其清。

【语译】清气往上升，最终通过鼻孔而外达；浊气的下降，又从口腔而下行。这是因为鼻开窍于喉，口与咽部相通，鼻是清气上升的终点，而口是浊气下降的起点。喉与五脏相通，咽与六腑相通，喉部是地气上升的终点，而咽部则是天气降泄的起点。如果浊气不能和降，清气反而下陷，病变就会在口部表现出来；清气不能上升，浊气反而上逆，病变就表现在鼻部。所以鼻部的病变，要升清气而降浊气；口部的病变，要以降浊为主兼升清阳。

升清之权，在于太阴，太阴陷则乙木不能升其清；降浊之机，在于阳明，阳明逆则辛金不能降其浊。得升降之宜，则口鼻之窍和畅而清通矣。

【语译】清气上升的根本，在于太阴（脾土），太阴下陷则肝木（乙木）不能升清；降浊气的关键，在于阳明（胃），阳明胃气上逆，肺气（辛金）就不能肃降其浊阴。中气升降正常，那么口鼻二窍自然能和畅而感觉灵敏了。

鼻病根原

鼻病者，手太阴之不清也。肺窍于鼻，司卫气而主降敛。宗气在胸，卫阳之本，贯心肺而行呼吸，出入鼻窍者也。肺降则宗气清肃而鼻通，肺逆则宗气壅阻而鼻塞。涕者，肺气之熏蒸也。肺中清气，氤氲如雾，雾气飘洒，化为雨露，而输膀胱，则痰涕不生。肺金不清，雾气瘀浊，不能化水，则凝郁于胸膈而痰生，熏蒸于鼻窍而涕化，痰涕之作，皆由于辛金之不降也。

【语译】鼻病，多是手太阴肺不能清肃所致。肺开窍于鼻，主司卫气，主收敛、肃降。宗气充斥于胸中，是卫气的根本，宗气充斥于心肺之间而主持呼吸，使之出入鼻窍。肺气肃降则宗气清凉净洁而鼻窍通畅，若肺气上逆则宗气壅塞阻滞而鼻塞不通。鼻涕，是肺气熏蒸而产生的。肺中的清气，如同雾气一样充斥弥漫于胸中，飘洒布散而化为雨露，下输于膀胱，则在上部不会产生痰浊、鼻涕。若肺金不能清肃，宗气就不能生津化水，如同雾气瘀滞变生污浊，凝结郁滞于胸中，形成痰浊，熏蒸于鼻窍，最终成为鼻涕。所以说痰浊、鼻涕都是由于肺金不能肃降所致的。

肺金生水而主皮毛，肺气内降，则通达于膀胱，肺气外行，则熏泽于皮毛。外感风寒而皮毛闭秘，脏腑郁遏，内不能降，外不能泄，蓄积莫容，则逆行于鼻窍。鼻窍窄狭，行之不及，故冲激而为嚏喷。肺气熏腾，淫蒸鼻窍，是以清涕流溢，涓涓而下也。

【语译】肺金能生水，又主皮毛，肺气敛降于内，则水液下行于膀胱，肺气宣发于外，则卫阳温煦润泽皮毛。若外感风寒，毛窍闭塞，卫气就会郁遏于脏腑之间，内不能肃降，外不能发泄，蓄积愈来愈多，无处可容，就会上逆于鼻窍。而鼻窍狭窄，不能及时排出，就会冲激而出，表现为喷嚏。肺气熏蒸上腾于鼻窍，故而清涕流溢如同细水涓涓而下。

肺气初逆则涕清，迟而肺气堙郁，清化为浊，则滞塞而胶黏；迟而浊菀①陈腐，白化为黄，则臭败而秽恶。久而不愈，色味如脓，谓之鼻痈。皆肺气逆行之所致也。其中气不运，肺金壅满，即不感风寒，而浊涕时下，是谓鼻渊。鼻渊者，

①菀（yùn）：古同"蕴"，郁结，积滞。

浊涕下不止也（《素问》语）。肺气之郁，总由土湿而胃逆，胃逆则浊气填塞，肺无降路故也。

【语译】肺气上逆的初始阶段表现为流清稀涕，久则肺气郁滞化热，清涕变为浊涕，浊涕胶黏，滞塞鼻窍；进一步发展则陈腐郁积，浊涕由白变黄，秽浊败坏而恶臭。长久不愈，则外观、气味如同脓液，这种情况就是所谓的鼻痈病。这些病证都是肺气上逆所致。如果中焦脾胃不能运化，升降失常，则肺气因而壅塞，即使在没有外感风寒的情况下，也不时流浊涕，这种情况就是所谓的鼻渊病。鼻渊，在《素问·气厥论》中描述为"鼻渊者，浊涕下不止也"。总的来说，肺气的郁滞，多由脾土生湿、胃气上逆，浊气填塞，肺气失去下降通路所致。

桔梗元参汤

桔梗三钱　元参三钱　杏仁三钱　橘皮三钱　半夏三钱　茯苓三钱　甘草二钱　生姜三钱

煎半杯，热服。

治肺气郁升，鼻塞涕多者。

桔梗元参汤方阵图

		茯苓、甘草	生姜、半夏	桔梗、玄参
				陈皮、杏仁

【方解】桔梗玄参汤，清肺降胃，主治肺气郁滞而升腾、鼻塞多涕的病证。方中桔梗开肺气，玄参清肺，二者皆性寒而降肺中郁滞；杏仁利肺气，橘皮理肺气而燥湿，半夏、生姜和降胃气，茯苓健脾渗湿，甘草清肺而益气和中。诸药共用，脾湿得除，胃气得降，肺气得以清肃，则鼻塞涕多得愈。

五味石膏汤

　　五味一钱　石膏三钱

杏仁三钱　半夏三钱　元参

三钱　茯苓三钱　桔梗三钱

生姜三钱

　　煎半杯，热服。

　　治肺热鼻塞，浊涕粘黄

者。胃寒，加干姜。

五味石膏汤方阵图

	生姜、半夏、	五味子
茯苓		石膏、桔梗、玄参
		杏仁

【方解】五味石膏汤，清热敛肺，兼降胃气，主治肺中郁热，鼻涕黏黄而稠者。方用石膏，性味甘寒而清肃肺胃之热，桔梗、玄参助石寒清肺，杏仁利肺气，五味子味酸收敛，使肺气收敛得降；生姜、半夏和胃，茯苓健脾渗湿，则脾胃升降得复。此方较桔梗玄参汤加用石膏、五味子，增强清降肺胃功，用于肺中卫气壅滞化热，表现为鼻涕黏黄而稠者。如果胃中有寒，则加用干姜，

以祛寒湿而和脾胃。

黄芩贝母汤

黄芩三钱　柴胡三钱　芍药三钱　元参三钱　桔梗三钱
杏仁三钱　五味一钱　贝母三钱，去心

煎半杯，热服。

治鼻孔发热生疮者。

【方解】黄芩贝母汤
主治鼻孔发热、生疮的病
证。此证既有肺热，又有
胆热郁于胸中，故清胆与
清肺并治，左升而右降。
方中柴胡、黄芩和解少阳
而清胆热；黄芩、玄参、

黄芩贝母汤方阵图		
柴胡		五叶子、（芍药）
		黄芩、玄参、桔梗
芍药		杏仁、贝母

桔梗、贝母清肺化痰，并能排脓，杏仁通利肺气；芍药清胆
而敛肺，合五味子助肺气下降。此方清胸肺之热力强，又能
敛降肺气，故主治肺热盛而鼻孔发热生疮者。

苓泽姜苏汤

茯苓三钱　泽泻三钱　生姜三钱　杏仁三钱　甘草二钱
橘皮三钱　紫苏三钱

煎半杯，热服。

治鼻塞声重，语言不清者。

【方解】苓泽姜苏汤，主治外感风寒，肺气闭塞而鼻塞声重，语言不清者。外感风寒则毛窍闭，肺气壅滞，肺气不能化水下行，则上腾于清窍，表现为鼻塞声重，语言不清。方用紫苏解表，理气化湿，杏仁、

苓泽姜苏汤方阵图

苏叶	茯苓、泽泻、甘草	生姜	杏仁、橘皮

橘皮利肺气，茯苓、泽泻淡渗利湿，使肺气得宣，湿浊得行；生姜和胃，散水湿而解表；甘草清肺而和中益气。诸药合用，则风寒得散，肺气得宣，湿浊得下，故能治鼻塞声重、语言不清者。

口病根原

口病者，足阳明之不降也。脾主肌肉而窍于口，口唇者，肌肉之本也（《素问》语①）。脾胃同气，脾主升清而胃主降浊，清升浊降，则唇口不病，病者，太阴己土之陷而阳明戊土之逆也。阳明逆则甲木不降而相火上炎，于是唇口疼痛而热肿，诸病生焉。

---

①原文当出自《难经·二十四难》："足太阴气绝，则脉不荣其口唇。口唇者，肌肉之本也。"

【语译】口部病变在于足阳明胃经不能和降。脾主肌肉，开窍于口，口唇是肌肉的体现。脾胃同属一气，脾主升清而胃主降浊，清升浊降，唇口就不会生病，生病的原因就在于太阴脾土的清气下陷而阳明胃土的浊气上逆。阳明胃土上逆，胆木（甲木）没有了下降通道，相火因此而上炎，所以唇口就会表现为疼痛热肿，各种病变就产生了。

脾胃不病，则口中清和而无味。木郁则酸，火郁则苦，金郁则辛，水郁则咸，自郁则甘。口生五味者，五脏之郁，而不得土气，则味不自生，以五味司于脾土也。心主五臭，入肾为腐，心为火而肾为水，土者水火之中气，水泛于土则湿生，火郁于土则热作，湿热熏蒸，则口气腐秽而臭恶。

【语译】脾胃没有病变，升降正常，那么口中就会清和而无异味。如果木气郁滞，就会有酸味；如果火气郁滞，就会有苦味；金气郁就会有辛味；水气郁就会有咸味；土气郁就会有甘味。口中的各种异味，是因为五脏气机郁滞；但气郁如果没有和脾胃的土气相合，就不会产生异味。这是因为五味最终为脾土所主。

五种臭味为心所主，在肾中表现为腐味，心属火而肾属水，土位于水火之间，当水气上泛时土中就会生湿，而火郁于土中就会发热，此时湿热熏蒸，口中就会产生腐秽臭恶的味觉。

太阴以湿土主令，阳明从燥金化气，脾病则陷，胃病则逆。口唇之病，燥热者多，湿寒者少，责在阳明，不在太阴。然阳明上逆而生燥热，半因太阴下陷而病湿寒，清润上焦之燥热，而不助下焦之湿寒，则得之矣。

【语译】太阴脾主司湿气，阳明胃从金气而主燥，脾病时清阳就会下陷，胃病时就会浊阴上逆。口唇产生病变，以燥热为主，湿寒为次，主要病位在胃而不在脾。然而阳明胃气上逆而产生燥热，又多因太阴脾土下陷而产生湿寒。所以在治疗时要清润上焦的燥热，而不能助长下焦的湿寒，如此就会取得很好的疗效。

甘草黄芩汤

甘草二钱　黄芩二钱　茯苓三钱　半夏三钱　石膏三钱

煎半杯，热服。

治湿热熏蒸，口气秽恶者。

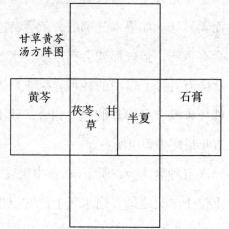

甘草黄芩汤方阵图

黄芩	茯苓、甘草	半夏		石膏

【方解】甘草黄芩汤，治疗湿热熏蒸而口中气味秽浊恶臭。方用

黄芩、石膏清热，茯苓、甘草培土祛湿，半夏降胃而湿热降泄。
诸药合用则湿热去而口秽恶臭除。

贝母元参汤

贝母三钱　元参三
钱　甘草二钱　黄芩二
钱

煎半杯，热漱，徐咽。
热甚，加黄连、石膏。
治口疮热肿。

贝母元参汤方阵图	（黄连）	
黄芩	甘草	贝母、玄参
		（石膏）

【方解】贝母元参
汤，治疗口疮热肿。口
疮热肿，为胃气上逆，
胆木不能下潜，相火旺盛所致。方用玄参、贝母以清降肺热
胃热毒，黄芩清降胆火，甘草以和脾并能清热解毒。上方煎后，
趁热漱口，缓缓咽下。如果热势旺盛，加黄连、石膏以增强
清热功能。

桂枝姜苓汤

芍药四钱　桂枝二钱　干姜三钱　甘草二钱　元参三钱
茯苓三钱

煎大半杯，温服。

治脾胃湿寒，胆火上炎，而生口疮者。

【方解】桂枝姜苓汤，主治脾胃湿寒，胆火上炎，口中生疮。方用干姜、甘草温脾散寒，茯苓祛湿，两药合用则湿寒得除；桂枝温达肝木，肝木升则胆火降；芍药清肝胆郁火，玄参清肺胃火毒，肺胃火降则胆火能潜。诸药合用，以清降胆火而健脾祛湿寒。

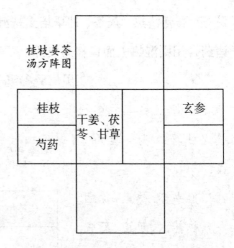

桂枝姜苓汤方阵图

桂枝 芍药	干姜、茯苓、甘草	玄参

舌病

心窍于舌，舌者，心之官也。心属火而火性升，其下降者，胃土右转，金敛而水藏之也。胃逆而肺金失敛，则火遂其炎上之性，而病见于舌，疼痛热肿，于是作焉。

【语译】心开窍于舌，舌是体现心脏外在功能的器官。心属火，火性炎上，之所以心火能下降，依赖于胃土右转、肺金收敛及肾水下藏。如果胃气上逆、肺金失敛，那么心火就依照上炎的本性而亢盛于上，表现为舌部的热肿疼痛，舌病因此而作。

火之为性，降则通畅，升则埋郁，郁则苔生。舌苔者，心液之瘀结也。郁于土，则苔黄；郁于金，则苔白。火盛而金燥，则舌苔白涩；火衰而金寒，则舌苔白滑。火衰而土湿，则舌苔黄滑；火盛而土燥，则舌苔黄涩。五行之理，旺则侮其所不胜，衰则见侮于所胜。水者火之敌，水胜而火负，则苔黑而滑；水负而火胜，则苔黑而涩。凡光滑滋润者，皆火衰而寒凝；凡芒刺焦裂者，皆火盛而燥结也。

【语译】火如果能降潜，全身气机就会通畅，过于上升，就会堵塞郁滞，郁滞就会表现为舌体生苔。舌苔，是心脏所主津液的瘀结。如果与脾胃土气有关，舌苔就会发黄；如果是肺金郁结，就表现为白苔；如果火气旺盛而金气过燥，就表现为舌苔白而干涩；如果火气衰弱而金气过寒，舌苔就表现为白滑；如果火气衰弱而土湿，舌苔就表现为黄滑；如果火气旺盛而土气燥，就表现为黄而干涩的舌苔。五行的原理，就是某一行旺盛就会反侮其所不胜的一行，衰弱时就会被所胜的欺侮。水能克火，水气过旺则火气就会衰弱，就表现为舌苔黑而水滑；水气衰则火气亢，就表现为苔黑而干涩。总体而言，但凡舌苔光滑滋润的，都属于火气衰弱而寒气凝滞；但凡芒刺焦裂的，都是火气旺盛而燥结于内。

心主言，而言语之机关，则在于舌。舌之屈伸上下者，筋脉之柔和也。筋司于肝，肝气郁则筋脉短缩，而舌卷不能言。

《灵枢·经脉》：足厥阴气绝，则筋绝。筋者，聚于阴器而脉络于舌本，脉弗荣则筋急，筋急则引舌与卵，故唇青舌卷卵缩。足太阴气绝，则脉不荣其唇舌，脉不荣则舌萎人中满。《素问·热论》：少阴脉贯肾，络于肺，系舌本，故口燥舌干而渴。足三阴之脉皆络于舌，凡舌病之疼痛热肿，则责君火之升炎。若其滑涩燥湿，挛缩弛长诸变，当于各经求之也。

【语译】心主语言，语言的关键在于舌。舌能够屈伸自如，依赖于筋脉柔和。筋为肝所司，当肝气郁结时，筋脉会短缩，舌体就会卷曲而不能言语。《灵枢·经脉》说，足厥阴肝经气绝时，表现为筋绝。筋，会聚于阴器而络于舌体，如果筋脉不能滋养就会挛缩，挛缩就会牵引舌体与睾丸，所以表现为口唇青紫而舌卷卵缩。足太阴脾经气绝，经气不能滋养唇舌，就表现为舌体痿软无力、人中沟变浅。《素问·热论》说，足少阴经贯穿肾脏，上络于肺，连系舌本，肾经有病则口燥舌干而渴。所以，足三阴经都与舌相连络，舌体的疼痛热肿，主要归因于心火上炎；但是舌苔的水滑、干涩、润、燥等，以及舌体的挛缩、弛长等各种病变，就要求责于各条经络了。

芩连芍药汤

黄芩三钱　黄连一钱　甘草二钱　贝母二钱，去心　丹皮三钱　芍药三钱

煎半杯，热服。

治舌疮疼痛热肿。

【方解】芩连芍药汤，治疗舌体生疮、疼痛热肿。本病在于心火上炎而不能下降，故用黄连、黄芩清心中火热，丹皮清热凉血，贝母以清润肺阴而降肺气，芍药酸敛降肺，甘草和脾。

芩连芍药汤方阵图

	黄连	
丹皮	甘草	芍药、贝母
		黄芩

诸药合用，则心火随肺金收敛而降，舌体肿痛得愈。

桂枝地黄汤

桂枝三钱　芍药三钱　生地三钱　阿胶三钱　当归三钱
甘草二钱

煎大半杯，温服。

治肝燥舌卷者。

若中风舌强语拙，或杂证舌萎言迟，皆脾肾湿寒，不宜清凉滋润，勿服此方。

桂枝地黄汤方阵图

桂枝	甘草	
芍药、当归、生地黄、阿胶		

【方解】桂枝地黄汤，治疗足厥阴肝经血

虚生燥、筋脉挛急所致的舌体卷缩。方用芍药、生地黄、阿胶、当归以养肝血而柔肝舒筋，桂枝温通经脉，又能疏达肝气，加甘草以培土和脾。如果中风后舌强而语言蹇涩，或者一些杂病中见到舌体痿软无力，语言艰难，这是因为脾肾湿寒，就不适合使用清凉滋润的药物了，这个方就不适合服用了。

牙痛

牙痛者，足阳明之病也。手阳明之经，起于手之次指；上颈贯颊而入下齿。足阳明之经，起于鼻之交频，下循鼻外而入上齿。手之三阳，阳之清者，足之三阳，阳之浊者。浊则下降，清则上升，手阳明升，足阳明降，浊气不至上壅，是以不痛。

【语译】牙痛，是足阳明经的病变。手阳明经起端于手次指（食指），向上运行贯通颊部进入下齿；足阳明经起始于鼻，上交于鼻根，向下循行鼻于鼻外而进入上齿。手部的三阳经，运行的经气是阳气中的清轻部分；足部三阳经的经气则是阳气中的重浊部分。重浊就会下降，清轻就会上升。如果手阳明经上升，足阳明经下降，浊气就不会上逆而壅滞，牙齿也就不会疼痛了。

手阳明以燥金主令，足阳明以戊土而化气于燥金，戊土之降，以其燥也。太阴盛而阳明虚，则戊土化湿，逆而不降，并阻少阳甲木之经，不得下行。牙床者，胃土所司，胃土不降，浊气壅迫，甲木逆冲，攻突牙床，是以肿痛。甲木化气于相火，相火失根，逆行而上炎，是以热生。虫牙者，木郁而为蠹也。甲木郁于湿土之中，腐败蠹朽，故虫生而齿坏。

【语译】手阳明经主司燥金之气，足阳明胃经属土（戊土）但从化于燥气，胃土之所以能够下降，就是因为从属燥金之气。如果太阴湿气盛而阳明燥化功能不及，那么胃土就会从土化湿，上逆而不能和降，而且阻挡少阳胆木（甲木）经气的下潜。牙床是胃土经脉所主司，如果浊气壅滞逼迫，胆木上逆攻冲，牙床因此而肿痛。少阳胆木从相火而化气，相火不能下潜，就会逆行而上炎，从而产生火热。虫牙，就是木气郁滞化生蠹虫而产生的。胆木郁于湿土中，腐败朽蚀，就会生虫而使牙齿坏掉。

牙齿为骨之余气，足少阴肾水之所生也。水盛于下而根于上，牙者，水之方芽于火位而未盛者也。五行之理，水能胜火而火不胜水，水火一病，则水胜而火负，事之常也。而齿牙之位，以癸水之始基，微阴初凝，根荄[1]未壮，一遭相火逆升，熏蒸炎烈，挟焦石流金之力而胜杯水，势自易易。以少水而烁于壮火，未可以胜负寻常之理相提而并论也。

---

①荄（gāi）：草根。

【语译】牙齿为骨的余气，是足少阴肾水所滋养生长的。肾水旺盛于下焦，但产生的根源在于上焦，牙齿位于上部，呈现肾水刚刚萌发于上焦火位但还没有旺盛的状态。五行的生克原理中，水能胜火而火不能胜水，水火一旦失衡，就表现为水胜而火负。而牙齿的部位，是肾水（癸水）生化的源泉，少许的阴精刚开始凝聚，如同草木的根本尚不强壮，一旦遭遇相火上逆，火热炎烈熏蒸，具备将金属、矿石烤化烧裂的能力，这些阴精如同杯水不能胜火，这是很明显的道理。少许的阴精被壮火所烁烧，就不是一般的胜负所能相提并论的了。

黄芩石膏汤

黄芩三钱　石膏三钱　甘草二钱，生　半夏三钱　升麻二钱　芍药三钱

煎半杯，热服，徐咽。

治牙疼龈肿。

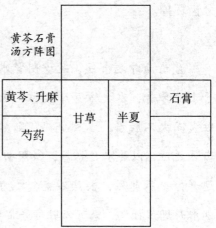

黄芩石膏汤方阵图

| 黄芩、升麻 | 甘草 | 半夏 | 石膏 |
| 芍药 | | | |

【方解】黄芩石膏汤治疗牙痛、龈肿。本病为阳明经火热过盛所致，故用石膏以清阳明火热，黄芩清胆经相火

上逆，升麻清热入阳明经，引药上行而至牙床。复用芍药之酸敛肺而降胆火，半夏和胃而助诸火气下潜，甘草培脾气而调和。诸药合用，则火降而痛肿自消。

柴胡桃仁汤

柴胡三钱　桃仁三钱

石膏三钱　骨碎补三钱

煎半杯，热服，徐咽。

治虫牙。

【方解】柴胡桃仁汤，治疗虫牙。虫牙为少阴肾精不足，木郁而化生蠹虫。方用骨碎补以补少阴肾精，柴胡以疏达木气郁滞，桃仁

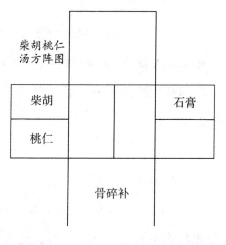

化瘀以疏肝而活血止痛，石膏清阳明之热并能生津而助阴精化生。诸药合用，以补下而清上，疏达肝木，故能治虫牙疼痛。

咽喉

咽喉者，阴阳升降之路也。《灵枢·经脉》：胃足阳明之脉，循喉咙而入缺盆。脾足太阴之脉，挟咽而连舌本；心手少阴之脉，挟咽而系目系；小肠手太阳之脉，循咽而下胸膈；

肾足少阴之脉，循喉咙而挟舌本；肝足厥阴之脉，循喉咙而入颃颡①。五脏六腑之经，不尽循于咽喉，而咽为六腑之通衢，喉为五脏之总门，脉有歧出，而呼吸升降之气，则别无他经也。

【语译】咽喉是阴阳升降的通道。《灵枢·经脉》指出，足阳明胃经循喉咙而进入缺盆；足太阴脾经挟咽部而连络舌体；手少阴心经挟咽部而连系目系；手太阳小肠经循行于咽部而下达胸膈；足少阴肾经循喉咙而挟舌体；足厥阴肝经循喉咙而进入颃颡。所以五脏六腑的经脉，未必都要循行于咽喉，但咽部是六腑的通道，喉部为五脏的通道，是呼吸升降的关键部位。

六腑阳也，而阳中有阴则气降，故浊阴由咽而下达；五脏阴也，而阴中有阳则气升，故清阳自喉而上腾。盖六腑者，传化物而不藏，不藏则下行，是天气之降也；五脏者，藏精气而不泄，不泄则上行，是地气之升也。地气不升则喉病，喉病者，气塞而食通；天气不降则咽病，咽病者，气通而食塞。先食阻而后气梗者，是脏完而腑伤之也；先气梗而后食阻者，是腑完而脏伤之也。

【语译】六腑属阳，但阳中有阴，阳中之阴会从咽部下降；五脏为阴，但阴中有阳，阴中之阳会从喉部上升。六腑

---

①颃颡（háng sǎng）：上腭与鼻相通的部位，亦即软口盖的后部。

的功能是传化食物而不收藏，食物及糟粕下行而不上升，如同天气下降一样；五脏的功能是收藏各种精气而不下泄，不下泄就要上升，如同地气上升一样。如果地气不能上升，喉部就会生病，表现为呼吸不通而饮食通畅；天气不能下降，咽部就会生病，表现为呼吸通畅而饮食塞滞。如果病人先出现食饮梗阻，后出现呼吸不畅，这是因为五脏正常而六腑有病变；如果先出现呼吸不畅而后出现食饮梗阻，这是六腑正常而五脏病变的缘故。

而总之，咽通六腑而胃为之主，喉通五脏而肺为之宗。阳衰土湿，肺胃不降，浊气堙郁，则病痹塞，相火升炎，则病肿痛。下窍为阴，上窍为阳，阴之气浊，阳之气清，清气凉而浊气热，故清气下陷，则凉泄于魄门，浊气上逆，则热结于喉咙也。

【语译】总体而言，咽部与六腑相连，六腑又以胃为主；喉部与五脏相通，五脏又以肺为宗主。如果阳气衰弱，脾土湿盛，肺胃之气不能和降，浊气就会堵塞郁滞，就会出现闭塞的病变；相火不降反而上炎，便会出现肿痛的病变。下部的窍道属阴，上部的官窍属阳，阴气浊，阳气清，清气凉，浊气热，所以清气一旦下陷，寒凉就会下泄于肛门；浊气一旦上逆，火热就上结于喉咙。

甘草桔梗射干汤

甘草二钱，生　桔梗三钱　半夏三钱　射干三钱

煎半杯，热漱，徐服。

治咽喉肿痛生疮者。

【方解】甘草桔梗射干汤，治疗咽喉肿痛生疮。此病是浊阴不降，火热上炎所致，故用半夏以和胃降浊，桔梗、射干、甘草以利咽清热。又桔梗、甘草升清，半夏降浊，清阳升则不郁，浊阴降则不热，故咽喉肿痛生疮得除。

甘草桔梗射干汤方阵图

桔梗、射干

甘草　半夏

贝母升麻鳖甲汤

贝母三钱　升麻二钱　丹皮三钱　玄参三钱　鳖甲三钱

煎半杯，热漱，徐服。

治喉疮脓成者。

【方解】贝母升麻鳖甲汤，治疗喉部生疮化脓。喉主于肺，肺气不能敛肃，则相火上炎，故以贝母利咽化痰散结，升麻直达咽部以清咽部热毒，丹皮清热凉血而化瘀止痛；鳖甲软

坚散结，玄参合用以滋阴
潜阳，阳气下潜则喉中热
毒得消。

声音

声音者，手太阴之
所司也。肺藏气，而气之
激宕则为声，故肺病则声
为之不调，气病则声为之
不畅。而气之所以病者，

由于己土之湿。手阳明主令于燥金，手太阴化气于湿土，阳
明旺则金燥而响振，太阴盛则土湿而声瘖[1]。譬之琴瑟箫鼓，
遇晴明而清越，值阴晦而沉浊，燥湿之不同也。燥为阳而湿
为阴，阳旺则气聚而不泄，气通而不塞，聚则响而通则鸣。
唇缺齿落而言语不清者，气之泄也；涕流鼻渊而声音不亮者，
气之塞也。

【语译】声音是手太阴肺经所主司。肺藏气，气上冲时
声带振动就会发声，所以肺病时声音不和调，气病时发声就
会不顺畅。气生病关键在于脾土所产生的湿邪。手阳明大肠
主燥金，手太阴脾主湿土，如果阳明旺盛，那么金气就会干
燥而声音清亮，太阴湿土旺盛声音就会暗哑。如同琴瑟箫鼓

---

①瘖：同"喑"，哑。

各种乐器，晴朗时天气干燥而声音清越，阴晦时空气湿潮声音就会低沉不清。这是因为燥属阳，湿属阴，阳气旺盛的情况下，气能聚积而不外泄，通畅而不堵塞，气聚声音就响亮，通畅就能发声。口唇残缺、牙齿脱落时言语不清，就是因为气能外泄；鼻塞流涕不止时声音不响亮，就是因为气塞不畅。

然声出于气而气使于神。《灵枢·忧恚无言》：喉咙者，气之所以上下者也；会厌者，声音之户也；口唇者，声音之扇也；舌者，声音之机也；悬雍者，声音之关也；颃颡者，分气之所泄也；横骨者，神气所使，主发舌者也。盖门户之开阖，机关之启闭，气为之也。而所以司其迟疾，时其高下，开阖适宜，而启闭中节者，神之所使也。是故久嗽而音哑者，病在声气；中风而不言者，病在神明。声气病则能言而不能响，神明病则能响而不能言。声气出于肺，神明藏于心。四十九难：肺主五声，入心为言。缘声由气动，而言以神发也。

【语译】而且声音从气而发，但却为精神意识所控制。《灵枢·忧恚无言》篇说，喉咙能够开启和闭合，是气上下出入的地方；会厌，是声音的门户；口唇的开张和闭合，犹如言语声音的两扇门；舌是发音的机关；悬雍垂是声音的机关；颃颡位于后鼻道，发声时气流一部分由此通过，协助发声；横骨因舌骨横于舌根而得名，受意识支配，是控制舌体运动的地方。所以门户的开合，机关的开启与关闭，受到气流的作用，然而这些部位运动的快慢，声音的高下，开合恰到好处，都依靠意识的控制。

一些病人长期咳嗽而声音嘶哑，病在发声的气流；而一部分中风病人不能言语，则病在神志意识。发声的气流有病时，能说话但没有声响，而神志病变的人能出声却不能表达。发声的气流来自于肺，神志藏于心。所以《难经·四十九难》说，肺主各种声音，在心表现为语言。就是说声音是气流产生的，而语言则是神志所控制的。

闻之妇人在军，金鼓①不振。李少卿②军中有女子，击鼓起士而鼓不鸣。然则调声音者，益清阳而驱浊阴，一定之理也。

【语译】据说妇女在军队中，会导致金鼓之声消沉。西汉时李陵军中有女子藏匿，结果士气不振，击鼓而鼓声不振。这种说法虽然不科学，但是在调整乐器音高时，总要使之干燥而避免潮湿，益清阳而驱浊阴，这是必须遵循的原则。

茯苓橘皮杏仁汤

茯苓三钱　半夏三钱　杏仁三钱　百合三钱　橘皮三钱
生姜三钱

---

①金鼓：金鼓即四金和六鼓。古代军队鸣鼓而攻，而命令军队停止或退回就击钲，即鸣金收兵。
②李少卿：西汉名将李陵（前134—前74年），字少卿。

煎半杯，热服。

治湿旺气郁，声音不亮者。

【方解】茯苓橘皮杏仁汤，治疗湿气旺盛，气机阻滞，声音不清亮。方用茯苓、橘皮行气祛湿，百合、杏仁清利肺气，生姜、半夏和降胃气。

诸药合用，肺胃得降，湿气得除，则气畅而声扬。

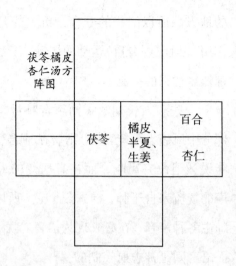

茯苓橘皮杏仁汤方阵图

| | 橘皮、半夏、生姜 | 百合 |
| 茯苓 | | 杏仁 |

百合桔梗鸡子汤

百合三钱　桔梗三钱　五味子一钱　鸡子白一枚

煎半杯，去滓，入鸡子清，热服。

治失声喑哑者。

【方解】百合桔梗鸡子汤，治疗失声、喑哑。方用百合润肺，五味子敛肺而益阴，鸡子白清热而利咽，桔梗开肺而清热。诸药合用，以奏清热益阴

百合桔梗鸡子汤方阵图

| 桔梗 | | 五味子 |
| | | 百合、鸡子白 |

之效，治疗肺中阴虚有火的失声喑哑。

须发

须发者，手足六阳之所荣也。《灵枢·阴阳二十五人》：手三阳之上者，皆行于头。阳明之经，其荣髯也。少阳之经，其荣眉也。太阳之经，其荣须也。足三阳之上者，亦行于头。阳明之经，其荣髯也。少阳之经，其荣须也。太阳之经，其荣眉也。凡此六经，血气盛则美而长，血气衰则恶而短。

【语译】须发，是手足六阳经滋养而生的。《灵枢·阴阳二十五人》说，手三阳经上行，都要到达头部。手阳明经滋养的是嘴边的髭须，手少阳经滋养的是眉毛，手太阳经滋养的是面部的胡须。足三阳经也在头部有分布，足阳明经滋养的是两腮的胡须，足少阳经滋养面部的胡须，足太阳经滋养眉毛。这六条经脉中运行的血气旺盛时，相应部位的毛发就会美而长，血气不足，毛发就会短而稀少，没有光泽。

夫须发者，营血之所滋生，而实卫气之所发育也。血根于上而盛于下，气根于下而盛于上。须发上盛而下衰者，手足六阳之经气盛于上故也。《灵枢·决气》：上焦开发，宣五谷味，熏肤充身泽毛，若雾露之溉，是谓气。冬时阳气内潜，而爪发枯脆，夏日阳气外浮，而爪须和泽。缘须发之生，血以濡之，所以滋其根荄，气以煦之，所以荣其枝叶也。

宦者伤其宗筋，血泄而不滋，则气脱而不荣，是以无须，与妇人正同。然则须落发焦者，血衰而实气败，当于营卫二者双培其本枝，则得之矣。

【语译】所以说，须发是营血滋养而产生的，但又靠卫气的升发宣达而发育。血化源于人体上部，旺盛于人体下部，气则根源于下而旺盛于上。须发在人体上部旺盛而在人体下部衰败，原因在于手足六阳经之经气旺盛于上部。《灵枢·决气》篇说，上焦开发，宣布五谷的精微，熏肤充身，润泽皮毛，就像雾露浇灌万物一样，这就是卫气。冬天阳气内潜，爪甲毛发就会枯燥焦脆，夏天时阳气外浮，爪甲就会柔和润泽。这是因为须发的生长，要靠血来滋养濡润，所以要滋养其根部；同时又要靠卫气外在的滋养和温煦，就像草木的枝叶要靠雾露滋荣一样。

宦官阴部被损坏，血气外泄，不能滋养相关经脉，所以他们没有胡须，这与妇女因为月经而没有胡须是同一个道理。然而临床上须发脱落焦枯的情况，却是因为血虚气亏，应当培补营卫二气，同时滋养根本与"枝叶"，这样就有利于须发生长。

桂枝柏叶汤

首乌三钱　桂枝三钱　丹皮三钱　生地三钱　柏叶三钱
生姜三钱　人参三钱　阿胶三钱

煎大半杯，温服。

治须落发焦，枯燥不荣。

黄涩早白，加桑椹、黑豆。阳衰土湿者，加干姜、茯苓。肺气不充，重用黄芪，肺主皮毛故也。

桂枝柏叶汤方阵图			
桂枝	人参（干姜、茯苓）（黄芪）	生姜	
首乌、柏叶、阿胶、生地、丹皮			
	（桑椹、黑豆）		

【方解】桂枝柏叶汤，治疗须发脱落焦枯。本病是气血两虚所致，所以方用首乌、生地、阿胶以养血，血足则须发生；桂枝、人参、生姜以补气而调卫，丹皮清血分之虚热，柏叶以补气血而清热润燥，能生须发。诸药合用，以补血益气，可达到"血以濡之，所以滋其根荄，气以煦之，所以荣其枝叶"的功效。

须发枯黄早白，加桑椹、黑豆以补阴血；如果阳衰土湿，加干姜、茯苓以温脾祛湿。如果病人肺气不足，就要重用黄芪以补肺气，这是因为肺主皮毛。

四圣心源卷九

疮疡解

疮疡之病，因寒邪伤营，血涩气阻，积郁成热，肉腐为脓。阳盛则红肿而外发，阴盛则黑塌而内陷。其轻则疥癣之疾，其重则腹内之病。

【语译】疮疡一病，主要是感受寒邪，侵伤营血，使营血涩滞，气机不畅，积郁成热，肉腐为脓。当阳气旺盛时，就表现为红肿而突起，阴气旺盛，就表现为色黑而内陷。轻则是皮肤上长疥疮、皮癣，重则体内也会产生痈疡。

《灵枢》义晰而无方，《金匮》法略而未备，后世外科之家，仰钻莫入，茫若其言，玉版尘封，金匮①云埋。知若亚父②，遭此难而身倾；贤如伯牛③，遘④斯疾而命殒。贤智不解其义，

①玉版……金匮：古人将珍贵的文献写在玉版上，保存在金匮中。如《素问·天元纪大论》"光乎哉道，明乎哉论！请著之玉版，藏之金匮"。
②亚父：范增，秦末战争中项羽的主要谋士，被项羽尊为"亚父"。后"疽发背而死"。
③伯牛：冉耕，字伯牛，孔子弟子。《论语·雍也》："伯牛有疾，子问之，自牖执其手，曰：亡之，命矣夫！斯人也而有斯疾也！斯人也而有斯疾也！"后世常用"伯牛之疾"指不治的恶疾。
④遘（gòu）：遭遇，面临。

而况余子乎!

【语译】《灵枢》一书医理明而没有方药，《金匮》一书治法略而不备，所以后世外科的医家，没有钻研的门径，致使不理解其中的金玉良言，使玉版尘封，金匮埋藏。即使睿智如亚父范增，也会因此病而死；贤明如伯牛，得了这些病也会身亡。贤人智者尚不能领悟此病的机理和治法，何况其他人呢?

往年目病，悔为庸妄所误，寒泄脾阳。耳后壅肿，清脓如注，又几误于外科之手。游息浮扬[①]，一缕未断，念之至今病悸，作疮疡解。

【语译】我以前患了眼病，被庸医胡乱治疗，用寒凉药物败泄脾阳；后来耳后痛肿，流出清脓如同水泄，又被外科医生误治。我苟延残喘至今，幸而一缕魂魄未断，想到此事就心悸不已，因此作"疮疡解"以阐发此病机理。

痈疽根原

痈疽者，寒伤营血之病也。血之为性，温则流行，寒则凝涩。寒伤营血，凝涩不运，卫气郁阻，蓄而为热，热盛则肉腐为脓。脓瘀不泄，烂筋而伤骨，骨髓消烁，经脉败漏，熏于五脏，脏伤则死矣。

---

①游息浮扬：游息指行动举止，浮扬指飘荡。此指苟延残喘。

【语译】痈疽，是寒邪侵伤营血所致的疾病。血的特征是，温暖时就能正常流动，寒冷时就会凝涩。当寒邪侵犯时，营血就会凝涩而不运行，卫气被郁阻，郁而化热，热气蓄积到一定程度，肌肉组织就会腐烂而化为脓水。如果脓水和瘀血不能排出，就会进一步烂筋伤骨，骨髓消弱，经脉败坏而渗漏，热毒内熏于五脏，五脏受伤就会形成死证。

痈病浅而疽病深，浅则轻而深则重。痈者，营卫之壅于外也；疽者，气血之阻于内也。营卫之壅遏，有盛有不盛，故肿有大小。穴俞开而风寒入，寒郁为热，随孔窍而外发，故其形圆。疽之外候，皮夭而坚，痈之外候，皮薄而泽，阴阳浅深之分也。

【语译】痈病病位浅，病情较轻，疽病病位深，病情严重。痈病，是营卫二气壅滞于外而为病；疽病，是气血瘀阻于内。营卫壅遏于外，要看邪气旺盛与否，邪气旺盛则痈肿大，邪气不盛则痈肿小。当体表俞穴开泄时，风寒入侵，寒邪闭束，卫气郁而化热，郁热随孔窍向外发越，所以体表就表现为圆形痈肿。疽病的外在表现是皮肤坚硬无光，痈病的外在表现则是皮薄而光亮，这是因为病性阴阳不同，病位浅深各异。

《灵枢·痈疽》：寒邪客于经脉之中则血涩，血涩则不通，不通则卫气归之，不得复反，故雍肿；寒气化为热，热盛则腐肉，肉腐则为脓。痛成为热，而根原于外寒，故痈疽初起，当温经而散寒，行营而宣卫。及其寒化为热，雍肿痛楚，于此营卫遏闭之秋，仍宜清散于经络。至于脓血溃泆，经热外泄，营卫俱败，自非崇补气血不能复也。如其经络阴凝，肿热外盛，气血虚寒，脓汁清稀，则更当温散而暖补之，不可缓也。若夫疮疖疥癣之类，其受伤原浅，但当发表而泻卫，无事他方也。

【语译】《灵枢·痈疽》说，寒邪外侵于经脉之中，造成营血涩滞，营血涩滞就会瘀阻不通，卫气因此郁积而不能流通，所以表现为痈肿；寒气郁而化热，热气盛就会腐烂肌肉而化为脓水。当痈病形成时，就转化为热盛了，但此病的根源在于外寒，所以在痈病初起时，应当用温经散寒的方法治疗，以行营血而宣卫气。当寒化为热时，痈肿而疼痛难忍，此时营卫依旧闭遏，所以要在经络中清热而散邪。到了脓血溃散，经络中的热毒外发，营卫二气败坏，此时就非补养气血不可。如果经络内阴寒凝滞，而外部红肿热痛，气血虚寒，脓汁清稀，就要温寒外寒而温补气血，不能稍有迟疑。如果是疮疖皮癣这类小病，病位轻浅，只须发表泻卫，不需要其他特殊的方子。

桂枝丹皮紫苏汤

桂枝三钱　芍药
三钱　甘草二钱　丹皮
三钱　苏叶三钱　生姜
三钱

	桂枝丹皮 紫苏汤方 阵图	
桂枝、苏叶	甘草	生姜
芍药、丹皮		

煎大半杯，热服，
覆取微汗。

治痈疽初起。

《金匮》：诸脉
浮数，应当发热，而反
洒淅恶寒，若有痛处，
当发疮痈[1]。痈疽因外感寒邪，伤其营血。营伤而裹束卫气，
卫气郁阻，不得外达，故见恶寒。卫郁热发，肉腐脓化，则
成痈疽。

初起经络郁遏，必当发表。表解汗出，卫郁透泄，经络通畅，
则肿痛消除，不作脓也。若不得汗，宜重用青萍发之。表热太盛，
用地黄、天冬，凉泻经络之郁。卫气太虚，用黄芪益其经气。

【语译】桂枝丹皮紫苏汤，治疗痈疽初起。《金匮要略》
中说，寸关尺三部脉浮而数，提示病人应有发热的表现，但
是病人反而洒淅恶寒，某处有疼痛，就表示此处要发痈疮了。

---

[1] 语出《伤寒论·辨脉法》，原作"诸脉浮数，当发热，而洒淅恶寒，若有痛处，饮食如常，
此内热蓄积，而有痈脓也"。

痈疽一病多因外感寒邪而伤营血所致，营血运行不畅就会裹束卫气，卫气郁阻，不能外达，所以表现为恶寒。卫气郁积就会发热，肉腐成脓，最终形成痈疽。

方用桂枝、苏叶以解表发汗，芍药益阴敛营，与桂枝相伍则调和营卫；丹皮清热凉血而活血化瘀，以清经络中郁热，又化瘀消肿；甘草、生姜益脾胃而调营卫。

痈疽初起时，经络郁遏，必须用发汗解表的方法来治疗。表解汗出，卫气的郁结通透畅达，痈肿就会消除，不会进一步发展。如果服用本方而不能汗出，就要重用青浮萍以发汗解表；如果表热太盛，就要加用地黄、天冬，以清泻经络中的郁热；如果卫气过虚，加用黄芪以补气固表而助其通畅。

丹皮黄芪汤

桂枝三钱　桃仁三钱　甘草二钱　桔梗三钱　丹皮三钱　生姜三钱　玄参三钱　黄芪三钱

生煎大半杯，热服。

治皮肉壅肿，痈疽已成者。

热盛，重用黄芪、天冬、地黄。

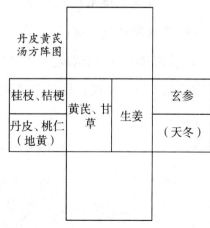

丹皮黄芪汤方阵图

| 桂枝、桔梗 | 黄芪、甘草 | 生姜 | 玄参 |
| 丹皮、桃仁（地黄） | | | （天冬） |

【方解】丹皮黄芪汤，治疗皮肉壅肿、痈疽已经形成者。方用桂枝解表而透达卫气，与丹皮、桃仁合用以活血化瘀而消壅肿；玄参、桔梗、甘草而排脓；黄芪固表补气而助卫气流通外达，托疮外出；生姜、甘草以益脾胃而调营卫。

本方以活血化瘀为主，解表、益气、排脓为次，针对痈疽已成的患者。如果热毒较盛，可以重用黄芪、天冬、地黄以托疮而清热。

排脓汤

甘草二钱，炙　桔梗三钱　生姜三钱　大枣三枚

煎大半杯，温服。

治脓成热剧，皮肉松软者。

排脓汤方阵图

（图中文字：桔梗　甘草、大枣　生姜）

【方解】排脓汤，治疗脓成而热盛，皮肉松软的疾病。脓成故皮肉松软，方用桔梗、甘草以排脓解毒，生姜、大枣以益脾胃而调营卫。

桂枝人参黄芪汤

人参三钱　黄芪三钱，炙　桂枝三钱　甘草二钱，炙

当归三钱　芍药三钱

茯苓三钱　丹皮三钱

　　煎大半杯，温服。

　　治脓泄热退，营卫双虚者。

　　【方解】桂枝人参黄芪汤，治疗脓血已经排出，热毒消退，营卫亏虚的情况。方用人参、黄芪、茯苓、甘草补气，当归、芍药养血，桂枝、丹皮通利血脉而化瘀浊。本方以补益气血为主，同时活血化瘀，故能治疗病程后期营卫气血亏虚的疾病。

黄芪人参牡蛎汤

　　黄芪三钱　人参三钱　甘草二钱　五味子一钱　生姜三钱　茯苓三钱　牡蛎三钱

　　煎大半杯，温服。

　　治脓泄后溃烂，不能收口者。洗净败血腐肉，用龙骨、象皮细末

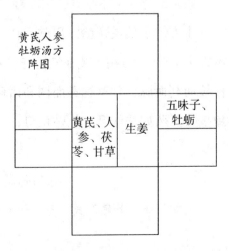

桂枝人参黄芪汤方阵图

桂枝	黄芪、人参、茯苓、甘草	
芍药、当归、丹皮		

黄芪人参牡蛎汤方阵图

	黄芪、人参、茯苓、甘草	生姜	五味子、牡蛎

少许收之，贴仙灵膏。

【方解】黄芪人参牡蛎汤，治疗脓血排出后，伤口溃烂，不能愈合收口。这种情况主要是气血亏虚、正气不足所致。方用黄芪补气固表，托里排脓，加人参大补元气；正气脱失，故用五味子、牡蛎以收敛气血，使正气不脱；茯苓以健脾益气而祛湿；甘草、生姜以和脾胃而调营卫。

本方煎煮温服。同时洗净败血腐肉，用龙骨、象皮碾为细末外敷少许，再贴仙灵膏。

仙灵膏

地黄八两　当归二两　甘草二两　黄芪二两　丹皮一两
桂枝一两

麻油一斤，黄丹八两，熬膏，入黄蜡、白蜡、乳香、没药各一两，罐收。

脓后溃烂，久不收口，洗净贴。一日一换，计日平复。

【方解】仙灵膏治疗出脓后伤口溃烂，长期不能收口。本方用于外贴。方用黄芪补气托疮，当归、地黄补血，丹皮化瘀，桂枝通利血脉，甘草解毒而调和诸药；再用乳香、没药化瘀敛疮。上药如法作膏，外贴伤口，一日一换，疮口很快就会平复。

大黄牡丹汤

大黄三钱　芒硝三钱　冬瓜子三钱　桃仁三钱　丹皮三钱

煎大半杯，热服。

治疽近肠胃，内热郁蒸者。

【方解】大黄牡丹汤，治疗疽病内在胃肠，里热郁蒸。方用大黄、芒硝以清热泻下，引热外出，又能化瘀消肿；桃仁、丹皮化瘀消肿，冬瓜子利湿排脓。

大黄牡丹汤方阵图		
桃仁、丹皮	大黄、芒硝	冬瓜子

参芪苓桂干姜汤

人参三钱　黄芪三钱　甘草二钱　茯苓三钱　桂枝三钱

干姜三钱　丹皮二钱

煎大半杯，温服。

治阴盛内寒，及脓清热微者。

甚加附子。

【方解】参芪苓桂干姜汤，治疗阴寒内盛，脓血清稀，热势不盛者。方用黄芪、人参、甘草、茯

参芪苓桂干姜汤方阵图		
桂枝	黄芪、人参、茯苓、干姜、甘草	
丹皮		
（附子）		

苓以补气而托脓毒外出，桂枝温通血脉，干姜温里散寒，丹皮化瘀消肿。诸药合用，以补气散寒为主，故能治阴寒内盛，正气不足，脓液不成，不能排脓外出者。如果阴寒内盛较为严重，可以加附子以补肾中命门之火。

仙掌丹

斑蝥八钱，去头翅，糯米炒黄用，去米。川产者良，余处不可用　前胡四分，炒　乳香一钱，去油　没药一钱，去油　血竭一钱　玄参四分　冰片五分　麝香五分

研细，瓶收。

凡阳证痈疽初起，针破疮顶，点药如芥粒，外用膏药贴之，顷刻流滴黄水，半日即消。重者一日一换，一两日愈，神效。脓成无用，阴证不治。

【方解】仙掌丹，方用斑蝥之毒，以溃破痈肿，使热毒外出；前胡、玄参以清热而排脓毒；乳香、没药、血竭以化瘀消肿；冰片、麝香散热消肿以止痛。上药作丹，但凡阳证的痈疽，初起时以针刺破疮痈顶端，点入仙掌丹如芥子样大小，外面再用膏药贴敷。疮痈很快就会流出黄水，半日肿毒就会消退。严重的病人要每日换一次药，一两天就会痊愈，其效如神。如果脓肿已经形成就不要使用仙掌丹了，阴证的痈疽也不能用这个方法。

瘰疬根原

瘰疬者，足少阳之病也。足少阳以甲木而化气于相火，其经自头走足，行身之旁，目之外眦，上循耳后，从颈侧而入缺盆，下胸腋而行胁肋，降于肾脏，以温癸水。相火降蛰，故癸水不至下寒，而甲木不至上热。而甲木之降，由于辛金之敛，辛金之敛，缘于戊土之右转也。戊土不降，少阳逆行，经气壅遏，相火上炎，瘀热抟结，则瘰疬生焉。

【语译】瘰疬，是足少阳经的病变所致。足少阳胆属甲木，从相火化气，经脉循行自头部走向足部，循行于身体两侧，起于目外眦，向上循行于耳后，从颈部外侧下行进入缺盆，下至胸腋部，循行于胁肋部位。主要功能是将相火下潜于肾脏，以温暖癸水（肾水）。相火能够降潜蛰藏，肾水（癸水）就不会寒冷，胆木（甲木）不至于上炎而热盛。胆木之所以能下降，是因为肺金（辛金）的收敛作用，而肺金的收敛，又取决于胃土（戊土）的右转和降。如果胃土不能和降，少阳胆木就会逆行，少阳经气壅遏，相火上炎，瘀热结聚，就会产生瘰疬了。

肝胆主筋，筋脉卷屈而壅肿，故磊落历碌，顽硬而坚实也。《灵枢·经脉》：胆足少阳之经，是动则病口苦，心胁痛，缺盆中肿痛，腋下肿，马刀挟瘿[1]。马刀挟瘿者，足少阳之脉，循缺盆，挟胸膈，而走胁肋，其经弯如马刀，而瘿瘤挟生也。《金匮》：痹挟背行，苦肠鸣，马刀挟瘿者，皆为劳得之。此以劳伤中气，戊土逆升，少阳经脉降路壅阻，相火郁蒸，故令病此。

【语译】肝胆主筋，筋脉卷曲，就会产生痈肿，这些痈肿一块块如同石子一样，坚硬顽固。《灵枢·经脉》说，胆足少阳经所主的病变，有口苦，心胸胁肋疼痛，缺盆中痛，腋下肿块，马刀挟瘿。马刀挟瘿，是足少阳胆经的经脉循缺盆而下，挟胸膈，走胁肋，这部分的经脉弯曲如同马刀，瘿瘤挟此部位而生。《金匮要略·血痹虚劳病脉证并治》说，经脉痹阻于背侧，病人肠鸣，以及马刀挟瘿，都是因为虚劳而得。这表明劳伤中焦脾胃之气，胃土上逆，少阳胆经的经脉下潜受阻，相火郁蒸于上，就会产生这个疾病。

病在筋而不在肉，故坚而不溃，溃而不敛，较之诸疮，最难平复。而相火升炎，上热日增，脾肾阳亏，下寒日剧。久而阳败土崩，遂伤性命。非伤于血肉之溃，乃死于中气之败也。

法当培中气以降阳明，肺胃右行，相火下潜，甲木荣畅

---

①马刀挟瘿：属瘰疬之类，常成串而出，质坚硬，其形长者称为马刀，或生于耳下、颈项至缺盆沿至腋下，或生肩上而下沿。其生于颈部者称为"挟瘿"。

而归根，则疮自平矣。

【语译】此病病位在筋脉而不在肌肉，所以患病部位多表现为坚固而不溃败，一旦溃败，疮口就难以收敛，相较于其他疮疡，更加难以恢复。同时相火上炎，上部的火热日渐强盛，下焦的虚寒日渐加剧，长此以往，阳气就会衰败，土气崩溃，伤害性命。此病不是因为损伤血肉而造成的，而是因为中焦土气败坏。

在治法上，应当培补中焦土气，和降阳明，如果肺胃在右方下行，相火就能顺利下潜，胆木滋荣，经气回归于下焦根部，瘰疬就会平复了。

柴胡芍药半夏汤

柴胡三钱　芍药三钱　玄参三钱　甘草二钱　半夏三钱
丹皮三钱　牡蛎三钱
鳖甲三钱

煎大半杯，热服。

上热甚者，加黄芩、地黄。血虚木燥，加首乌。肿痛，加贝母。脓成，加桔梗。

柴胡芍药半夏汤方阵图			
柴胡（黄芩）			玄参
芍药、丹皮、鳖甲、牡蛎（首乌、生地）	甘草	半夏	（贝母）（桔梗）

【方解】柴胡芍药半夏汤，主治少阳经气

不降，相火上炎所致的瘰疬。方用柴胡、芍药以清凉胆木，和降相火，滋荣木气；半夏以降胃气，胃气降则肺金、相火随之敛降；玄参、鳖甲、牡蛎以软坚散结；丹皮以清相火而化瘀消肿；甘草解毒而调和诸药。诸药合用，以清胆木而降相火，软坚散结而治瘰疬之结聚。

如果上焦热盛，可加用黄芩、地黄以清火；如果血虚而肝木燥热，则加用首乌以滋荣木气；肿痛明显，加贝母以软坚散结；脓成则加桔梗以排脓解毒。

癞风①根原

癞风者，风伤卫气而营郁未尽泄也。卫性收敛，营性发扬，风伤卫气，闭其皮毛，风愈泄则卫愈闭，其性然也。卫闭则营血不得外发，于是郁蒸而生里热。六日经尽，营热郁发，卫不能闭，则肿透皮毛，而见红斑。斑发热除，则病愈矣。若卫闭不开，斑点莫出，营热内遏，脏腑蒸焚，则成死证。

【语译】癞风，是风邪侵伤卫气而营气郁滞，风邪不能完全外泄所致。卫气的本性是收敛，营血的本性是发散外扬，当风邪侵伤卫气时，卫气就会闭塞，但风邪本性疏泄，此时风邪疏泄力量增强，卫气反过来就会更加闭敛。卫气闭敛则营血不能向外透发，郁滞蒸腾而产生内热。过了六日，邪气传遍六经，营血郁热郁极而透发，超过卫气的闭敛作用，郁

---

①癞风：麻风病。明代戴元礼《秘传证治要诀·中风》："其有害大风者，古谓之癞风，俗呼为麻风，病之至恶无出于此。"

热透发于皮毛而形成红斑。当斑疹透发以后，郁热就会消退，疾病就会痊愈。如果卫气一直闭敛而不开放，斑疹就不能透出，营血瘀热就会被壅遏于内，熏蒸或内焚脏腑，就会形成死证。

风以木气而善疏泄，其卫气之闭者，风泄之也，其卫气之闭而终开者，亦风泄之也。初时感冒，经热未盛，则气闭而风不能泄。经尽之后，营热蒸发，则风泄而气不能闭，是以疹见。风有强弱之不同，气有盛衰之非一，风强而气不能闭，则斑点尽出，气盛而风不能泄，则斑点全无。

【语译】风邪属木，木性疏泄，卫气之所以闭敛，正是因为风邪的疏泄作用。卫气开始受风而闭，最终开泄，也是因为风木疏泄所致。刚开始时触犯风邪，经络中的郁热还不强盛，所以卫气闭敛而风邪不能外泄。当病邪在六经传变到尽头时，营热就会蒸腾而发散，风邪乘机外出，卫气的收敛力量不能阻挡，所以此时就会出现斑疹。风邪有强有弱，卫气有盛有衰，若风邪强盛，卫气就不能闭合，斑疹就会顺畅外透；如果卫气强盛而风邪不能疏泄，则斑疹就没有机会外透了。

若风气相持，势力均平，风强而外泄，气盛而内闭。风强则内气不能尽闭，气盛则外风不能尽泄，泄之不透，隐见于皮肤之内，是谓"瘾疹"。气之不透，泄郁而为痒。痒者谓之"泄风"，又曰"脉风"。泄风者，风之未得尽泄，而遗热于经脉之中也。泄风不愈，营热内郁，久而经络蒸淫，肌肉腐溃，发为痂癞，是名癞风。

【语译】如果风邪与卫气斗争而抟聚不分，势均力敌，风邪强盛就会外泄，卫气强盛就会内闭。风邪强盛而卫气不能完全闭敛，卫气强盛而外风不能外泄，外泄而又不透畅，郁热就会隐隐出现于皮肤之内，这就是所谓的"瘾疹"。卫气不能完全透达，一部分郁滞得以外泄，就表现为皮肤瘙痒。皮肤瘙痒称为"泄风"，又称为"脉风"。泄风，指的是风邪外泄不畅，反而将风热传变于经脉之中，所以又称为"脉风"。泄风不能愈，营热就会内郁，病久了就会熏蒸经络，肌肉因此而腐败溃烂，外发为血痂、皮肤凸凹不平或有斑点，这就是癞风。

肺司卫气而主皮毛，卫气清和，熏肤，充身，泽毛，若雾露之溉焉，则皮毛荣华。卫气郁闭，发肤失其熏泽，故肤肿而毛落。肺窍于鼻，宗气之所出入。宗气者，卫气之本，大气之抟而不行，积于胸中，以贯心肺而行呼吸者也。卫气闭塞，则宗气蒸瘀，失其清肃，故鼻柱坏也。

大凡温疫中风，发表透彻，红斑散布，毫发无郁，必无此病。

法宜泻卫郁而清营热，决腐败而生新血。经络清畅，痂癞自平矣。

【语译】肺司卫气，主皮毛，当卫气清凉和顺时，就能熏养皮肤，充养全身，润泽毛发，如同天降雾露、滋养万物一样，皮毛就会因此而荣华茂盛。如果卫气受闭合郁滞，则皮肤毛发就会失去滋养熏泽，表现为皮肤红肿而毛发脱落。肺开窍于鼻，宗气从肺孔出入，而宗气又是卫气的根本，肺中的"大气"抟聚于胸中，贯通心肺而主呼吸。如果卫气闭塞，宗气就会瘀阻而蒸热，失去肺金清肃的功能，所以鼻根就会溃烂败坏而塌陷。

从整体上看，温疫、中风这些病变，如果解表发汗通畅透彻，斑疹就会红亮而散布全身，丝毫没有郁滞不透的表现，就不会产生癞风这样的重病。

治法上要泻卫气的郁滞，清营中的瘀热，排泄腐败脓血，促进新血的化生。这样的话，经络就能清凉而通畅，血痂癞病就会平复了。

紫苏丹皮地黄汤

紫苏三钱　生姜三钱　甘草二钱　丹皮三钱　芍药三钱
地黄三钱

煎大半杯，热服。覆衣，取汗。

若不得汗，重用青萍发之，外以青萍热汤熏洗，以开汗孔。

汗后用破郁行血之药，通其经络，退热清蒸之剂，清其营卫。腐去新生，自能平愈。

但凉营泻热之品，久服则脾败，当酌加姜、桂行经之药，不至内泄脾阳，则善矣。

紫苏丹皮地黄汤方阵图

紫苏丹皮地黄汤方阵图		
紫苏、生姜（桂枝）	（干姜）	甘草
丹皮、地黄、芍药		

【语译】紫苏丹皮地黄汤，治疗卫郁营瘀，热毒聚闭，斑疹外发不畅而致的癞疾。方用紫苏、生姜以解表透卫，丹皮、地黄、芍药以化经络中营血之瘀滞，又能清热，甘草解毒清热又能调和诸药。

如果服药后不能汗出，则重用青萍以发汗透疹，并且用青萍煮汤外洗，以开泄汗孔。汗出后就要用破郁行血的药物，以通达经络，清热而除郁蒸，使营卫清凉。腐烂郁浊一去，新血就能化生，癞疾就会平复。

但是长期使用凉营清热的药物，会败坏脾胃阳气，此时可以酌加干姜、桂枝等温通经络的药物，如此就不至于损伤脾阳，治法就更加完善了。

痔漏根原

痔漏者，手太阳之病也。手之三阳，自手走头，足之三阳，自头走足。手三阳之走头者，清阳之上升也；足三阳之走足者，浊阴之下降也。足三阳病则上逆而不降，手三阳病则下陷而不升。

【语译】痔疮、肛漏，是手太阳经的病变。手三阳经的循行，从手部走向头部，足三阳经从头部走向足部。从手走到头的手三阳，代表清阳要从下上升；从头走到手的足三阳，代表浊阴从上而降。所以，足三阳的病变是浊气上逆，而手三阳经的病变则是清阳下陷。

《素问·气厥论》：小肠移热于大肠，为虑瘕^①，为沉痔^②。五行之理，升极必降，降极必升，升则阴化为阳，降则阳化为阴。水本润下，足少阴以癸水而化君火者，降极则升也；火本炎上，手太阳以丙火而化寒水者，升极则降也。手太阳病则丙火下陷，不上升而化寒水，是以小肠有热。五脏六腑，病则传其所胜，以丙火而化庚金，是以移热于大肠。魄门处大肠之末，丙火传金，陷于至下之地，是以痔生于肛也。

【语译】《素问·气厥论》说，小肠将热转移至大肠，就表现为伏瘕、久痔。按照五行的模型，气机上升到极点就会下降，下降到极点就会上升，上升时阴精就会转化为阳气，

---

①虑瘕（fú jiǎ）：邪气伏于大肠的瘕证，下腹部有时鼓起块状，但有时消散，可伴有腹痛、便秘等症状。"虑"与"伏"音义相通。
②沉痔：痔之沉滞不已者，类似久痔。

下降时阳气就会转化为阴精，比如水性润下，足少阴肾水（癸水）位于下焦，但在六气主司君火，就是因为阴精下沉到极点就会上升而转化为阳热；而火性炎上，手太阳小肠在五行属火（丙火），但在六气却主司寒水，这就是因为火热上升到极点就会下降而转化为寒水。手太阳经的病变，就在于丙火（小肠火热）下陷，不能上升而转化为寒水，所以小肠中就会有邪热。五脏六腑病情传变的规律，大多是将病邪传递于所胜的脏腑，而火能刑金，所以丙火（小肠火）就会传递于大肠（庚金）。肛门（魄门）处于大肠的末端，小肠火热传于大肠，火热下陷到了最低处，所以肛门就会产生痔疮之类的病变了。

　　然病在于二肠，而究其根原，实因于脾。《素问·生气通天论》：因而饱食，筋脉横解，肠澼为痔。以过饱伤脾，脾气困败，不能消磨，水谷莫化，下趋二肠，而为泄利。泄则脾与二肠俱陷，丙火陷于肛门，此痔病所由生也。

　　【语译】虽然痔漏病在大肠、小肠，但是病根却在于脾。《素问·生气通天论》说，大怒后饱食，人体筋脉就会纵弛，腹泻下利而成痔疮。这是因为过饱就会伤脾，脾气困顿，不能消磨水谷，水谷浊气就会下注于大小肠，从而形成腹泻下利。腹泻表明脾与大小肠一起下陷，同时小肠火热下陷于肛门，这就是痔病产生的根本原因。

气统于肺，而肺气之降者，胃土之右转也；血藏于肝，而肝血之升者，脾土之左旋也。凡经络脏腑之气，皆受于肺；凡经络脏腑之血，皆受于肝。戊土一降，而诸气皆降，己土一升，则诸血皆升。脾土湿陷，则肝木下郁而血不上行，故脱失于大便。凝则为虑瘕，流则为沉痔。沉虑者，皆肝血之下陷，无二理也。

【语译】肺统领全身的气，而肺气之所以下降，依赖于胃土的右转；血藏于肝，而肝血的上升，依赖于脾土的左旋。但凡全身经络脏腑所有的气，都来源于肺，全部的血都来自于肝。所以当胃土和降时，所有的气都会肃降；脾土上升时，全身的血都会上升。但是当脾土生湿而下陷时，肝木就会郁于下焦而不能上升，所以血就会随大便而脱失。气血凝滞不行，就成为"伏瘕"，如果气血下流，就表现为久病难愈的"沉痔"了。伏瘕，是肝血下陷不升而致，不存在其他的病机。

《灵枢·邪气脏腑病形》：肾脉微涩，为不月、沉痔。血流于后，则为沉痔，血凝于前，则为不月，不月即虑瘕也。《金匮》：小肠有寒者，其人下重便血，有热者，必痔。痔与下重便血，皆丙火之下陷。火衰而陷者，则下重便血而不痔；

火未衰而陷者，则下重便血而痔生。

【语译】《灵枢·邪气脏腑病形》篇说，肾脉微涩，病情表现为月经不至、沉痔。血从肛门流出，就表现为沉痔，血凝于前阴，就表现为月经不至，月经不至就相当于伏瘕了。《金匮要略·五脏风寒积聚病证并治》说，小肠有寒，病人就会表现为里急后重而便血，小肠有热，必然会出现痔疮。所以说痔病与里急后重的便血，机理相同，都是小肠火热（丙火）下陷所致。如果是小肠火热虚衰而下陷，就表现为里急后重便血，但是不会有痔疮；如果小肠火气未衰而下陷于肛门，就会既有后重便血又有痔疮。

要之，痔家热在魄门，而脾与小肠，无不寒湿。缘丙火不虚则不陷，陷则下热而中寒。丙火上升而化寒水者，常也，下陷而不化寒水，是以生热。陷而不升，故热在魄门而不在肠胃也。

【语译】总的来说，痔漏病人热在肛门，但是脾和小肠却充斥寒湿。这是因为小肠火热不虚衰的话就不会下陷，一旦下陷就表现为下焦有热而中焦有寒。小肠火热上升到极点才能转化为寒水，但是如果不能上升转化，下焦就会产生郁热。所以说小肠火气下陷而不升，邪热只是在肛门而不在胃肠了。

此病一成，凡遇中气寒郁，则火陷而痔发。无论其平日，即其痔发肛热之时，皆其寒湿内作之会，而医工不知也。经血陷流，习为熟路，岁久年深，时常滴漏，则为漏病，譬如器漏而水泄也。

【语译】此病一旦形成，只要遇到中焦虚寒而气郁，小肠火气下陷，痔漏就会发作。其实不但平日不发作时会有湿寒，即使在痔漏发作肛门灼热时，病人也会有寒湿内郁，但是医生却不能察觉此点。经络中的血气下陷流出，形成固定的通道，病程日久，就会时常滴漏而出，从而形成肛漏病，如同器物漏水泄出一样。

茯苓石脂汤

茯苓三钱　丹皮三钱　桂枝三钱　芍药四钱　干姜二钱，炒　甘草二钱　赤石脂三钱　升麻一钱

煎大半杯，温服。

治痔漏肿痛下血。

肛热加黄连，木燥加阿胶。

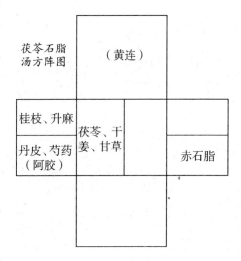

茯苓石脂汤方阵图

	（黄连）
桂枝、升麻 丹皮、芍药 （阿胶）	茯苓、干姜、甘草
	赤石脂

【方解】茯苓石脂

汤，治疗痔漏肿痛下血。方用干姜温中散寒，茯苓祛湿，则中焦湿寒得除；升麻、桂枝升脾、小肠中清阳，清阳升则能转化为寒水，则小肠火气不会泄于下焦肛门；丹皮、芍药凉血活血，与桂枝相伍，则能通利血脉，血气得以通达上行；赤石脂以涩肠止泻，并能止血。诸药合用，则湿寒去而脾升胃降，肝血升而肺气肃，小肠热气得升极而降，不下陷于肛门，则痔漏得除。

如果肛门灼热明显，则加黄连以清热燥湿；如果肝木血虚燥热，加用阿胶以养血润燥、止血。

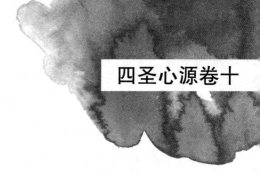

四圣心源卷十

妇人解

妇人之证，率与男子无殊，惟其经脉胎产三十六病，则与丈夫不同。其源流通塞，实资于调燮①，花萼长消，端赖于栽培。

【语译】妇科的病证，大体上与男子没有区别，只有经脉、胎、产等三十六病与男性不同。妇人经脉气血的源与流、通达与瘀塞，主要依赖于阴阳的调和；如同花萼的生长与凋零，主要取决于栽培过程是否得当。

降自后世，此义虽乖。伤旸谷②之忽寒，叹温泉之遽冱③，泛桃花之巨浪④，决瓠子之洪波⑤，乃使春华易萎，秋实难成，胎伤卵破，女德无终，玉折兰摧，妇怨何极！仆本恨人，痛心在目，作妇人解。

①调燮（xiè）：调养、调理。
②旸（yáng）谷：传说中太阳初升的地方。
③遽冱（jù hù）：突然冻结。
④泛桃花之巨浪：当指"桃花汛"，每年三月下旬到四月上旬，黄河上游冰凌消融形成春汛。
⑤决瓠子之洪波：公元前132年（汉武帝元光三年），黄河瓠子（今濮阳西南）决口，洪水向东南冲入钜野泽，泛入泗水、淮水，淹及十六郡，灾情严重。

【语译】后世的医学背离了这个原则。实在令人悲伤！阳气因误治而虚寒，使旸谷、温泉急速变冷，经血瘀滞而血崩，如同冰消水泛，巨浪决堤，使妇女身体衰弱，难以孕育，如同春花枯萎，秋季果实难成；胎伤如同卵破，妇女不能生育，就像毁坏美玉，摧折兰花，令女性怨恨到了极点。我本来就痛恨这种情况，因此作"妇人解"一篇以剖析妇人病之原委。

经脉根原

经脉者，风木之所化生也。人与天地相参也，与日月相应也（《灵枢经》语）。男子应日，女子应月。月满则海水西盛，鱼脑充，蚌蛤实①，经脉溢；月晦则海水东盛，鱼脑减，蚌蛤虚，经脉衰。月有圆缺，阴有长消，经脉调畅，盈缩按时，月满而来，月亏而止者，事之常也。

【语译】月经，是风木所化生的。《灵枢》中说，人与天地相参，与日月相应。男子与太阳相应，女子与月亮相应。当月满时，海水旺盛于西方，鱼类的脑髓就会充实，蚌蛤就会肥满，经脉中的血气就会满溢；月晦之时，海水盛于东方，鱼脑虚减，蚌蛤虚弱，经血就会衰少。月亮有圆有缺，阴气有消有长，经血如果调畅，就能有规律地满盛与衰少，当月满而阴气旺盛时，月经按时而至，月亏而阴气衰少时，月经

---

①语出《淮南子·季秋纪》，"月也者，群阴之本也。月望则蚌蛤实，群阴盈；月晦则蚌蛤虚，群阴亏。"

自然停止，这是事物运行变化的正常规律。

金主收敛，木主疏泄，金敛而木不能泄，则过期不来，木疏而金不能敛，则先期而至。收敛之极，乃断绝而不行，疏泄之甚，故崩漏而不止。木郁或中变为热，水郁则始终皆寒。其重者，亡身而殒命，其轻者，绝产而不生，非细故也。

其凝而不解者，水寒而木郁也。肾肝阴旺，经脉凝涩，既堙郁而腐败，乃成块而紫黑，调经养血之法，首以崇阳为主也。

【语译】金主收敛，木主疏泄，如果金气收敛而木气不能疏泄，则月经会过期而不至；如果木气疏泄而金气不能收敛，则月经就会提前而来。金气收敛过度，月经就会断绝不行，疏泄过度，就会崩漏不止。木气郁结，病程中间可能会转化为郁热，但是水寒郁结的因素则贯穿始终。如果病情严重，就会身死命消，轻的话不能孕育，所以月经的问题不是小事啊。

经血凝滞不能通畅，是因为水寒而木郁。如果肝肾之中阴寒旺盛，经血凝结，郁塞不通就会腐败，形成紫色血块。此时调经养血，就首先要助长阳气。

盖经水之原，化于己土，脾阳左旋，温升而生营血，所谓"中焦受气取汁，变化而赤，是谓血^①"也（《灵枢经》语）。血藏于肝而总统于冲任，阴中阳盛，生意沛然，一承雨露，煦濡长养，是以成孕而怀子。譬之于土，阳气冬藏，水泉温暖，春木发扬，冻解冰消，暖气升腾，故万物生焉。使冬无地下之暖，虽有阳和司令，亦成寒谷不生矣。

【语译】经血来源于脾土。当脾阳左旋时，清气就能温暖上升而转化为营血，这就是《内经》所说的"中焦受气取汁，变化而赤，是谓血"。血藏于肝，受冲、任二脉之统率，当阴精中蕴含的阳气旺盛时，人体生机充沛，一旦受精，就能温煦濡养，此时就能怀孕育胎。就像大地一样，阳气在冬天深藏于大地之下，水泉之中总呈温暖的状态，一旦春季来临，木气发扬，冰消冻解，暖气升腾，万物因此而生长。假使冬天大地之下没有阳气蛰伏，即使外界阳气来临，也会因地寒而谷苗不能生长。

后世庸工，全昧此理。滋阴凉血，伐泄生阳，变膏腴之壤，作不毛之地，摧后凋之木，为朝华之草^②。目击此风，良深永叹！仲景垂温经一法，吹邹子之暖律^③，飘虞帝之熏风^④，古训昭然，

---

①语出《灵枢·决气》。
②语出《三国志·魏志·王昶传》，"朝华之草，夕而零落；松柏之茂，隆寒不衰。"
③典出《列子·汤问》，传说战国时邹衍在燕国，有谷地因寒冷而不生五谷，邹衍吹律而温气至，黍谷得生。
④飘虞帝之熏风：虞帝指舜，熏风指暖风。宋代陈宗礼《题虞帝庙》："南国熏风入帝歌，至今遗庙只嵯峨。"此处虞帝代指南方。

来者当熟复而详味也。

【语译】后世的庸医，完全不明晓这个道理，总是用滋阴凉血的药物，伐泄阳气的生发，使膏腴的土壤变成不毛之地，使能耐冬季寒冷的树木，变成朝生夕死的花草。我目睹这种医风，不禁深深地长叹。仲景早就为后世立下温经的方法，其方药如同奏邹子之暖律，又如同来自南国的暖风，使寒地变暖。古圣的旨意光明昭然，我们作为后学者，要灵活掌握，仔细体味。

闭结

经脉闭结，缘于肝木之郁。血者，木中之津液也。木性喜达，木气条达，故经脉流行，不至结涩。木气郁陷，发生不遂，则经血凝滞，闭结生焉。

【语译】经水闭结，是肝木郁结所致。血液如同树木中的津液，而木喜条达通畅，木气条达，经脉就能流通运行，不至于瘀结涩滞。如果木气郁结而下陷，其生长的趋势不能实现，经血就会凝滞，从而造成月经闭结。

乙木既陷，甲木必逆。乙木遏陷，温气不扬，则生下热；甲木冲逆，相火不归，则生上热。经脉燔蒸，而升降阻格，内无去路，则蒸发皮毛，泄而为汗。汗出热退，皮毛既阖，而经热又作。热日作而血日耗，汗日泄而阳日败，久而困惫尪①羸，眠食废损。人知其经热之盛，而不知其脾阳之虚，误以凉营泻热之药投之，脾阳颓败，速之死矣。其肝胆固属燥热，其脾肾则是湿寒，治当分别而调剂之，未可专用清凉也。

【语译】肝木郁陷，则胆木必然上逆。肝木郁遏而下陷，则温暖之气不得向上布散，就会产生下焦郁热；胆木冲逆，相火不能下潜，就会产生上热。经脉因此而燔烧热蒸，同时气机升降被阻，在内没有出路，只能向外蒸腾发散于皮毛之外，外泄为汗。汗出之后，火热随之消退，当毛孔关闭时，火热又重新发作。火热每天发作，血气因此而日渐耗损，每天都要汗出，阳气因此而日渐衰败，长此以往，就会形体消瘦羸弱，难以睡眠，饮食减少。医生只知道病人经血热盛，但不知道其脾阳衰败，而误用凉血清热的药物，结果加速病人的死亡。病人的肝胆的确有燥热，但是脾肾之中则是湿寒，治疗时要仔细辨别而调整，不可以一味使用清凉的药物。

盖木生于水而长于土，乙木之温，即脾阳之左升也。水寒土湿，木气不达，抑郁盘塞，则经脉不通，以其生气失政而疏泄不行也。未有脾阳健运，木陷而血瘀者。其肝木之陷，咎在于脾；其胆木之逆，咎在于胃。己土不升，则戊土不降，中气莫运，故四维不转，非第肝胆之过也。若见其闭结，辄

---

① 尪（wāng）：瘦弱。

用开通，中气已亏，再遭攻下，强者幸生，弱者立毙，十全二三，甚非良法也。

【语译】因为木生于水，长于土，肝木的温暖，依赖于脾阳的左升。如果水寒土湿，木气不能畅达，抑郁盘塞，经血就不能通畅，这就是因为木气不能疏泄。从来没有出现脾阳健运正常而肝木郁陷而血瘀的情况。所以说，肝木的郁陷，问题出在脾上；胆木的上逆，责任则在于胃。脾土不升，胃土就不能下降，中气就不能运转，外周的四个脏腑气机也就不能运行，所以不单是肝胆的过错。如果看见经血闭塞，就用开通的药物，此时中气已经亏虚，又遭受攻下之法，则强壮的人可能有幸生还，而虚弱的病人可能立即毙命，十人中只能治好两三人，所以这不是好的治法。

桂枝丹皮桃仁汤

桂枝三钱　芍药三钱　丹皮三钱　桃仁三钱　甘草二钱　茯苓三钱　丹参三钱

煎大半杯，温服。

上热，加黄芩；中寒，加干姜；中气不足，加人参；血块坚硬，加鳖甲、

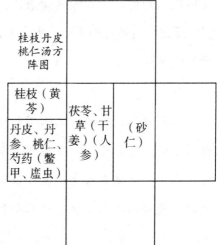

桂枝丹皮桃仁汤方阵图		
桂枝（黄芩） 丹皮、丹参、桃仁、芍药（鳖甲、䗪虫）	茯苓、甘草（干姜）（人参）	（砂仁）

䗪虫；脾郁，加砂仁。

【方解】桂枝丹皮桃仁汤，治疗经血闭结。方用桂枝温肝疏肝，又与丹皮、桃仁、丹参相伍而通经活血；芍药养肝血而清相火，木得养而条达，则木气得畅；复用茯苓、甘草培土祛湿，湿去则脾胃得以升降，木气得畅，则经血闭结得解。

如果相火上炎，加黄芩以清火；中焦有寒，则加干姜；中气不足则加人参补气；瘀血坚硬难下，加鳖甲、䗪虫以破血软坚；脾湿郁结，则加砂仁以行气化湿。

崩漏

经脉崩漏，因于肝木之陷。肝木主生，生意畅遂，木气条达，则经血温升，不至下泄。生意郁陷，木气不达，经血陷流，则病崩漏。

【语译】崩漏的原因，在于肝木下陷。肝木主生长，如果生长的趋势好，木气就能条达，肝经之血就能温升而不下泄。反之生机被郁而下陷，木气不得条达，则经血下陷流失，就形成崩漏一病。

木气疏泄，血藏肝木而不致疏泄者，气举之也。气性降而血性升，气降于下，又随肝木而左升，血升于上，又随肺金而右降。血之在上者，有气以降之，血之在下者，有气以升之，是以藏而不泄也。肝木郁陷，升发不遂，气愈郁而愈欲泄。木欲泄而金敛之，故梗涩而不利；金欲敛而木泄之，故淋漓而不收。金能敛而木不能泄，则凝瘀而结塞；木能泄而金不能敛，则滂沛而横行。

【语译】肝气主疏泄，血藏于肝脏而不至于因疏泄而流失，就是因为气的托举作用。气的本性是下降，血的本性是上升，气降至下焦后，又随肝木左升；血上升至上焦后，又随肺金而右降。对于上焦的血，气可以使之下降；对于下焦的血，气可以使之升举，所以血能被肝脏收藏而不外泄。肝气若被郁而下陷，不能升发，此时肝气越被郁遏则疏泄的力量越强，但同时又被肺金的收敛作用束缚，月经就表现为梗阻涩滞而不通利；肺金要收敛肝的疏泄，但同时肝气疏泄作用相应增强，月经就表现为淋漓不尽。整体上来看，若金气的收敛作用大于木气的疏泄作用，月经就表现为凝滞瘀塞；木气的疏泄作用大于金气的收敛作用，则会导致月经大量出血而难止。

其原全由于土败。土者，血海之堤防也。堤防坚固，则澜安而波平，堤防溃败，故泛滥而倾注。崩者，堤崩而河决；漏者，堤漏而水渗也。缘乙木生长于水土，水旺土湿，脾阳陷败，不能发达木气，升举经血，于是肝气下郁，而病崩漏也。后世庸医崩漏之法，荒唐悖谬，何足数也。

【语译】崩漏的根本原因在于土气败坏。土能制水，脾能摄血，脾土如同血海的堤坎。堤坎坚固，就会风平浪静，堤坎溃败，就会决口泛滥，月经出血如同倾泻。崩，如同堤坎崩溃而河水决口；漏，如同堤坎漏水外渗。这是因为肝木生于水而长于土，当水旺土湿时，脾阳就会败坏而下陷，不能升发疏达木气，也不能升举经血，肝气因此而郁陷于下部，就表现为崩漏之病。后世的庸医不了解这个机理，制定的治疗崩漏的方法，实在是荒唐悖谬，不值得讨论。

桂枝姜苓汤

甘草二钱　茯苓三钱　桂枝三钱　芍药三钱　干姜三钱
丹皮三钱　首乌三钱

煎大半杯，温服。

治经漏。

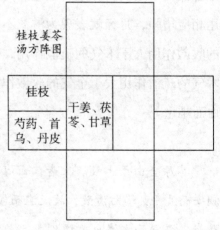

桂枝姜苓汤方阵图

桂枝		
芍药、首乌、丹皮	干姜、茯苓、甘草	

【方解】桂枝姜苓汤，治疗月经量少，但淋漓不尽的漏证。本病是由"水旺土湿，脾阳陷败"，肝气下郁，经血不能上升所致。故首用干姜、茯苓、甘草以温中健脾而去土中之湿寒，使脾土能升清而左转；桂枝、芍药、丹皮、首乌以养肝血而疏肝气，

则木气生长之机得以顺遂，不再郁陷于下部。肝脾同治，培土而养木，则木气升而经血得举，故能治愈月经之漏证。

桂枝姜苓牡蛎汤

甘草二钱　茯苓三钱　桂枝三钱　芍药三钱　干姜三钱

丹皮三钱　首乌三钱

牡蛎三钱

　　煎大半杯，温服。

　　治血崩。

　　气虚，加人参。

桂枝姜苓牡蛎汤方阵图

桂枝	干姜、茯苓、甘草（人参）
芍药、首乌、丹皮	
牡蛎	

【方解】桂枝姜苓牡蛎汤，治疗月经大出血之血崩证。本证病机、治法与月经之漏证相同，用药与治漏证之桂枝姜苓汤相同，唯加用牡蛎以收涩止血。如果气虚严重，可加人参以大补元气，治气血之脱。

先期后期

　　先期者，木气之疏泄，崩漏之机也；后期者，木气之遏郁，闭结之机也。其原总由于脾湿而肝陷。木气郁陷，不得发扬，则经血凝瘀，莫能通畅，无论先期后期，血必结涩而不利。

　　【语译】月经病包括先期、后期。月经先期，是因为木气疏泄太过，这也是崩漏证的先兆；月经后期，是因为木气郁遏，是闭经的先兆。整体还是因为脾湿而肝气郁陷。木气郁结下陷，不能上升发散，经血就会凝滞瘀结，不能畅通，不论是先期还是后期，必然有气血瘀结涩滞的因素在内。

其通多而塞少者，木气泄之，故先期而至。以经血上行，则血室不见其有余，必月满阴盈而后来，血陷则未及一月，而血室已盈，是以来早。其塞多而通少者，木不能泄，则后期而至。以木气郁遏，疏泄不行，期过一月，而积蓄既多，血室莫容，然后续下，是以来迟也。

【语译】如果病人经血疏通的力量大于瘀塞的力量，木气疏泄就发挥作用，就表现为月经先期而至。这是因为经血如果上行的话，子宫中就不会有多余的血，必须等一个月阴血满盈，月经才能正常到来。在病理状态下，经血下陷不能上升，就会在不满一个月的情况下，子宫中的经血就已经满盈了，所以就表现为月经先期。

如果病人经血瘀塞的力量大于疏通的力量，木气不能疏泄，月经就表现为后期而至。这是因为木气被郁遏，疏泄无力，月经周期超过一个月，此时子宫中积蓄的经血已经满盈，不能继续容纳，然后才出现月经来临，所以就表现为月经来迟。

桂枝姜苓汤

丹皮三钱　甘草二钱　茯苓三钱　首乌三钱　干姜三钱
桂枝三钱　芍药三钱

煎大半杯，温服。

治经水先期。

【方解】桂枝姜苓汤，治疗月经先期。本病是由"脾湿而肝陷"，经血凝瘀，通多而塞少，木气疏泄所致。故以干姜、茯苓、甘草健脾温中祛湿，恢复脾土左转，助木气升发；桂枝、芍药、丹皮、首乌以养肝血，疏肝气，化瘀滞，则木气得畅。脾肝得以左转，肝木气畅而不下郁，则经血能上升而不下陷，故经水不致先期。（方阵图见"崩漏"）

姜苓阿胶汤

丹皮三钱　甘草二钱　桂枝三钱　茯苓三钱　干姜三钱　丹参三钱　首乌三钱　阿胶三钱

煎大半杯，温服。

治经水后期。

姜苓阿胶汤方阵图

桂枝	干姜、茯苓、甘草		
阿胶、首乌、丹皮、丹参			

【方解】姜苓阿胶汤，治疗经水后期。经

水后期，是由"脾湿而肝陷"，经血凝瘀，然塞多而通少，木气不能疏泄所致。故于桂枝姜苓汤中去芍药之酸敛，加阿胶以养肝血，加丹参以活血化瘀，使木气疏泄得行，则经水可按期而来。

结瘀紫黑

经水结瘀紫黑，血室寒冱而凝涩也。血之为性，温则行，寒则滞，滞久则埋郁而腐败，是以成块而不鲜。此以土湿水寒，木气郁塞之故。庸工谓之血热，据其木郁生热，而昧其水土之湿寒，祸世非小也。

【语译】月经紫黑有血块瘀结，这是由子宫寒冷而经血凝滞所致。血在温暖的情况下就会运行，寒冷时就会涩滞，涩滞日久，就会瘀塞而腐败，所以经血会形成紫黑血块而不鲜红。本病是由土湿水寒，木气被郁塞所致。而一些庸医误以为是血分有热，只看到木郁化火，而看不到水土湿寒，以此指导临床治疗，实在是为祸不小。

苓桂丹参汤

丹皮三钱　甘草二钱　干姜三钱　茯苓三钱　桂枝三钱　丹参三钱

煎大半杯，温服。

苓桂丹参汤方阵图

桂枝	干姜、茯苓、甘草	
丹皮、丹参		

【方解】苓桂丹参汤，治疗月经有紫黑血块。方用干姜、茯苓、甘草以温脾除湿；桂枝暖肝达肝，丹皮、丹参以活血凉血，清郁热而化瘀血。诸药合用，既治土气之湿寒，又治肝木之瘀结，故能治月经之紫黑血块者。

经行腹痛

经行腹痛，肝气郁塞而刑脾也。缘其水土湿寒，乙木抑遏，血脉凝涩不畅。月满血盈，经水不利，木气壅迫，疏泄莫遂，郁勃冲突，克伤脾藏，是以腹痛。

中气不运，胃气上逆，则见恶心呕吐之证。血下以后，经脉疏通，木气松和，是以痛止。此多绝产不生。温燥水土，通经达木，经调痛去，然后怀子。

【语译】月经时腹部疼痛，是因为肝气郁结而刑克脾土。因为水土湿寒，肝木的生发疏泄就会被抑遏，血脉因此而凝涩不通。当经过一个月经周期，经血满盈于子宫，而经水不能通畅，木气被壅滞逼迫，疏泄不畅，就会因郁逼而攻冲，作用于脾脏，就表现为腹痛。

此时中气不能运转，胃气上逆，就会出现恶心呕吐。月经通畅后，经脉疏通，木气郁迫得以缓解，疼痛就会停止。这种病往往会导致不能孕育产子，治疗时应当用温燥水土、通经疏肝的方法，月经通畅后，就可以怀孕产子了。

其痛在经后者，血虚肝燥，风木克土也。以经后血虚，肝木失荣，枯燥生风，贼伤土气，是以痛作也。

【语译】有的病人，在月经结束以后出现痛经，这是由血虚不能养肝，肝木枯燥而生风，风木克伐脾土所致。月经以后，气血亏虚，肝木失去荣养，枯燥生风，风木作用于脾土，痛经就会发作了。

苓桂丹参汤

丹皮三钱　甘草二钱　丹参三钱　干姜三钱　桂枝三钱
茯苓三钱

煎大半杯，温服。

治经前腹痛。

【方解】苓桂丹参汤，治疗月经前腹痛。本证由水土湿寒，肝郁血滞所致，所以用苓桂丹参汤以温脾除湿，活血化瘀而疏肝。方解及方阵图见"结瘀紫黑"。

归地芍药汤

当归三钱　地黄三钱　芍药三钱　甘草二钱　桂枝三钱　茯苓三钱　首乌三钱

煎大半杯，温服。

归地芍药汤方阵图

桂枝	茯苓、甘草	
当归、地黄、芍药、首乌		

治经后腹痛。

【方解】归地芍药汤，治疗月经后腹痛。经后腹痛，病机在于经后肝血亏虚，肝气克脾。故本方以当归、地黄、芍药、首乌以养肝润燥，柔肝止痛；加桂枝以温经而通利血脉，茯苓、甘草以健脾祛湿。诸药合用，肝脾并治，脾气健则无湿，肝木柔畅，故能治经后血虚腹痛。

热入血室

经水适来之时，外感中风，发热恶寒，七八日后，六经既遍，表解脉迟，热退身凉，而胸胁痞满，状如结胸，语言谵妄，神识不清，此谓热入血室也。以少阳之经，下胸贯膈而循胁里。少阳厥阴，表里同气，血藏于厥阴，热入血室，同气相感，自厥阴而传少阳。甲木逆升，经气不降，横塞胸胁，故状如结胸。君相感应，相火升炎而烁心液，故作谵语。肝主血，心主脉，血行脉中，血热则心病也。

【语译】月经来临时，如果外感风邪，病人就会发热恶寒，七八日后，六经传遍，表邪得解，体温正常，但是病人出现胸胁痞满的症状，如同结胸病一样，伴有语言谵妄、神志不清，这就是"热入血室"。这个病的病因为少阳经下行于胸，贯膈而循行于胸胁之内；少阳经与厥阴经互为表里，同属于木，血藏于厥阴；邪热进入血室（厥阴肝）后，因为同气相感，热邪就会从厥阴经传至少阳经。甲木胆经之气因此而逆升，经气不能下降，填塞于胸胁部位，所以表现为胸胁痞满。君火与相火相互感应，少阳相火上炎就会使心火旺而煎烁心阴，所以表现为神志不清、谵语妄言。肝主血，心主脉，血液运行于脉中，所以血热时心脉及心神也会受病。

盖经下之时，血室新虚，风伤卫气，卫气闭敛，营郁热发，热自经络而入血室，势所自然。宜清厥阴少阳之经，泻热而凉血也。

【语译】这是因为月经排下之时，肝脏空虚，风邪乘机侵犯卫表，卫气闭敛，营阴郁而发热，邪热从经络而进入肝脏，这是很自然的事。治疗时应当治厥阴、少阳二经，清热凉血。

柴胡地黄汤

柴胡三钱　黄芩三钱　甘草二钱　芍药三钱　丹皮三钱
地黄三钱

煎大半杯，温服。

表未解者，加苏叶、生姜。

柴胡地黄汤方阵图		
柴胡、黄芩（苏叶、生姜）	甘草	
芍药、丹皮、地黄		

【方解】柴胡地黄汤，治疗热入血室，方用柴胡、黄芩和解少阳，清肝火；芍药、丹皮、

地黄清热凉血，复加甘草以调和诸药。表邪未解，加苏叶、生姜以解表疏风。

杂病根原

妇人之病，多在肝脾两经。土湿木郁，生气不达，奇邪淫泆，百病丛生。而阳虚积冷者多，阴虚结热者少。以其燥热在肝胆，湿寒在脾肾。土湿木郁而生表热者，十之八九，土燥水亏而生里热者，百无一二也。

【语译】妇人的疾病，多在于肝、脾两经。土湿木郁，肝木生机不能畅达，各种邪气乘机侵犯，疾病就产生了。其中以阳虚积冷的情况较为多见，阴虚结热者较少。这是因为燥热产生于胆肝，而湿寒产生于脾肾，此时土湿木郁而产生外热，临床可见十之八九；而土燥水亏而产生的内热，一百个病人中也难见一两个。

带下

带下者，阴精之不藏也。相火下衰，肾水渐寒，经血凝瘀，结于少腹，阻隔阴精上济之路，肾水失藏，肝木疏泄，故精液淫泆，流而为带。带者，任脉之阴旺，带脉之不引也。

【语译】带下，是阴精不能收藏所致。相火亏虚于下，肾水就会变得寒冷，经血因此而凝滞，瘀结于少腹部位，阻隔阴精上升的道路。同时，肾水不能收藏，肝木依然疏泄，所以精液就会随意蔓延，下流而为白带。之所以称之为"带"，是因为任脉中阴盛阳衰，带脉不能收引，所以此病称为"带下"。

五脏之阴精，皆统于任脉。任中阳秘，带脉横束，环腰如带，为之收引，故精敛而不泄。任脉寒沍，带脉不引，精华流溢，是谓带下。水下泄则火上炎，故多有夜热骨蒸，掌烦口燥之证。

【语译】五脏所主的阴精，都受任脉统率。带脉横行约束于腰部，如同腰带一样，如果任脉中阳气旺盛，带脉就受任脉中阳气的收引，精液就能敛藏而不下泄。如果任脉中阴寒旺盛，带脉不能收引，则精华物质流溢而出，这就是所谓的带下。肾水下泄则虚火上炎，所以病人多伴有夜热骨蒸、五心烦热、唇口干燥等症状。

而下寒上热之原，则过不在于心肾，而在于脾胃之湿。盖气根于肾，坎之阳也，升于木火而藏于肺；血根于心，离之阴也，降于金水而藏于肝。金性收敛而木性升发，金随胃降，收敛之政行，离阴下潜而化浊阴，是以气凉而水暖；木从脾升，升发之令畅，坎阳上达而化清阳，是以血温而火清。阳不郁则热不生，阴不郁则寒不作也。土湿则脾胃不运，阴阳莫交，阳上郁而热生于气，阴下郁而寒生于血。血寒，故凝涩而瘀结也。

【语译】病人下寒上热的根源，不在于心肾，而在于脾胃湿邪。这是因为气根源于肾，如同坎卦（☵）中的阳爻，从下焦随木火上升，最终藏于肺部；血根源于心，如同离卦（☲）中的阴爻，从上焦随金、水二气下降，最终藏于肝中。金性收敛，木性升发，金气往往随胃土而下降，则气机得以收敛，离中所藏的一阴就会下潜而转化为浊阴，所以肺气清凉而肾水温暖；肝木随脾土而上升，则升发功能通畅，下部坎中的一阳便会上升而转化为清阳，所以肝血温暖而心火清明。

阳气不郁，就不会生热，阴气不郁就不会生寒，土湿时脾胃不能运转，阴阳二气不能相交，此时阳气就会郁于上而生热，病在于气郁；阴气郁于下而生寒，病在于血瘀。血寒，就会产生瘀结。

仲景温经一汤，温中去湿，清金荣木，活血行瘀，诚为圣法。至于瘀血坚凝，则用土瓜根散，精液滑泄，则用矾石丸，法更密矣。

【语译】张仲景创立的温经汤，温中祛湿，清肺养肝，活血行瘀，的确是个圣方。至于瘀血凝结坚实，就要用土瓜根散以破瘀血。如果精液滑泄，要用矾石丸以收涩止带。这几个方法也非常好。

温经汤

人参三钱　甘草二钱　干姜三钱　桂枝三钱　茯苓三钱
丹皮三钱　当归二钱　阿胶三钱　麦冬三钱　芍药三钱　川
芎二钱　茱萸三钱

煎一杯，温服。

治妇人带下，及少腹寒冷，久不受胎，或崩漏下血，或
经来过多，或至期不来。

阴精流泻，加牡蛎。

瘀血坚硬，加桃仁、鳖甲。

【方解】温经汤，
治疗妇人带下，以及少
腹寒冷，长期不能怀孕，
或者崩漏下血，或者月
经量过多，或者月经延
期不至。方用干姜、吴

温经汤方阵图			
桂枝、吴茱萸	干姜、人参、茯苓、甘草		麦冬
芍药、当归、阿胶、丹皮、川芎			

茱萸、人参、茯苓、甘草温中益气而升清，麦冬清肺金而敛肃，
桂枝、芍药、当归、阿胶以疏肝养血则肝血得升，桂枝、丹皮、
川芎以活血化瘀。诸药合用，温中祛湿，清肺养肝，活血行瘀，
则脏腑气血升降得宜，阴阳各得其位，故能治以上妇科诸疾。

骨蒸

骨蒸者，肝木之不达也。肝木生于肾水，阳根在水，春气一交，随脾土左升，则化肝木。木气升发，和煦温畅，及臻夏令，水中之阳，尽达于九天，则木化而为火。木火生长，是以骨髓清凉，下热不生。水寒土湿，肝木不升，温气下郁，陷于肾水，则骨蒸夜热，于是病焉，以肾主骨也。

【语译】骨蒸，是肝木不能畅达而致。肝木生于肾水，这是因为阳气的根源潜藏于水中，当春季来临时，阳根就会随脾土而左升，从而转化为肝木。木气升发，和煦温畅，到了夏季，水中的阳气已经完全上腾到了天空，木气已经转化为火了。木火如顺畅生长，人体最深处部位的骨髓就能够清凉，人体下部就不会产生郁热。当水寒土湿时，肝气不能升发，温暖之气就会郁陷于下部，深陷于肾水之中，所以出现夜热骨蒸。之所以称之为"骨蒸"，是因为肾主骨。

肝木郁陷而生下热，则胆木冲逆而生上热。肝木下陷，必克脾土，胆木上逆，必克胃土。脾胃俱病，上不能容而下不能化，饮食减损，肌肉消瘦，淹滞缠绵，渐至不起。

【语译】肝木郁陷，产生下热，胆木冲逆，产生上热。肝木下陷，必然会克伐脾土，胆木上逆，必然会克伐胃土。脾胃因此俱病，上不能容纳食物，下不能转化水谷，病人就会饮食减少，肌肉消瘦，病程迁延而不能治愈。

庸工不解，以为阴虚，率以滋阴泻热之剂，愈败土气，土败阳伤，无有不死也。是宜燥土暖水，升达木气。木郁条达，热退风清，骨蒸自愈。原非阴虚血热之证，清凉之品，未可过用，以伐中气也。

【语译】庸医不懂得这个道理，总以为骨蒸是阴虚所致，草率地使用滋阴泻热的药物治疗，结果脾胃更加败坏，阳气更加虚弱，经此治疗的病人没有不病情加重而死亡的。本病应当用燥土暖水、升达木气的方法治疗。当木郁得以条达，郁热得以消退，风气清息，则骨蒸自然能够治愈。这个病不是阴虚血热所致，对于清凉的药物不能过多使用，否则就会败坏中气。

苓桂柴胡汤

茯苓三钱　甘草二钱　丹皮三钱　桂枝三钱　芍药三钱　柴胡三钱　半夏三钱

煎大半杯，温服。

热蒸不减，加生地、黄芩；蒸退即用干姜、附

苓桂柴胡汤方阵图		
桂枝、柴胡、芍药、丹皮（生地、黄芩）	茯苓、甘草（干姜）	半夏
（附子）		

子，以温水土。

【方解】苓桂柴胡汤，治疗水土湿寒，肝气郁结，阳气不能外达所致的骨蒸病。方用茯苓、甘草、半夏以培土祛湿而升清降浊，桂枝、柴胡、芍药以疏达肝木，丹皮以清热凉血。诸药合用，脾胃得和，肝阳得升，虚热得清，骨蒸得愈。如果病人潮热、骨蒸不能解除，就加用生地、黄芩以清热凉血；骨蒸消后就立即用干姜、附子以温暖水土。

胎妊解

胎妊者，土气所长养也。两精相抟，二气妙凝，清升浊降，阴阳肇基①。血以濡之，化其神魂，气以煦之，化其精魄。气统于肺，血藏于肝，而气血之根，总原于土。土者，所以滋生气血，培养胎妊之本也。木火以生长之，金水以收成之，土气充周，四维寄旺，涵养而变化之，五气皆足，十月而生矣。

【语译】妊娠怀胎，依赖于土气的长养。先天的阴阳二精相互结合，神奇地凝聚在一起，阴和阳就开始形成了人体的基础。血用来濡养，并化生神魂；气用来温煦，并化生精魄。气为肺所统，血为肝所藏，但气血的根源，却产生于脾土。所以说，土是滋生气血、培养胎妊的根本。木、火二气分别主生、长，金、水二气分别主收、成，木、火、金、水四气分布四个方位，而土气则充养全身，依托于肝、心、肺、肾

———————————
①肇（zhào）基：产生、创立基础。

四脏而滋养之,涵养而变化之,如此则五行五脏之气逐渐充足,怀孕十个月,胎儿发育就完备了。

土衰而四维失灌,脏气不厚,则木不能生,生气不厚,则火不能长,长气不厚,则金不能收,收气不厚,则水不能成。生长之气薄,则胎不发育,收成之气薄,斯胎不坚完。木火衰乃伤堕于初结之月,金水弱乃殒落于将成之时。

【语译】如果土气衰弱,肝、心、肺、肾四脏就会失去脾土的灌溉和滋养,则脏气不能充实完备,使木不能生,火不能长,金不能收,水不能成。生长之气薄弱,则胚胎不能发育,收成之气不足,则胎儿不能健康生长。木、火衰弱在怀孕初期就会堕胎,金、水不足则会在晚期出现小产。

血生于木火,气化于水金,而土则四象之中气也,故养胎之要,首在培土。土运则清其火金而上不病热,暖其水木而下不病寒。木温而火清,则血流而不凝也;金凉而水暖,则气行而不滞也。气血环抱而煦濡之,形神巩固,永无半产之忧矣。

【语译】血由木、火二气产生,气由金、水二气化生,土则是木、火、金、水四象的中间状态,所以养胎的关键,在于培养土气。土气运转则能清上焦的金、火二气,使上焦不过于炎热，并温暖下焦的水、木二气，使下焦不至于过寒。此时木气温暖而火气清明，血流顺畅而不凝涩；金气清凉而水气温暖，则气行通达而不郁滞。气与血相互环抱、相互濡养，形与神合一，就永远不会有小产、堕胎的忧患了。

结胎

胎妊之结，生长资乎木火，收成藉乎金水。土者，四象之母，其氤氲①变化，煦濡滋养，全赖乎土。脾以己土而主升，升则化阳而善消；胃以戊土而主降，降则化阴而善受。胎之初结，中气凝塞，升降之机，乍而堙郁，冲和之气，渐而壅满。其始胃气初郁，滋味厌常而喜新。及其两月胎成，则胃气阻逆，恶心呕吐，食不能下。迟而中气回环，胃土续降，然后能食。

【语译】怀孕时胚胎初结，其生长依赖于木、火二气，收成则依靠金、水二气。土气为木、火、金、水四象的母气，阴阳相互作用，氤氲变化，温煦滋养，全部依赖于土气。脾属己土而主升清，清气上升就转化为阳气，所以脾善于消化水谷；胃属戊土而主和降，胃气和降则将阳气转化为浊阴，所以胃善于受纳。如果胎气初结之时，孕妇的中气凝塞，则体内阴阳气血升降的道路就会被堵塞，本来空虚冲和的气机，就会变得壅滞。在胃气刚郁结时，孕妇就表现为饮食喜新厌旧；怀孕两个月时，胃气阻隔而上逆，就表现为恶心呕吐，饮食

---

① 氤氲（yīn yūn）：形容天地阴阳二气交互作用时云烟弥漫的景象。

不下；一直到中气逐渐运转，胃土能够和降，才能恢复正常的饮食。

胃土降，则心火下行而化水；脾土升，则肾水上交而化火。胎气在中，升降不利，乃水偏于下润而火偏于上炎。水润下者，火不交水而坎阳虚也；火炎上者，水不济火而离阴弱也。是故妊娠之证，下寒而上热，妊娠之脉，尺微而寸洪。

【语译】胃土和降，心火就会下行而化为肾水；脾土上升，肾水就会上交而化为心火。胎气在身体之内，可使孕妇体内气机升降不利，从而使水气偏于下润而火气偏于上炎。水气下润，则火不能下交于水而肾阳虚弱；火气上炎，则水不能济火而心阴不足。所以妊娠的脉象，常表现为尺脉微弱而寸脉洪大。

仲景《金匮》：妇人得平脉，阴脉小弱，其人渴，不能食，无寒热，名妊娠。寸为阳，尺为阴，阴脉小弱者，尺之微也。《素问·平人气象论》：妇人手少阴脉动甚者，妊子也。手少阴之经，循臑内后廉，而走小指，脉动在神门，神门，在掌后锐骨之中。虽非寸口，然太阴之左寸，亦可以候心，神门脉动者，寸口必动。手少阴脉动者，寸之洪也。推之，左寸脉动者，右寸必动，男胎动于左寸，女胎动于右寸，亦自然之理也。

【语译】张仲景在《金匮要略·妇人妊娠病脉证并治》中说，妇人脉象正常，但是阴脉小弱，口渴不能食，没有发热恶寒的表现，这种情况就可以判断为妊娠。这是因为脉诊时，寸部为阳，尺部为阴，阴脉小弱，指的就是尺部脉微。

《素问·平人气象论》中说，妇人手少阴脉搏动明显的，属于怀妊的情况。手少阴经循行于臑内后廉，走向手小指，脉象的搏动在神门部位（神门位于手掌后锐骨之中）。神门虽然不是寸口，但左寸部位也可以候察心脏病变，神门脉出现异常，寸口一定会表现出来。所以，手少阴脉动异常，左寸必然表现为洪脉。以此推理，左寸脉动异常，右寸必然也会表现出来，在临床上，往往男胎脉动于左寸，女胎脉动于右寸，这是很自然的道理。

十九难：男脉在关上，女脉在关下。男子寸大而尺小，女子寸小而尺大者，常也。胎气一结，虚实易位，大小反常，缘于中气之壅阻也。阴阳郁格，最易为病，法宜行郁理气为主，未可遽用填补之剂也。

【语译】《难经·十九难》说，男胎脉动在关部以上，女胎脉动在关部以下。在正常情况下，男性寸部脉大于尺部脉，而女性尺部脉会大于寸部脉，一旦怀胎，气血虚实在体内的分布就会发生变化，脉象的大小随之改变，这是由怀胎后中气受到阻隔而导致的。阴阳二气被郁滞阻隔，最易患病，治疗时应当以理气行郁为主，不要立即使用填补的药物来治疗。

豆蔻苓砂汤

白蔻仁一钱，生，研　杏仁二钱　甘草一钱　砂仁一钱，炒，研　芍药二钱　丹皮三钱　茯苓三钱　橘皮一钱

煎大半杯，温服。

治胎孕初结，恶心呕吐，昏晕燥渴。

证缘中气郁阻，胃土不降，以此开郁降浊，清胆火而行肝血。内热加清凉之味，内寒加温暖之品，酌其脏腑阴阳而调之。

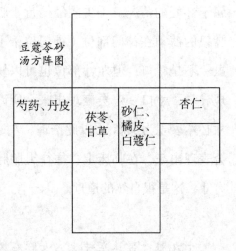

豆蔻苓砂汤方阵图

| 芍药、丹皮 | 茯苓、甘草 | 砂仁、橘皮、白蔻仁 | 杏仁 |

【语译】豆蔻苓砂汤，治疗怀孕初期恶心呕吐，昏迷燥渴。本证因为中气郁阻，胃土不能和降，此方可以开郁降浊，清胆火而行肝血。

方用白蔻仁、砂仁、橘皮、杏仁、茯苓以行气化湿和胃，芍药、丹皮清胆火而化瘀血，甘草以调和诸药。

临证时，如果内热较盛可以加清凉类的药物，里寒时可以加温暖类的药物。总之，要根据病人脏腑阴阳的虚实而斟

酌加减。

堕胎

胎之结也，一月二月，木气生之，三月四月，火气长之，五月六月，土气化之，七月八月，金气收之，九月十月，水气成之。五气皆足，胎完而生矣。而土为四象之母，始终全藉乎土，土中阳旺，则胎气发育，十月满足，不至于堕。

【语译】怀孕后胚胎的发育，一月二月，是靠木气"生"的作用；三月四月，靠火气"长"的作用；五月六月，靠的是土气"化"的作用；七月八月，靠的是金气"收"的作用；九月十月，靠的是水气"成"的作用。在"生长化收藏"五气的作用下，胎儿五气充足，形神完备就能出生了。其中，土气为其他四气的母气，金、木、水、火四气全依赖土气的滋养，中土阳气旺盛，则胎气就能顺利发育，十月期满而生产，不至于出现堕胎的情况。

盖胎妊之理，生长乎木火，收藏于金水，而四象之推迁，皆中气之转运也。阳蛰地下，左旋而化乙木，和煦温畅，万物资生者，己土之东升也；阴凝天上，右转而化辛金，清凉肃杀，万宝告成者，戊土之西降也。木升火化而胎气畅茂，金降水凝而胎气坚完。生长之气衰，则胎堕于初结，收成之力弱，则胎殒于将完，其实皆土气之虚也。土生于火而克于木，火旺则土燥而木达，火衰则土湿而木郁。乙木郁陷而克己土，土气困败，胎妊失养，是以善堕。

【语译】这是因为怀胎孕育的机理，是木、火主生长，金、水主收藏，而木、火、金、水之所以能依次发育，全靠中气的转运功能。阳气蛰伏于大地之下，左旋时就能转化为乙木（肝），和煦温畅，使万物得以滋生，依赖于己土（脾）在东方上升；浊阴凝结于天上，右转而转化为辛金（肺），清凉肃杀，成物果实成熟，依赖于戊土（胃）在西方下降。

木气能升，火气能长，则胎气畅达荣茂；金气能收，水气能凝，则胎气坚实完好。如果木、火二气生长不足，则会于怀孕初期就堕胎；如果金、水二气收成不足，则于怀孕晚期会堕胎，这两种情况从根本上说，都是土气不足造成的。土生于火，为木所克，火旺则土燥木达，火衰则土湿木郁，此时乙木因湿寒而郁陷，克伐脾土，土气困顿败坏，胎妊失去滋养，就表现为习惯性的堕胎了。

胎妊欲堕，腰腹必痛。痛者，木陷而克土也。木生于水而长于土，土湿水寒，乙木乃陷。三十六难：命门者，诸精神之所舍，原气之所系，男子以藏精，女子以系胞。命门阳败，肾水渐寒，侮土灭火，不生肝木，木气郁陷，而贼脾土，此胎孕堕伤之原也。

【语译】堕胎之前，腰腹部必然疼痛，疼痛是木陷克土的表现。木生于水而长于土，土湿水寒，乙木（肝）就会郁陷。《难经·三十六难》说，命门是精神停驻之处，是人体原气联结之处，男子以此而藏精，女子以此而联络子宫。命门阳气一旦败坏，肾水就会变得寒冷，反侮脾土，克灭心火，不能生肝木，肝木因此而郁结下陷，贼克脾土，这就是堕胎的根本原因。

姜桂苓参汤

甘草二钱　人参三钱　茯苓三钱　干姜三钱　桂枝三钱
丹皮三钱

煎大半杯，温服。

腹痛，加砂仁、芍药。

【语译】姜桂苓参汤,治疗堕胎。方用干姜、茯苓、人参、甘草以健脾温中除湿，则清气升而肝不郁；桂枝、丹皮以疏达肝木，则不克脾土。脾土得运，不受肝木克伐，则能滋养心、肝、肺、肾四脏，则胎能生长收藏，发育充实而完备，而无胎堕之患。

姜桂苓参汤方阵图

桂枝	干姜、茯苓、人参、甘草
丹皮	

胎漏

结胎之后，经水滋养子宫，化生血肉，无有赢余，是以断而不行。其胎结而经来者，必有瘀血阻格。缘胎成经断，血室盈满，不复流溢。肝脾阳弱，莫能行血，养胎之余，易致埋瘀。瘀血蓄积，阻碍经络，胎妊渐长，隧道壅塞。此后之血，不得上济，月满阴盈，于是下漏。按其胎之左右，必有癥块。或其平日原有宿癥，亦能致此。

【语译】怀孕之后，经血全部用于滋养子宫，以化生胎儿的血肉，不会有剩余的经血排出，也就不会有月经了。如果怀孕而又有月经来临，必然是因为体内有瘀血阻格。

这是因为胚胎形成后，月经断绝，子宫中虽然经血盈满，但不会再向外排泄。如果此时肝脾阳气虚弱，不能使血液正常运行，则经血在滋养胎儿的同时，很容易产生瘀塞。如果瘀血越来越多，就会阻碍经络，同时胎儿逐渐长大，则血脉壅滞加重。新生的血液不能上济而滋养胎妊，积累到一定程度，就会充满盈盛而下漏，形成所谓的"胎漏"。诊断时按压子宫胎儿的左右部位，就能检查到癥块的存在。也有一部分病人因为平日就有癥块，怀孕后也会出现胎漏。

若内无瘀血，则是肝脾下陷，经血亡脱，其胎必堕。若血下而腹痛者，则是胞气壅碍，土郁木陷，肝气贼脾也，《金匮》名为"胞阻"。

宜疏木达郁而润风燥，其漏血腹痛自止。

【语译】如果体内没有瘀血，那就是因为肝脾下陷，经血亡脱，此时必然会出现堕胎。如果下血又兼有腹痛，则是因为胞胎本身壅滞阻碍，使肝郁木陷，肝气克伐脾土，这种情况在《金匮要略》中被称为"胞阻"。

桂枝地黄阿胶汤

甘草二钱　地黄三钱　阿胶三钱　当归三钱　桂枝三钱 芍药三钱　茯苓三钱　丹皮三钱

煎大半杯，温服。

治妊娠下血腹痛者。

【方解】桂枝地黄阿胶汤，治疗妊娠下血而腹痛。方用桂枝温经疏肝，并能通利血脉；地黄、阿胶、芍药以养肝血而止痛；当归、丹皮以活血化瘀而通络；甘草、茯苓以健脾除湿。本方以通利血脉、活血化瘀为主，又能调和肝脾，可治妊娠下血腹痛者。

桂枝地黄阿胶汤方阵图

桂枝

地黄、阿胶、芍药、当归、丹皮

茯苓、甘草

桂枝茯苓汤

桂枝三钱　茯苓三钱　甘草二钱　丹皮三钱　芍药三钱
桃仁三钱

煎大半杯，温服。

治妊娠下血，癥块连胎者。

轻者作丸，缓以消之。

【方解】桂枝茯苓汤，
治疗妊娠下血，癥块连胎
者。方用桂枝通利血脉，
并疏达肝气；与芍药相伍，
则调和营卫；与桃仁、丹
皮相伍，则活血化瘀而消
癥块；与茯苓相伍，则温
化水气而渗湿；加甘草以
调和诸药，以缓消癥块。

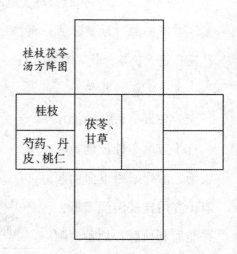

如果病情轻则作丸剂服用，以起到缓消癥块而不伤正气
的作用。

产后根原

产后血虚气惫，诸病丛生，病则永年毕世，不得平复。
弥月之后，气血续旺，乃可无虞。盖妊娠之时，胎成一分，
则母气盗泄一分，胎气渐成，母气渐泄，十月胎完，而母气

耗损十倍。寻常不过数胎，而人已衰矣。母气传子，子壮则母虚，自然之理也。

【语译】生产之后，血气大亏，各种疾病同时出现，严重的话会致死。生产后满一个月，气血才能重新旺盛，就可以不用担心产后诸病了。这是因为妊娠时胎儿每成长一分，孕妇的元气就会被"劫掠"、消减一分，胎儿逐渐成形，母体的元气就逐渐消减，十月时胎儿成形，母体的元气耗损则有十倍之多。寻常的产妇不过生产数次，元气就会变得虚弱不堪了。所以说，母体的元气传送给胎儿，胎儿强壮则母体亏虚，这是很自然的道理。

但十月之内，形体虽分，而呼吸关通，子母同气，胎未离腹，不觉其虚。及乎产后，胎妊已去，气血未复，空洞虚豁，不得充灌，动即感伤，最易为病。胎时气滞血瘀，积瘀未尽，瘕瘕续成者，事之常也。气血亏乏，脾虚肝燥，郁而克土，腹痛食减者，亦复不少。而痉、冒、便难，尤为易致，是谓"产后三病"。

【语译】但是在怀孕的十个月内，母体与胎儿虽然形体是各自独立的，但呼吸则是相联通的，此时母子同气，胎儿尚未离开母体，母体也不会觉得虚弱。但生产之后，胎儿产出，而母体气血未能恢复，身体空洞好像缺少了东西一样，气血不能充养灌溉身体，稍有活动就会感伤邪气，此时最易生病。

在怀胎时气滞血瘀，产后积滞的瘀血不能排净，结果形成癥瘕肿块的，临床上十分常见。气力亏乏，脾虚肝燥，肝气克伐脾土，产妇因而腹痛、食少，这种情况也不少见。产后经常出现的痉病、昏冒、大便艰难，被称为"产后三病"。

血弱经虚，表疏汗泄，感袭风寒，是以病痉。痉者，筋脉挛缩，头摇口噤，项强而背折也。气损阳亏，凝郁内陷，群阴闭束，是以病冒。冒者，清气幽埋，不能透发，昏溃而迷惘也。津枯肠燥，阴凝气结，关窍闭涩，是以便难。便难者，糟粕艰阻，不得顺下，原于道路之梗塞，非关阳旺而火盛也。

总之，胎气生长，盗泄肝脾，土虚木贼，为诸病之本。土气不亏，不成大病也。

【语译】产妇血亏而经脉失养，表虚易于汗出，此时如患感受风寒，就会出现痉病。痉病，是由筋脉挛缩所致，表现为头摇、牙关紧闭、项强、腰背反张。

阳气虚弱，气机就会内敛郁滞而下陷，阴气闭束，病人就表现为冒病。冒病，指的是清阳被浊阴所幽闭淹没，不能向上、向外透发，出现昏聩迷惘的症状。

津液枯竭，肠中干燥，肛门因而闭结涩滞，就会表现为大便艰难。大便艰难，糟粕被阻，不能顺畅排出，是因为道路梗塞，而与阳盛火旺没有丝毫关系。

总体而言，胎儿生长就会劫掠肝脾，土虚木贼，这是产后诸病产生的根本原因。如果脾土不亏虚，就不至于形成大病。

桃仁鳖甲汤

桃仁三钱　鳖甲三钱　丹皮三钱　丹参三钱　桂枝三钱
甘草二钱

煎大半杯，温服。

治瘀血蓄积，木郁腹痛者。

内热，加生地。内寒，加干姜。

【方解】桃仁鳖甲汤，治疗瘀血蓄积于子宫，木气郁滞，克伐脾胃而腹痛。本方以活血化瘀为主，方用桃仁、丹皮、丹参、鳖甲以活血化瘀而软坚散结，桂枝以通利血脉并疏达肝气，甘草以调和诸药并培养脾土。

如果有内热，则加用生地以清热凉血，如果内寒则加干姜以温中散寒。

桂枝丹皮地黄汤

桂枝三钱　芍药三钱　甘草二钱　丹皮三钱　地黄三钱

当归三钱

煎大半杯，温服。

治脾虚肝燥，木郁克土，腹痛食减，渴欲饮水者。

气虚，加人参。水寒土湿，加干姜、茯苓。

【方解】桂枝丹皮地黄汤，治疗脾虚肝燥，木郁克土，腹痛而饮食减少，口渴欲饮水者。方用桂枝温经而疏肝，白芍养血柔肝而缓痛，丹皮、地黄凉血活血而治口渴，地黄与当归、白芍相伍则养血活血，甘草以养脾胃而调和诸

桂枝丹皮地黄汤方阵图			
桂枝	甘草（干姜、茯苓）（人参）		
芍药、丹皮、地黄、当归			

药。本方以滋阴养血为主，肝血得养则肝不郁燥，肝气顺则不克脾土，腹痛不作。

气虚可加人参以大补元气，水寒土湿加干姜、茯苓以温中散寒祛湿。

桂枝栝楼首乌汤

桂枝三钱　芍药三钱　甘草二钱　栝楼根三钱　首乌三钱　生姜三钱　大枣三枚

煎大半杯，温服。

治风伤卫气而病柔痉①，发热汗出者。

【方解】桂枝栝楼首乌汤，治疗风邪伤卫而出现发热汗出的柔痉。本病由风邪伤卫，汗出津伤，太阳筋脉失养所致。方用桂枝祛风，白芍敛阴止汗，桂枝、芍药同用以调和营卫；首乌、栝楼根以生津舒筋而止痉；甘草、大枣、生姜以调脾胃、生化营卫而补营卫之不足。诸药合用，以发汗祛风，滋阴舒筋，故能治疗柔痉一证。

桂枝栝楼
首乌汤方
阵图

| 桂枝 | 甘草、大枣 | 生姜 | 栝楼 |
| 芍药、首乌 | | | |

葛根首乌汤

桂枝三钱　芍药三钱　甘草二钱　葛根三钱　麻黄一钱
首乌三钱　生姜三钱　大枣三枚

煎大半杯，温服。

治寒伤营血而病刚痉②，发热无汗者。

---

①柔痉：痉病而见有汗者。《金匮要略·痉湿暍病脉证治》："太阳病，发热汗出，而不恶寒，名曰柔痉。"

②刚痉：痉病中，外感寒邪偏盛，项背强直，恶寒较重，发热无汗。《金匮要略·痉湿暍病脉证治》："太阳病，发热无汗，反恶寒者，名曰刚痉。"

【方解】葛根首乌汤，治疗寒伤营血，发热无汗的刚痉。产妇本就气血大亏，又受寒而伤营血，则太阳经营血凝涩不行，筋脉不得温煦濡养,故而拘急痉挛。

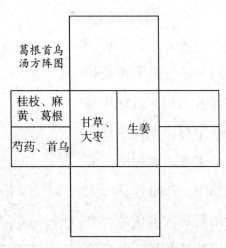

葛根首乌汤方阵图

| 桂枝、麻黄、葛根 芍药、首乌 | 甘草、大枣 | 生姜 |

方用桂枝、麻黄、葛根以发汗解表，温经通脉；又用白芍以敛阴而防止发汗太过；首乌则养血滋阴，与白芍相伍则濡养筋脉；生姜、大枣以调脾胃而滋营卫。诸药合用，以辛温发汗为主，兼以滋阴养血，则表寒去而经络通畅，筋脉得以滋养，故能治无汗之刚痉。

桂枝茯苓人参汤

人参三钱　甘草二钱　茯苓三钱　桂枝三钱　生姜三钱大枣三枚

煎大半杯，温服。

治阳虚郁冒。

【方解】桂枝茯苓人参汤，治疗阳虚不能上达的郁冒证。方用人参大补元气，元气足则清阳上升；桂枝温达肝木，木气得以疏泄，则与脾气共同升发清阳；茯苓以健脾祛湿，湿去则土燥而木达；生姜、甘草调脾胃而滋生营卫。诸药合用，能升举清阳，治阳虚之郁冒之证。

苁蓉杏仁汤

甘草二钱　杏仁二钱　白蜜一两　肉苁蓉三钱

煎大半杯，入白蜜，温服。

治津亏木燥，大便艰难。

【方解】苁蓉杏仁汤，治疗产后津液枯竭，肝木枯燥不能疏泄而致的便秘。方用肉苁蓉以温润肝木，木气通达而能润肠通便；杏仁利肺气而润肠，肺气利则大肠通；白蜜润肝木、肠道之枯而通便；甘草以调和诸药。本方以滋润肝木及大肠为主，燥去而木达，肠润而便通。

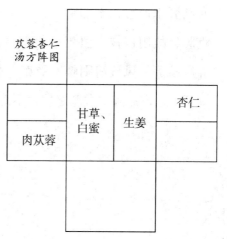

苁蓉杏仁汤方阵图

姜桂苓砂汤

茯苓三钱　甘草二钱　干姜三钱　桂枝三钱　芍药三钱

砂仁一钱

煎大半杯，入砂仁末，温服。

治饮食不消。

【方解】姜桂苓砂汤，治疗产后饮食不消者。本证由脾土湿寒，不能健运所致。故方用干姜、茯苓、甘草以温中健脾祛湿，砂仁以醒脾化湿而行气；脾中湿寒则肝木郁陷，木郁则克脾，故用桂枝、白芍

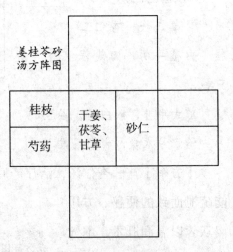

姜桂苓砂汤方阵图

| 桂枝 | 干姜、茯苓、甘草 | 砂仁 |
| 芍药 | | |

养肝疏肝，风气清则脾不受克。本方以温中祛湿为主，脾肝同调，治产后脾虚湿寒之饮食不消者。